序

中国改革开放三十年后，物质财富丰富的同时许多人却感到精神财富的匮乏。以经济为主要导向的社会发展必然充斥"从牛身上榨油，从人身上榨钱"（《新教伦理与资本主义精神》）的资本主义精神。传统社会的道德关系及伦理思想受到极大冲击，每个人及每个行业都在想方设法的从其他人及其他行业赚钱，"我为人人，人人为我"的道德社会逐渐转变为"我害人人，人人害我"的问题社会。

所有的行业中，需要高度信任的是医药行业，健康所系、生命相托。信任不仅是基于科学技术，更重要的是基于道德品质。对医生如此，对医疗机构也如此，对医药科研机构必然如此，对医药企业更如此……

很多时候，我们明白"当一条河流被污染，怎么可能让河里的一条鱼洁身自好？"尽管我们知道医药卫生行业是一个道德要求很高的行业，但在以经济为中心的社会中对它的冲击不可忽视。有医院的春联横批居然是"招财进宝"；有医院在住院大楼挂出"热烈祝贺我院住院病人超过 4 万"的横幅；申报院士需要集体包装和私下活动；科研论文假署名与抄袭严重；科研成果弄虚作假曾经蔚然成风；医学科研中对受试者权益的损害……

面对中国社会及医药卫生行业如此严峻形势，谁会相信我们？凭什么相信我们？有什么理由把生命托付给我们？于是，中国医药卫生机构的伦理委员会应运而生。对新药研发的伦理审查；对使用辅助生殖技术的伦理审查；对医药事件的伦理审查；对科研项目的伦理审查……

科学技术好比一个人的武功，武艺高强可以保家卫国也可以打家劫舍，决定这个人用武功干好事或干坏事的是他的价值观，也就是伦理道德。从个人内在靠道德修养，从个人外在靠伦理约束。

很感谢中华医学会医学伦理学分会主任委员李义庭教授，他率领全国优秀的伦理工作者，编写了这本《中国机构伦理委员会建设》，有历史回顾、现今发展、基础理论、重要意义、基本原则、工作程序、重要内容等，有理论指导、工作模版、实际操作。值得医疗机构、科研机构、医学高等院校、医药企业、政府部门相关人员认真阅读。

这些年我们都常问"幸福在哪里？"在共生共存的人群社会，有道德的生活才是真正的幸福生活。《菜根谭》说得好"立百福之基，只在一念慈祥。"

袁　钟

2013 年 6 月于北京

前　言

敬畏生命，促进健康，体现了人类苦苦追寻的终极价值目标。

伦理审查，使命庄严，承载着人的生命健康攸关的价值判断。

2012 年 8 月 1 日，《美国临床营养学杂志》上刊出了一篇论文《黄金大米中的 β 胡萝卜素与油胶囊中的 β 胡萝卜素对儿童补充维生素 A 同样有效》。文中称在中国湖南省对 24 名儿童进行了转基因食品"黄金大米"的喂养试验。国家卫生行政部门展开了调查并对违规进行了处理，并引发了社会的极大关注。专家学者们对本试验的违规与失信等进行多项质疑与批判，同时对于伦理审查的有效性、时效性、合理性，审查的内容、程序，受试者的权利，知情同意，伦理委员会的监管等方面进行了深入的探讨。2013 年 3 月 25 日，针对八旬老人在 2006 年临床药物试药发生严重不良反应、起诉德国拜耳医药公司和北京某医院合同纠纷一案，北京市朝阳区人民法院分别向北京某医院伦理委员会和国家食品药品监督管理总局发出司法建议。前一份建议指出，在新药实验中，医院伦理委员会应严格审议保险措施，并留存有关文本；后一份建议则认为，药监部门应修改《药品注册管理办法》，明确保险措施属于药物临床试验的一部分，以加强监管。

我国的医院伦理委员会最初建立于 20 世纪 90 年代，建立之初其主要职能是医疗卫生系统的医德医风建设。随着我国医疗卫生体制改革的深入，人们对生命健康权的密切关注以及国际生命伦理原则的引入和借鉴，推进了我国机构伦理委员会的建设与发展。专家学者们普遍认为：科学技术的进步与发展，必须要有伦理来指导；科学技术的临床应用，必须要得到伦理辩护。历史上法西斯非人道人体试验的深刻教训与现代实践中侵害人的生命健康权的案例，足以使社会觉醒。在这样的背景下，21 世纪初，我国现代意义上的机构伦理审查委员会应运而生，主要职能是伦理审查和伦理教育培训。因此，我国的机构伦理委员会建设的特点为：一是发展迅速，很短的时间在全国"普遍开花"；二是缺乏审查的操作规程，审查不规范，流于形式；三是没有准入标准和认证程序，怎么建"都可以"；四是没有监督和监管，"怎么做都合理"。在这样的情况下，就容易出现受试者权益得不到保护的事件。

为了确实保护受试者的合法权益，为了贯彻落实国家相关法律法规、部门规章和借鉴国际通用的伦理准则，为了加强我国机构伦理审查委员会的建设与发展，为了进一步推进我国涉及人体的生物医学科学研究的科学化、规范化建设，我和北京医学伦理学会的同仁们在多年研究的基础上，撰写这部著作，参加编写的作者都是从事伦理审查的参与者、研究者，具有丰富的伦理审查经验，本书凝聚了作者们的心血。

我们这部著作的定位是坚持学术性与应用性相结合，坚持指导性与操作性相结合的原则。旨在理论上阐明为什么与是什么，究其伦理审查的理论根源、理论论证、理论思辨，试图发挥思想引领、价值判断、伦理辩护的作用。本书用大量的章节论述了怎么做与做什么，从机构的准入、认证、组建、人员组成、制度建设、人员培训、受试者的权利与义务、知情同意、审查程序、审查内容、审查形式、审查准备、审查监督、跟踪审查等方面展开，给伦理审查者以参考，给社会与受试者以监督，本书亦可以作为机构伦理委员会委员培训与大众科普之用，以飨读者。

我真诚地对参考资料的作者表示感谢！

李义庭

2013 年 4 月

目 录

第一章 机构伦理委员会的历史、现状与发展

机构伦理委员会是一个将生物医学、伦理学、法学等专业知识综合有效地应用于审查和监督涉及人的生物医学研究的科学性和伦理性的机构，它是保护人类受试者或患者的安全和权益，保证医学研究及医疗过程良好发展的体制化调控形式。随着世界生物医学科学技术的迅猛发展及其在临床实践中的快速应用，一系列复杂且影响深刻，甚至威胁到人类尊严的伦理难题及违背伦理原则的事件不断涌现，使机构伦理委员会面临更加严酷的考验，同时社会也对其提出了更高的要求，如何才能使得机构伦理委员会发挥其保护人类受试者或患者权益的作用？如何才能避免"伦理丑闻"的发生？本章将从机构伦理委员会的产生、现状及今后的发展探讨如何更有效的发挥伦理委员会的监督作用。

第一节 机构伦理委员会的产生

科技是一把双刃剑。科学技术作为一种重要的生产力，对社会的发展与进步一直产生着重要的影响[1]。生物科学技术的发展改善了人类的生存状态，提高了人类的健康水平，延长了人类寿命，使许多梦想变为现实，但是生物科学技术的发展必须以大量的人体试验为基础，同时许多新的技术诸如基因改造、克隆技术、辅助生殖技术、生命维持技术层出不穷，把"人化"推向更深的层次，即改造人的"肉体自然"的层次[2]。随之而来的诸多的伦理困境以及医学丑闻，迫切需要一个能够妥善处理这些难题的理论。生命伦理学的出现对人类行为起到了重要的调控作用，但生命伦理学只是一门学科，它不会自然而然地在生物医学实践活动中产生效力，它需要人类的积极作为，并依赖于一定实践主体和相关主体的有效活动，客观上需要建立一种机制或者制度以推动生命伦理学在生物医学实践中的渗透。

在这样的背景下，将生命伦理学的理论应用于解决生物医学研究及临床应用中伦理难题的组织——机构伦理委员会应运而生。机构伦理委员会是一个将医学、医学伦理学、生命伦理学、医学法学等专业知识综合有效地应用于现实情况中去，审查和监督涉及人的生物医学研究的科学性和伦理性的组织或机构，它是保护人类受试者的安全和权益，保证医

---

[1] 张功耀. 科学技术导论. 长沙：中南大学出版社，2003，261-267
[2] 郭永松. 生命科学技术与社会文化——生命伦理学探讨. 浙江：浙江大学出版社，2009，2

学研究的良好发展以促进生物医学发展的体制化调控形式[3]。赫尔辛基宣言中有一段文字阐述了机构伦理委员会在人类研究中的作用："试验开始前，研究方案必须提交给研究伦理委员会进行考量、评价、指导并批准许可。该委员会必须独立于研究者、试验申办者及任何其他不当影响之外。委员会必须考虑进行试验的某个国家或几个国家的法律法规以及适用国际规范及标准，但是所有这些都不得减少或者撤除本宣言涉及的对受试人员的任何保护措施[4]。"

在机构伦理委员会的发展历程中，由于国情及产生的背景不同，使得每个国家的机构伦理委员会最初的功能及目的有所不同，但其维护人类受试者及患者权益的根本宗旨是相同的。

一、美国的机构伦理委员会的产生

美国是第一个建立受试者保护制度的国家，也是第一个设立机构伦理委员会的国家。早在 1953 年，美国就出台了最早的关于临床研究程序的集体讨论指南，并在部分大学建立了委员会审查制度[5]。

然而，真正推动美国伦理审查委员会发展的是一系列人体研究丑闻被揭露之后，诸如 Tuskegee 梅毒试验、Vanderbilt 营养研究、Fernald 州立学校的实验、辛辛那提大学的整体照射实验等[6]。此类接连不断的人体试验中失范乃至令人发指的丑陋事件引发了社会公众对科学研究的信任危机。面对此状，一些科学家们敏锐地意识到公众信任的丧失会导致受试者的丧失、公共资助的丧失。

1962 年美国食品与药品管理局（food and drug administration，FDA）要求研究者必须先获得受试者的同意，才能进行人体试验。1966 年，美国健康、教育和福利部（department of health，education and welfare，DHEW，DHHS 的前身）发布了第一部关于保护人类受试者的联邦规章（是 45CFR46 的雏形），该章程要求机构应建立本地的机构伦理委员会对联邦资助的医学人体研究进行前瞻审查。

1974 年，针对众多传媒报纸揭露的人体研究丑闻事件，当时的总统尼克松签署了《国家研究法》，并设立了保护生物医学与行为学研究中人类受试者国家委员会（national commission for the protection of human sujects of biomedical and rehavioral research，NC）。在《国家研究法》中进一步规定，进行人体试验的研究机构必须成立机构审查委员会（institutional review board，IRB）。同年，美国 DHEW 依据国家巩固卫生服务法的有关规定，

[3] 李利君. 敬畏地医——有效发挥我国人类辅助生殖技术医疗机构伦理审查委员会伦理监督作用初探. 长沙：中南大学，2004
[4] Johan PE Karlberg，Marjorie A Speers. 临床试验审查：伦理委员会指南. 香港大学临床试验中心，2010
[5] 陈元方，邱仁宗. 生物医学研究伦理学. 北京：中国协和医科大学出版社，2003，159
[6] 陈元方，邱仁宗. 生物医学研究伦理学. 北京：中国协和医科大学出版社，2003，9-32

制定了《保护受试者法规》，这个法规确定了机构审查委员会在医学研究中的重要地位和作用，规定其负责决定受试者在医学研究中是否处于危险之中以及权衡医学研究的利弊。

1979 年，NC 发表了保护研究中人类受试者的伦理原则和指导，即众所周知的贝尔蒙报告，该文件奠定了联邦法规保护人类受试者的伦理基石。NC 同时对人体试验中的伦理问题进行了系统深入的研究，并考查与评估了 IRB 的组成、工作量及工作成效。强调了 IRB 是保护人类受试者尊严、安全与权益的重要措施，并指出了 IRB 体系中的不足，促进了对 IRB 的组成及审查工作规程不断完善与规范化。

1981 年，美国卫生与公众服务部，即卫生部（department of health and human services，DHHS）对《保护受试者法规》进行了重大修改，增加了对儿童作为受试者进行特殊保护的内容。

1991 年 6 月，DHHS 联合联邦政府其他 15 个部和机构发布了修改后的《保护医学研究受试者联邦法规》（protection of human subjects，45CFR46）。第一部分（Subpart A）通常被称为共同规则（the common rule），美国联邦政府各个部门及机构都签署并适用"一般规则"，还有一些部门和机构也签署了其他部分。此外，美国《食品、药品与化妆品法》明确规定，所有临床试验都必须获得批准后才能开始，所有试验参与者都必须签订责任书，所有受试者都必须获得知情同意，并为此制定了三个法规：21CFR812《临床试验管理规定》、21CFR56《伦理委员会》和 21CFR50《对受试者的保护》。美国还通过《隐私规则》（2002）、《个人可辨识的健康信息隐私标准》（2003）等对受试者的个人信息及隐私进行保护。

可见，从 1962 年到 1991 年，美国的机构伦理委员会的运行体制逐步建立，并随着医学和行为学研究中许多危害和问题的不断发现而日臻完善。

二、中国大陆机构伦理委员会的历史沿革

和国外伦理委员会以审查监督人体试验为最初目的不同的是，中国大陆的伦理委员会最初是以医德医风建设的目的出现的，伦理审查只是其延伸的一个作用，主要是由于当时的医学临床研究的国际合作不多。后来，随着现代科技革命的迅猛发展，生命科学和医学研究中遇到的大量伦理学问题，这就为医院伦理委员会提供了新的使命，即伦理审查的功能，并逐渐成为伦理委员会的主要职能。

我国医学界和医学伦理学界于 20 世纪 80 年代开始酝酿建立医院伦理委员会，1987 年 11 月，全国第四届医学哲学学术会议在苏州召开，中国自然辩证法研究会医学哲学委员会主任委员、北京大学医学部彭瑞骢教授针对生命科学技术的发展及临床广泛应用的状况，在闭幕式上发言，首次提出建议：在一些大医院建立医院的伦理委员会，受理关于人体实验，有缺陷新生儿的救治，有缺陷胎儿的引产，濒死救治等有关生命伦理学案件。这是伦理委员会这个名词在中国首次提出。1988 年中华医学会医学伦理专业委员会成立。1989

年，该委员会委托天津市医德法规起草组起草了《医院伦理委员会组织规则（草案）》，于1990年10月由医学伦理法规委员会第二次会议原则通过，并在京津等地试行。随后，北京市卫生局设立了医学伦理学会，1993年北京医学伦理学会组织制订了《医院伦理委员会通则》。1994年5月，广州医学伦理学会伦理法规委员会第四次工作会议暨学术研讨会上，代表们讨论了北京医学伦理学会制定的《医院伦理委员会通则》。全体代表们一致认为，为了适应社会主义精神文明建设的需要；为了促进现代医学科学技术发展；为了有利于日益增多且复杂化的伦理难题的解决，为了提高医德水平，为了与世界一些国家医学伦理审查委员会同步发展，郑重提出倡议：全国二级以上医院尽快建立医院伦理委员会。同时，中华医学伦理学会法规委员会发出了《关于建立医院伦理委员会的倡议书》，并将《医院伦理委员会通则》推荐给全国各地医院作为组建伦理委员会的参照文本。这次会议促使更多学者和医院管理人员开始注意和研究医院伦理委员会这一组织机构，学术界积极开展关于医学伦理学委员会的研究。《中国医学伦理学》杂志1995年第一期以"医院伦理委员会"为专栏主题，发表了8篇文章[7]。此类专题讨论使我国医院伦理委员会的建设在理论和实践上都有了深入的研究，发挥了理论普及和实践指导的双重作用。

我国医院伦理委员共经历了两个阶段的发展，大致可分为两个阶段。

第一阶段（大约1987～1997年），也就是第一个国家级的伦理委员会成立之前，当时医院建立伦理委员会的主要目的是促进医德医风建设，由多学科人员组成的医学道德决策咨询组织。其工作职能大致分为四种功能：教育功能，包括对自身组织及对医务人员的教育，以提高对其医学伦理学的认识，掌握医学伦理学的基本原则；伦理咨询功能，受理医院领导、医务人员和病人的涉及伦理学问题的咨询；监督功能，对院内违反伦理道理的行为，委员会可以向各级领导建议给予必要处置，参与医德考评及建立医德档案工作，对新药初次进入人体进行伦理论证等；制定规范功能，广泛接受群众意见，集中加工成为医德规范，并在实践中补充修订[8]。

第二阶段（1998～至今），也就是机构伦理委员会"脱离"母体的时期，在这段时期，卫生部制订了《涉及人体的生物医学研究伦理审查办法（试行）》，并成立了"生物医学研究伦理审查委员会"。特别是自1999年起，国家卫生行政管理部门开始制订规章，明确要求在一些医学行业或专业必须设立医学伦理委员会，并开始在国家卫生行政管理部门设立伦理委员会组织。随着国际交流的不断扩大，国际上关于伦理审查的要求也逐渐严格：凡涉及人体的生物医学研究必定需要通过伦理审查才可以进行；凡在国际上的医学专业刊物发表学术论文，没有通过伦理审查的一律不接受；辅助生育技术的使用、器官移植等更需要有一整套严格的伦理审查程序[9]。在国内法律不断完善以及国际合作的不断推进下，伦

[7]郭照江. 试论医院伦理委员会的组织与运行. 中国医学伦理学, 2006, 19（4）：5-10

[8]冀中. 关于《医院伦理委员会组织规则》（草案）的说明. 中国医学伦理学, 1995,（2）：43-44

[9]樊民胜，奚益群. 医院伦理委员会建设若干问题的探讨. 中国医学伦理学, 2007, 20（5）：10-11

理审查委员会如雨后春笋般在各地各机构纷纷建立，不仅建立于医院，而且绝大多数医学院校、大型医药研究机构都开始注重成立伦理审查委员会审查生物医学科研中的伦理问题，也有些生物医学技术公司也成立了该组织[10]。此时机构伦理委员会的主要功能是进行科研伦理审查，而教育、发展政策和咨询功能皆为有利于审查功能的开展及保障人类受试者权益而服务。

三、中国台湾医学伦理委员会的成立

随着生物医学科技的进步、社会环境的变迁、人权意识的高涨，台湾医病关系与医疗生态产生急剧且重大的改变，因此衍生出许多医学伦理、医疗纠纷等问题。台湾卫生主管部门为提振医学伦理，于 2001 年 5 月成立临床伦理委员会（clinical ethics committee，CEC）。并于 2002 年将医院应设立医学伦理委员会列为医院评鉴项目，其临床伦理委员会功能为研拟医院政策或准则、促进伦理教育，以及提供个案伦理咨询，其他功能还包括减少法律诉讼、使医疗人员了解法律对他们的保障、提供法律议题的讨论场所、作为一种比法院更有效的机制为病患、受试者、医疗人员以及医院的利益提供保障、协助创造一种反思和自我批评的机构文化，以间接改善照护的品质、支持临床工作者、病患及其家属在面对伦理难题时，有信心且心安地做出判断和决定及提升一般大众对于医疗专业的信心。临床伦理委员会自 1999 年起开始陆续成立，至 2004 年 7 月间，台湾地区医学中心均已成立，并根据各自医院的不同情况建立了相应的操作规范。

综上，从中美两国的机构伦理委员会发展过程来看，美国的机构伦理委员会的产生是在一系列丑闻的曝光下产生的，从发展之初就有较多的规章法律用以指导操作，同时责任部门相对明确。而我国大陆的机构伦理委员会内在产生动力相对较弱，是在许多有识之士的呼吁下产生，同时由于外在动力不足，即政府重视程度不够，发展速度较慢。台湾伦理委员会发展较晚，发展速度较快。随着医学技术不断的提高，许多外来的临床试验逐步引进开展，迫切需要一个具有严格伦理审查程序的伦理审查机构，来监督临床试验及医疗过程。

第二节　机构伦理委员会的现状

在生物科学技术以及伦理学发展的共同作用下，机构伦理委员会经历了从无到有的过程，其体系的建设和职能的发挥也日臻完善。在谈到机构伦理委员会的现状我们首先来看看美国的伦理审查体系现状。

---

[10]朱培丽，王亚峰，于春亚. 中国医院伦理委员会的职能与建设. 医学与社会，2010，23（1）：62–64

一、美国的伦理审查体系

美国的伦理审查体系可以从注册准入、运行体系、教育培训、监督管理四个方面来介绍。

1. 注册准入　美国联邦政府在 DHHS 下设人类研究保护办公室（office for human research protections，HRP），为了便于管理，2000 年 11 月 OHRP 开始采用 IRB 注册制度，要求所有成立的 IRB 均应在 OHRP 注册备案。此外对于 IRB 认证制度、研究人员及 IRB 成员等相关人员的伦理教育考核鉴定在法规作出要求，委托于相关有能力、已具备这一职能的相关行业协会等机构或组织承担。只要机构或组织建立了 IRB 或私立营利性质的 IRB 就应该向 OHRP 提交 IRB 的注册表。注册的有效期是 3 年。注册申请表中需提供：①建立 IRB 机构的一般信息（如机构名称、所在地、联系地址等）；②运作 IRB 机构领导人的一般信息；③填写与提交注册表负责人的信息；④所需初次注册、修正、更新注册 IRB 的信息。如初次注册 IRB 的个数及名称、修正或更新注册 IRB 的个数及 IRB 编号等、标明注册 IRB 及其所在单位的是否被认证情况、IRB 主任的个人详细信息、IRB 成员的相关信息、IRB 所进行初始审查研究方案的数目、标明由 DHHS 及其下属部门、其他联邦机构及部门所资助的研究项目的数目、审查 FDA 权限下新药物、器械、生物制品开发的项目等。OHRP 根据不同的地区设有专人负责进行注册。申请机构可在 OHRP 网上查询与了解其机构 IRB 的注册进程，一旦注册表处理毕，则该机构 IRB 名称也会在 OHRP 网站公布[11]。

2. 运行体系　美国的伦理审查运行体系不仅包括伦理审查的执行机构，而且还包括一系列的伦理审查的标准操作规程。伦理审查的执行机构是包括 OHRP 和 FDA 下属的所有 IRB，通过国家制定的一系列有关伦理审查委员会的实践操作程序，使得伦理委员会的实践操作有法可依，有规可循，为伦理审查提供强有力的法律保障。如《保护医学研究受试者联邦法规》（protection of human subjects，45CFR46），法规总共可分为四部分：Subpart A 即共同规则（the common rule），规定了该法适用范围、相关定义，对 IRB 成员组成、功能与运作、IRB 对研究的审查、实施快速审查的研究类型、IRB 批准研究的标准、知情同意的总要求与文件等做了详尽的说明和规定，Subpart B、Subpart C 和 subpart D 分别规定了涉及研究的怀孕妇女、胎儿及新生儿的附加保护；关于生物医学及行为研究时因犯作为研究对象时的附加保护；儿童作为研究对象时的附加保护。另外 FDA 对其监管下的 IRB 制定了关于保护人类受试者的法规：21CFR56《伦理委员会》和 21CFR50《对受试者的保护》，21CFR50 规定了知情同意的总则、细则（知情同意的一般要求、要素与文件、免除知情同意的例外情况、可免除知情同意要求的紧急情况）；21CFR56 有五个部分，Subpart A 规定法规适用范围、定义、IRB 审查的条件、豁免、放弃；Subpart B 规定 IRB 成员组成；

---

[11]田冬霞. 中美伦理审查委员会管理机制之比较与分析. 中国卫生事业管理，2009，（9）：642-643

Subpart C 规定 IRB 功能与运作（如 IRB 对研究的审查、IRB 的快速审查、IRB 批准研究的标准、机构审查、IRB 批准后研究的暂停与终止、合作研究）；Subpart D 对档案与报告做了规定；Subpart E 是对于违反此法规的处理措施（较轻的处罚、剥夺 IRB 或该机构的资格、对剥夺资格机构进行曝光、IRB 资格的恢复、其他处罚措施）。然而由于法律法规总是比较原则，操作起来常常会出现与审查实践不符的困难。为了解决这一难题，各个机构伦理委员会都会制定更为具体的操作规程来提高伦理委员会的审查效率。科学合理的成员组成、完备的工作制度（如章程、会议制度、档案制度等）促进了美国机构伦理委员会的高效运行。

3. 教育培训　伦理委员会的教育与培训是伦理原则在医疗机构实施或推行的重要基础。在吸纳具备资格的成员同时，美国还制定了较为系统全面的教育培训内容，与美国当前法规框架相契合，并体现出较强的实践性。其伦理培训委托有能力的、且已具备这一职能的相关行业协会等机构或组织来承担，如美国的西部伦理委员会（western institutional review board，WIRB，下同）。WIRB 制定了一套严密有序的培训制度，分为三部分，一是新委员培训，二是日常培训，三是年度培训。以新委员培训为例，包括两个环节，一是制度培训，内容主要包括学习国家法规、国际准则、地方法令中关于受试者保护的条文，以及公司的标准操作规程和制度。新委员培训的另一个环节是实践，新委员作为观察员参加审查会议，有发言权但是没有投票权，主要目的是增强新委员的实践操作能力。通过以上两个阶段的培训考核，新委员在接受公司总裁和伦理审查委员会主席组成的面试小组的面试后，正式受聘为该公司的委员，可以参加正式的审查会议，并拥有投票权，履行委员职责。完备的培训体系使委员们充分了解了伦理审查原则，使审查标准得以统一[12]~[13]。美国医学与研究公共责任组织（public responsibility in medicine and research，PRIM&R）是一个专门制定 IRB 及人类研究保护项目（human research protection programs，HRPP）的系列认证标准的组织。为了履行其促进高伦理水准、高专业标准研究活动的承诺，于 1999 年创办了 IRB 专业资格鉴定协会（the council for certification of IRB professionals，CCIP），这一组织确立了 IRB 的资格鉴定考试基本框架，及 IRB 专业资格鉴定标准和程序。然后，通过分析 IRB 资格鉴定考试内容纲要，从其伦理审查委员会委员、办公室职员等应具备的理论素养及实务技能的要求基本确定伦理审查委员会自身教育培训的内容。同时又结合成员进入委员会的不同时间和工作任务的需要，分阶段制订出委员会成员不同阶段的伦理教育培训的具体内容。包括初始培训课程内容和继续培训课程内容。

4. 监督管理　美国以人为受试者的研究被 DHHS 隶属的两个联邦机构所管辖：即 FDA 和 OHRP。FDA 主要依据联邦法律 21CFR 56 对伦理审查委员会的工作进行监督性检查和定

[12]黄瑾. 参加国际医学伦理学培训的见闻与体会. 药学服务与研究，2007，7（5）：387

[13]伍蓉. 美国西部伦理委员会（WIRB）培训体验. 中国医学伦理学. 2006，19（4）：20-22，55

向检查，并根据检查结果采取相应的行政措施[14]。一旦检查结果表明该伦理审查委员会的工作存在问题，FDA 有权依据联邦法律 21CFR56 对该委员会处以责成改正，否则，FDA 有权中止该委员会的审查，甚至终止其批准的研究继续进行[15]。如果该委员会拒绝改正或屡次不能按照法律规定加以充分改正，FDA 则有权取消该伦理审查委员会的资格。被取消资格的伦理审查委员会所审查的研究申请将得不到 FDA 的批准，其研究数据和成果也得不到 FDA 的认可。OHRP 具有六大职能：①IRB 的注册与承诺书制度；②遵从性监督；③政策制定、完善和指导；④质量改进项目；⑤教育项目和资源；⑥公众评议及公众教育[16]。OHRP 贯彻执行了这些规则以确保机构遵从普遍原则。此外，人体研究保护办公室还接受投诉，有权介入调查 IRB 的违规事件，并代表卫生与人类福利部责成存在问题的伦理审查委员会进行改正[17]。美国的机构审查委员会于1991 年已形成较完备的管理体系[18]。无论哪个机构进行监管，其监管内容大体集中在 IRB 人员组成是否符合人数、专业、性别等方面的要求；各成员是否存在利益冲突；所有书面的伦理委员会的章程、审批工作程序及其相关记录是否符合法规要求，并妥当保存；对最初的研究方案和后续研究进行审查决议的根据；知情同意的审查与同意；快速审查和免除审查的决议及其根据等[19]。

综上所述，在一个以不断与时俱进、高效的运作监管体系的基础上，通过对机构伦理委员会的注册准入奠定监管的基础，制定完善的受试者保护制度，对伦理成员进行科学有效的伦理教育培训，通过对机构伦理委员会的外部监督使 IRB 伦理审查工作公正、独立、透明化，美国已成功建立了较为完备的保护人类受试者的 IRB 系统。

二、中国大陆伦理审查委员会的现状

中国大陆机构伦理委员会产生背景与其他国家和地区伦理委员会的产生背景既有相同之处也有其独特之处。相同之处在于世界生物医学科学技术的迅猛发展及其在临床实践中的快速应用所引发的伦理难题及生物临床试验都需要进行伦理审查。独特之处是随着我国市场经济的建立，医疗卫生体制改革过程的实施，对医生的医德观念产生了深刻影响，社会文明的发展与进步，患者的文化水平、法制观念、人权意识不断提高，导致了医患关系矛盾的日益尖锐[20]。

正是由于这种产生背景的特殊性，使得我国的医院伦理委员会与发达国家的美国、欧

[14]Barbara Mishkin, "Ethic s, Law and Public Policy ", Professional Ethics Report (a publication of the American Association for the Advancement of Science), Vol. 7 (Spring 1994), No. 2, pp. 4-6.

[15]21 CFR Part56, Institutional Review Board, sec. 56. 121 (e).

[16]陈元方，邱仁宗. 生物医学研究伦理学. 北京：中国协和医科大学出版社，2003，167

[17]Office or Protection From Research Risks, Protecting Human Research Subjects：Institutional Review Guidebook (U. S. Government Printing Office, 1993), ch. 1, sec. B, P. 1-7

[18]黄小红，刘春华等：医学伦理学委员会在医院发展中的作用和地位. 郧阳医学院学报，2007，(4)

[19]胡林英. 对伦理审查委员会（IRB）监管体制的分析与思考. 中国医学伦理学. 2006，19（2）：1-19

[20]汪楠. 关于建立我国涉及人的生物医学研究伦理审查监管体系的思考. 中国医学伦理学，2009，22（5）：130-131

洲等国家通常定义的完全针对医学研究和药物临床研究的受试者保护的机构审查伦理委员会职责有较大不同。我国的医院伦理委员会不仅具有保护医学科研中的受试者权益和安全的职责，同样重要职责是开展医学伦理建设、指导医务人员的临床实践在遵循伦理原则前提下进行、为医疗实践活动创造良好的伦理环境[21]，政策研究的功能。也就是机构审查委员会和医院伦理委员会的结合体。因此我国的医院伦理委员会建设具有自己的特点。

目前，中国大陆的医院伦理委员会多数是医院党委和院长领导下的，部分是由科研处、医务处、临床药理基地或生殖中心等领导下，其职能主要有：①审查监督；②教育培训；③伦理咨询；④政策研究。

其中，审查监督职能主要是类似于欧洲等发达国家的机构审查委员会所具有的职能，负责审查监督临床新药、新器械在临床应用及生物人体试验在临床开展的项目，保护受试者的权益免受侵害。后三个职能主要体现了我国伦理委员会具有的特殊职能，教育培训职能包括对医务人员和社会公众及自身的培训教育，使得在医学领域中人人都能够以伦理道德为准则办事；伦理咨询则是负责向病人、家属和临床医务人员提供伦理咨询服务，以帮助咨询对象依据伦理原则，正确妥善的处理医疗过程中遇到的伦理问题[22]。同时，伦理委员会还有政策研究的职能。医院改革和发展中会出现的各种伦理问题，如医院的发展战略、科研方向、利益分配原则、高新技术配置比例等重大问题都需要伦理委员会依照伦理原则给出建议[23]。

我国伦理审查委员会的建设较许多发达国家起步晚，但是在许多伦理学专家和学者及医务人员的共同努力，也形成了一套属于我们自己的规范化建设伦理委员会的成就和经验。主要有以下几方面。

1. 许多医院制定了相关的伦理操作规范 虽然我国卫生部门出台了一些法律和规范，但是缺乏可操作性的规程，于是许多医院不断探索，结合中国法律法规、国际的伦理原则和自身的情况，制定出了本院的伦理操作规范。如上海第二军医大学长海医院伦理委员会在 2005 年，依据 WHO《评审生物医药研究的伦理委员会工作指南》和中华人民共和国《药品临床试验质量管理规范》，结合自己医院伦理委员会的实践，重新制定 SOP（standard operation procedure，标准作业程序）和工作程序，内容详尽，可操作性强，保证了伦理委员会工作的规范有序进行，并首次在国内接受了伦理委员会论证评审。

2. 开展了伦理查房 通过伦理查房，发现临床中的伦理问题，提供持续改进的建议。伦理查房体现了以人为本的服务理念、保护病人的权益、增进医务人员的高度责任感和事业心，从而改善医患关系。上海曙光医院、上海仁济医院、哈尔滨医科大学第四附属医院

[21]栾雪梅. 临床试验：向新兴国家进发. 中国处方药，2007，（5）：23
[22]黄瑾，胡晋红，刘厚佳，等. SIDCER 认证：伦理委员会规范化实践探讨. 医学与哲学，2009，30（8）：24
[23]张功耀. 科学技术导论. 长沙：中南大学出版社，2003，261-267

等都开展了伦理查房[24]，为缓解医患矛盾、避免医疗纠纷起到了很好的作用。医学伦理查房是医学伦理委员会介入临床实践的好方法，通过伦理查房的主动介入，医学伦理委员会可以及时发现医疗活动中的不符合医学伦理的现象，针对性地加强相关的培训，及时提出改进要求，同时也可以通过伦理委员会和医务人员、患者的交流，提高医务人员、患者对伦理委员会这一维护医患之间公平和公正的中介力量的了解，更好地发挥医学伦理委员会的作用[25]~[26]。

3. 伦理审查水平达到国际水平　在 2007 中国医学科学院肿瘤医院召开的"临床试验中的伦理问题研讨会暨医科院肿瘤医院伦理委员会成立 10 周年纪念大会"上获悉，我国的伦理审批工作经过 10 多年的历程，现已达到国际水平，伦理委员会在提高临床研究水平和保护受试者方面起了很大的作用（我国的伦理审批工作已达到国际水平）。医院伦理委员会的建立起到了保护受试者和营造良好的医疗环境的作用，提高了广大医务、医学科研、管理等人员对伦理学和相关法规的认识，促进了伦理学原则的实施和医疗、科研行为的规范化进程，为卫生事业的健康发展起到了一定的作用[27]。

当然，伦理委员会在我国的发展毕竟时间不长，还很年轻，存在很多问题需要去改善。

1）缺乏统一的教育培训：美国丹佛大学的应用生物医学伦理中心主任埃布拉姆斯（Fredrick R. Abrams）博士针对医院伦理委员会的教育活动，指出："如果缺乏（生命伦理学）知识背景，那么这样一个委员会的成员就会仅仅表达出他们那些原有的偏见"[28]。当前医院伦理委员会存在的主要问题是各伦理委员会审查标准之间的存在差距，审查工作尺度不一。为了保证伦理委员会的公平合理性，伦理委员会的成员必须是来自不同背景的人员，包括医学、法学、伦理学、社区代表等，他们所具备的医学伦理知识、对于伦理原则和法规规则的理解执行能力、对医学新技术的掌握理解程度等自然会有很大的差异，因此迫切需要一个统一的专项培训来提高伦理委员会的审查水平。另外，当前医院伦理委员会尚没有制定伦理委员会的注册准入制度，以及人员资质的鉴定等规定，但是从现在的发展来看，出台这样的法律是势在必行的，那这就需要有统一的伦理培训计划，然后再对相关的单位及人员进行考核。古语有"兵马未动，粮草先行"，伦理委员会的建设也要"法律未善，培训先行"。

2）管理机制不够完善：缺乏独立性和监督体制。从独立性而言，由于伦理委员会是建立在机构内的，往往缺乏独立的预算和组织结构设置，伦理委员会的经费和开展工作的场所并不是完全能得到保证的，很大程度取决于医院主要领导对于伦理委员会工作的重视程

[24]Engelhardt T Jr. The Foundation of Bioethics. New York：Oxford University Press，1986，290-291

[25]陈元方，邱仁宗. 生物医学研究伦理学. 北京：中国协和医科大学出版社，2003，2

[26]段晓宏. 让伦理学为医学和生命科学导航——中华医学会医学伦理学分会第 11 届年会暨中美关于临床试验和生物医学实验中人体受试者保护研讨会召开. 中国医学伦理学，2001，（6）

[27]陈元方，邱仁宗. 生物医学研究伦理学. 北京：中国协和医科大学出版社，2003，9-32

[28]郭永松. 生命科学技术与社会文化——生命伦理学探讨. 浙江：浙江大学出版社，2009，2

度，对医学伦理重要性的认识程度以及伦理委员会主席个人魅力等，而不是从制度上组织结构上加以保证。同时，如果由于当事人对于医学伦理的重要性认识不足，尤其当事人为拥有权威或权利者时，正常的审查否决或伦理建议，可能被曲解为"故意反对"。比如科研管理部门会把对项目的否决或其他异议认为伦理委员会是故意刁难或显示权力，并会通过各种关系向伦理委员会施压或打招呼，有些时候，伦理委员会是会折中妥协的，通常考虑是否会对医院有不好的影响、是否会因此减少医院的药物研究项目、项目负责人是机构领导或著名专家等。在审查工作中，由于大部分委员是机构内成员，领导的看法、同事的情面、申请者的权威或权利，对伦理委员会委员形成一定的"胁迫"，不同程度地影响伦理委员会委员公正、公平的履行职责[29]。而当伦理委员会审查的公平性受到影响时，没有相应的制度或者机构能够监督其职能的执行情况。另外一方面，伦理委员会缺乏统一的可操作性强的操作规程或指南，而我国相关伦理委员会的法规要求仅限于医学科研、药物临床研究、医学新技术等的法规中涉及伦理委员会的部分条款，这些原则性的条款，使各伦理委员会的执行结果有很大差距。比如说同样的一项科学研究的审批，在这个医院被拒绝，那个医院就被审批通过。虽然很多医院借鉴美国等较为完善、详细的伦理委员会规则作为自己的蓝本，但由于国情差异，如法规的要求、伦理委员会专职人员的配备、场所、经费等，如果完全照搬国外的经验，会形成无法履行或追求细节而忽视审查质量的情况，因此迫切需要在借鉴发达国家完善运行的经验和世界卫生组织推荐的标准的基础上，结合中国的法规要求和实际情况，形成我们自己的统一的规则和操作程序。

　　3. 相关部门不够重视　社会认知度不高　目前伦理委员会的建设不够完善，很大一个原因是没有政府相关部门的足够重视。目前伦理委员会的运行多半是靠委员会成员的奉献精神，大多数是无偿劳动。除了部分审查委员会有审查费来源外，有很多伦理委员会根本没有任何资金来源，这导致了有一些伦理委员会名存实亡，或者处于功能瘫痪状态。伦理委员会的成员基本都是兼职，没有独立的办公条件，所以很大程度上影响了伦理委员会的发展运行。这种状况表明了医院对伦理委员会的作用认识不够，医院并没有承担起促进伦理委员会有效运作提供资源的重大责任。伦理委员会在发挥其独特职能之前必须得到所在机构的资助，不仅在资金方面，而且在教育培训、人员设置、会议场地等方面都要进行资源配置。在调查中编者对这个问题访谈了有关人员，发现存在对伦理委员会进行资源支持的一个误解，即伦理委员会设置于医院内部不需要对其提供什么资金来源。而之所以存在这一误解又源于对伦理委员会的目的、职能、作用与意义的认识不清，对伦理委员会的工作不重视。在调查中，我们还发现许多医院的医务人员及管理人员对伦理委员会并不了解，甚至是闻所未闻。建立了伦理委员会的机构也不例外，不仅在医院外部，而在医院内部也没有对伦理委员会进行宣传。几乎所有的三级医院建立了自己的主页，但没有将其伦理委

[29]栾雪梅. 临床试验：向新兴国家进发. 中国处方药，2007，（5）：23

员会的设置情况公布网上。没有利用现成的有利条件对伦理委员会的职能发挥与宣传，这在全国有较大的普遍性。上网收集调查前期资料过程中只发现了几家医院、科研究机构将其伦理委员会信息公布于网上，并且只有一家（上海仁济医院生殖中心）将其伦理委员会的成员名单及知情同意书、章程公布于网上[30]。这些都说明医院伦理委员会的发展的重要性没有引起足够的重视，宣传力度有待提高。

三、中国台湾临床伦理委员会

目前，台湾医学中心皆有临床伦理委员会的设置，成立时间也多集中在近几年，而其临床伦理委员会的人数从 9 人到 24 人不等，任期约 1～3 年，在委员会的成员的组成机构来看，成员往往跨多种学科的背景，主席的产生方式和任期，各委员会之间并没有一定的标准，通常任期都与该院之委员会成员相同；开会的频率方面，大部分为 3 个月到半年开会 1 次；讨论的议题广泛，拟定政策、伦理教育、个案咨询均有涵盖。各医院临床伦理委员会的主要任务为医学伦理规则的研议事项，促进医学伦理教育，医事人员执业伦理，特定医疗行为之审议等。

目前各院的伦理委员会皆设有培训课程，以读书会或伦理电影院的方式培训对医学伦理有兴趣的员工；除此之外，各院的伦理委员会还设有伦理学习的资料库，对于伦理有兴趣的人，可以不受时间和空间的障碍自由学习。此外，各院所遭受到的共同困境是：伦理委员会的运作时效，病人往往在伦理委员会达成决议前过世。

综上所述，医院伦理委员会的建设步伐虽然较快，但许多问题没有实际解决，不能只注重数量上的增多而忽视质量上的提高，完善伦理委员会制度建设需要大家共同的努力。

第三节　机构伦理委员会的发展与展望

伦理审查委员会的规范化建设是伦理审查顺利开展的基石，只有不断从实际工作中发现问题，解决问题，伦理审查委员会才能发挥其应有之义。我国的伦理审查委员会在注册准入、成员构成、规章制度、评审程序、教育培训、信息公开和外部监督等方面还有待完善。结合伦理审查委员会的发展历程及国外经验，从制度建设方面提出以下改进措施，希望能够为全国的伦理审查委员会起到一定的参考作用，为有关部门研究和制定相关政策及实施办法提供参考。

一、完善机构伦理审查委员会的注册准入制度

虽然《药品临床试验质量管理规范》（2003）中规定"独立的伦理委员会须向国家食

---

[30]王学川. 生命伦理学的发展趋势与价值前景. 中国医学伦理学，2009，22（5）：18

品药品监督管理局备案",2005 年 SFDA 的《药物研究监督管理办法（试行）》征求意见稿中第 6 章第 49 条规定"独立伦理委员会的组成应符合《药物临床试验质量管理规范》的要求，必须具有相应的管理制度和标准操作规程"，但是目前关于具备什么条件才可以建立机构伦理审查委员会还没有的明确规定，也就是说缺少统一的准入制度。

从美国的伦理学历史上看，美国 OHRP 的注册准入制度为伦理审查委员会规范发展打下了很好的基础。我国也应建立注册制度，各地成立的伦理审查委员会应当向所属省级卫生行政管理部门中的受试者保护办公室进行注册批准，并报国家卫生行政部门备案。卫生行政部门具有行政权威，对于机构伦理审查委员会的注册准入负有义不容辞的责任和义务。卫生行政部门应该建立一套行之有效的机构伦理审查委员会注册准入制度，消除政府运动式治理之弊，在伦理委员成立之前就进行资格的认定，明确职能定位，减轻因伦理审查不当所带来的冲击力。但对于专业性很强的非医技组织，卫生行政部门尚需强有力的专业组织的支撑。有学者提出，"医学科技团体可以发挥一定的协助作用"。医学科技团体"聚集全国各级、各类医院最广泛、权威的医学专业人才的同时，其在各省、自治区、直辖市都有独立办事机构"[31]。如果能够有效地利用诸如医师协会、医学伦理学会等医学科技团体的优势，加上政府部门的严格把关，进一步明确机构伦理审查委员会的注册和准入制度，将能够从源头上确保机构伦理审查委员会成立的资质以及保证其工作规范有序地开展。

二、积极构建多元、素质较高、规模合理的伦理审查委员队伍

根据国内外的文献研究，伦理审查委员会的组成应该是多学科、多部门和多元化的，要涵盖有关的知识专长，性别分布应该均衡，要有一定比例的法律、伦理学、社会学、心理学等非生物医学专家人员，还要有代表社区利益和道德价值观合格的外行人参加。因此，积极开展伦理学、社会学等学科人才的培养是当前亟待解决的问题。同时，有关领导要高度重视多学科人员的参与对项目的科学性和安全性准确评审的重要性，积极吸纳不同学科人才到伦理审查委员会中，促使伦理审查委员会人员构成趋于合理。

伦理审查委员会的审查质量与成员的素质直接相关，从各国情况看，委员会成员须具备的条件有：良好的个人修养、对伦理审查工作感兴趣，成员应有代表性和自主性，具备特定的专业资格条件。因此，要提升伦理审查的水平首先需要选拔具备良好素质、有专业知识背景以及对伦理审查工作感兴趣的人才，同时由于伦理审查委员会审查的项目具备很强的专业性，因此一些专业成员需要具备特定的专业资格条件，如医学、伦理学、法学等方面的技术资格条件。

规模合理是指既能满足本委员会的工作需求，同时不会显得"过于庞大而不实用"。从调查中和各国经验来看，伦理审查委员会的成员应该不少于 5 人，可根据伦理审查委员会

---

[31]王莹莹，张利平，等. 医学科技团体与医院伦理委员会体系建设. 科研管理，2009，6（20）：115

的性质和业务需要进行调整，同时伦理审查委员会还可下设专门项目的委员小组。其规模的大小应该遵从精干实用的原则。

三、由权威部门牵头，制定统一的伦理审查操作规程

从各国的经验看，伦理审查委员会工作的顺利进行，与其细致统一的伦理审查程序是分不开的。我国的有关部门应该调动一切资源，由权威部门牵头，制定统一的操作规程，同时在实践中不断摸索改进，理论指导实践，反过来实践反作用于理论，这样经过几个循环，一定能够制定出适合我国国情的伦理审查标准操作程序。统一的操作程序能够让伦理审查委员会在有限的时间内提高工作效率，并保证有效的管理、审查过程的规范和质量。这样有利于行政部门对机构伦理审查委员会的管理和监督，也有利于各个医院之间的交流学习。

1. 关于成员的任命及换届制度　制定科学规范的委员会成员任命和换届操作程序，对确保建立有效发挥作用的伦理委员会十分重要。

委员会可通过自我推荐、主任委员提名、委员举荐等方式，结合成员应具备的基本素质进行成员的任命。主任委员是整个伦理审查委员会的核心，其个人的专业知识，伦理素养，职业道德等因素对伦理审查委员会职能的有效发挥起着主要作用。因此，在主任委员的选拔上，可采用院长提名等方式，同时应该更加注重其各方面的素质，保证其独立性，使伦理审查委员会在工作中不受政治、经济、机构等外界因素的影响。

各国对委员会成员的委任期限或任职期限一般没有具体的统一规定，各机构可根据自己的需要在委员会章程中作出具体规定，任期可长可短，但必须确保成员的资质，可定期进行考核，对达不到考核标准的成员可进行再培训或除名。

2. 关于经费制度　一个组织有效地运转离不开充足的资金支持。因为聘请称职的工作人员，定期召开会议，进行公众教育，资料的收集与发放等都需要经费。NC 是委员会的成功典范，DHEW 按 NC 的需要拨了 500 万美元，为其正常运作提供了保障[32]。伦理审查委员会应定性为非盈利性的机构，鉴于我国目前的实际情况，建议其运营开支统一从申办者交纳的审查费中支取，同时医院可向伦理审查委员会拨出专项的资金用于其伦理培训及日常的开支。委员不领取报酬，但可以根据其工作量给予一定经济补助。

3. 关于档案管理制度　为了保证委员会的公正性、严肃性并符合伦理原则的要求，防止临床和研究中的不道德行为，委员会应当建立自己的档案制度。

建立文件和档案保存及受试者信息的保密制度。伦理审查委员会的记录及文件归档应保存研究方案、知情同意书、进展报告、意外事件报告、不良事件报告及伦理委员会审议结果等书面文件，这些文件应在研究结束后保留 3~5 年。对涉及受试者个人信息的文件应

---

[32]李大平，陈小嫦. 美国和瑞典国家生命伦理委员会建设的经验与启示. 中国医院管理，2008，28（9）：15

作好保密及管理工作。同时，研究参与方应当采取一切必要预防措施保护受试者的个人隐私及个人信息。伦理审查委员会的所有文件和通信都应按书面程序注明日期、建档并存档。要求有说明使用和取走不同文件、文档和档案的程序[33]。

四、借鉴国际先进理论，制定统一科学的评审程序

伦理评审程序属于操作规程中的一部分，但是鉴于其重要性及目前缺少统一的伦理操作规程，需要单独列出以期引起相关部门的重视。

对于项目申请、审查结果产生的方式、争议的处理、审查后的跟踪审查、以及审查结果的公布方式等细节问题需要做细致、科学的规定，结合国际上的相关规定、从我国实际出发，把审查过程中的会遇到的每一个问题都加以程序化，从宏观和微观全面规范伦理审查委员会的建设。

尤其需要重视伦理审查中的跟踪（持续）审查，对试验研究实施过程、知情同意过程和受试者保护方面的真实情况进行审查和监督。深入知情同意现场，确保受试者真正做到了知情同意。对于研究项目在试验进行中的变动、修订，知情同意的改动等问题进行跟踪和记录，对于发生不良事件和严重不良事件的项目进行登记，并报送伦理审查委员会讨论，伦理审查委员会根据不良事件与研究工作的关联性，作出研究继续进行、修改方案或终止研究的决定。

五、积极开展伦理审查委员会委员的培训，夯实伦理审查基础

机构伦理审查委员会成员的培训是使成员进一步掌握伦理学基础知识和伦理学动态，提高业务技能，增进院际交流，保证伦理审查工作顺利开展的重要途径。

采用科学适当方法能极大地提高教育培训成效，反之，则可能达不到应有的目标。我国大陆可以参照一些国家的培训经验，确定初始培训和继续教育培训内容，充分利用现有资源，并依托有关学术机构、医学院校和医学科技团体等组织，通过开展专题培训班、学术会议、邀请专题讲座等进行委员的培训。同时，积极搭建院际、省际、国际学习交流的平台，例如建立"年会"制度，建设专题网站等等。要多方筹措培训经费，医院也要给予重视，在经费上给予支持和倾斜，列入医院年度预算。也要提倡自学，提供相关书籍和期刊杂志，并鼓励撰写发表学术论文，提炼升华学习培训的成果。也可以借鉴台湾临床伦理委员会，通过读书会或医学伦理电影来全方位、立体式的开展培训学习活动。开展多种多样的培训考核活动，有利于达到提高委员伦理审查能力的目的。

---

[33]WHO. 评审生物医学研究的伦理委员会工作指南. Geneva：WHO, 2000

六、充分利用互联网等媒介开展信息公开与监督反馈

伦理审查信息公开是促进公众参与、体现受试者知情权的需要；也是对伦理审查委员会进行工作自评、监督管理的有效途径之一。

信息公开可以通过网络方式进行，建立伦理审查委员会主页，将伦理审查委员会的基本信息（如工作制度、章程、成员组成等），伦理审查工作项目（申请表格、申请指南、审查会议日期安排及结果），伦理审查程序与报告项目（后续审查、不良事件报告制度、常见问题等），研究受试者的保护项目（知情同意程序与同意书、培训与教育、保护受试者指南、相关法规与伦理准则、对研究的指导）等公布在网上，有利于伦理审查委员会间相互之间的交流与借鉴，更有利于展示伦理审查委员会所在机构有能力进行人体研究并更有高度负责进行高质量、高伦理水准人体研究的风范[34]。充分利用现代信息网络的优势，全方位、多途径实现伦理审查信息公开将是伦理审查委员会发展的一项重要工作。

设置伦理审查委员会的外部监督机构与监督机制，可以由卫生部、科技部以及省、自治区、直辖市以上人民政府卫生行政管理部门成立伦理审查委员会注册和监管办公室，伦理审查委员会须向上级监督部门注册备案。监督部门设立监督机制（如年检等），对直接领导下的伦理审查委员会的审查工作进行评定，对于伦理审查程序不规范或者造成严重不良影响的委员会，责令其暂时中止伦理审查活动或撤销该伦理审查委员会资格，造成严重后果者应依法追究伦理审查委员会主任和有关成员的法律责任。

伦理审查委员会在我国发展已经将近20年，在保护人类受试者安全方面和解决伦理困惑方面发挥了很大的作用，但是任何一项制度都有一个从产生到完善的过程，伦理审查委员会也不例外。

伦理审查委员会规范化建设是一项长期且艰巨的工作，也是一项政策性很强的，涉及到生物医学技术发展与社会和谐的社会行动。鉴于涉及人的生物医学研究保护以及解决临床伦理困惑的重要性和复杂性，我国的伦理审查委员会规范化建设工作不仅需要专家的不断深入研究，更需要政府的主导和政策支持。从研究发现，政府介入伦理审查委员会建设的工作，会明显改善其状况。在发达国家（如美国）中，要求政府把制定、完善和执行有效的法规和政策放在优先位置。通过学者和相关医学科技团体的不断研究与探索、法规和政策的不断完善有助于建立起一个规范合理的能够保护受试者安全的伦理审查委员会，从而达到构建社会主义和谐社会的要求。

我国的伦理审查委员会规范化建设工作仍然任重而道远，需要政府主导，制定完善相关的法律法规，以及专家学者和全社会的共同参与来完成。

（李　爽　吴晓瑞）

---

[34]田冬霞，张金钟. 刍议伦理审查委员会的信息公开与公众参与. 中国医学伦理学，2007，20（1）：34

第二章　机构伦理委员会的理论基础

医学科学技术发展迅速，其成果在医学实践中的应用研究必须通过制订和实施相应的法律、条例或规章来实现，需要有机构伦理委员会这样的组织给予保证。从历史上看，涉及人的生物医学研究往往有侵犯人的权利和伤害受试者的倾向，需要建立机构伦理委员会依据伦理理论、规范，依法依规加以实施。维系人类社会的基本伦理原则和医学伦理理论、规范构成了机构伦理委员会的理论基础。

第一节　生命权与健康权

生命是生物体所具有的活动能力，生命是不可以替代和不可逆转的，是人得以存在的体现，是自然人的最高人格利益。生命权是人类享有的最基本、最根本的权利。是以自然人的性命维持和安全利益为内容的人格权，是自然人享有其他人格权的前提和基础，包括健康权。

一、生命权的定义和内容

生命具有至高无上的价值，它是我们每个公民行使其他任何权利的前提和基础。失去生命，人的一切将不复存在。每个人都应拥有生命权，它也是人权理念的最高体现。生命权是人类享有的最基本、最根本的权利，是人享有其他一切权利的前提和基础。那么，什么是"生命权"呢？

首先，生命权应该包括两方面的构成要素：一个是生命；另一个则是权利。生命权之重要在于生命具有独特性。表现在以下几个方面：其一，它是唯一的、不可逆的，其丧失意味着永远无法挽回；其二，它是一个人行使其他任何权利的前提，失去生命，人的一切将不复存在；其三，生命价值间不具有可比性，每个人的生命都具有同等的价值，都是平等的，没有高低贵贱之分[35]。正因如此，生命权才成为人的最重要、最基本的人权。

其次，生命权的定义具有时代性。因为随着人类文明的不断进步，人权事业的不断发展，生命权的内涵也在不断丰富变化。"当今意义上的生命权不仅意味着活着，还意味着像

---

[35]甘绍平. 以人为本的生命价值理念. 中国人民大学学报，2005，3：71-72

人一样地活着；生命也不仅仅是延续自然和生理属性，还具有社会和心理价值"[36]。这也是生命权为什么长久以来很难有一个被理论界普遍接受的定义的重要原因。

生命权是自然人为保有生命而应该享有的权利。一方面，非经合法程序，任何人的生命不受国家、其他人的非法剥夺；另一方面，国家和社会应尊重并保障生命的发展。这样不仅突出了国家对生命权的保护，更强调国家和社会必须尊重公民的生命权，应积极努力改善公民的生存环境和条件，对公民的生命权应予以积极的保护和救济。简而言之，生命权的含义应当包括对生命的尊重与保护两个方面，二者缺一不可。

二、健康权的定义和内容

健康是人生的第一大财富，是人类永恒的追求和共同的愿望。没有健康的身体就没有一切。《辞海》和现代汉语对健康的解释可以归纳为：所谓健康是指人体各器官发育良好，功能正常，体质健壮，精力充沛并且有良好劳动效能的状态。1946 年，世界卫生组织（WHO）章程首次确认健康权是"获得最高可能达到的健康标准的权利是一种基本的人权"。

世界卫生组织（WHO）1948 年将健康定义为"健康不仅是没有疾病或羸弱之消除，而系体格、精神与社会之完全健康状态"。1978 年的《阿拉木图宣言》再次重申了这一定义，并从心理学的角度作了进一步的解释。1990 年，世界卫生组织又对健康作了进一步的阐述：即健康是在躯体健康、心理健康、社会适应良好和道德健康四个方面皆健全[37]。

身体层面的健康是健康的最基本层次，人首先应当拥有良好的身体素质。健康第二层面的含义即为心理活动的健康。最后，人的活动与所处的社会相互作用，形成个人与社会的张力，并由此产生环境对个人身心的影响，这强调了健康不仅仅是个人的事，而是一个社会的责任。

因此，健康权不仅仅是指身体健康的权利。对健康负责也是对家庭、对社会、乃至对国家负责任的表现。健康权还指政府必须创造条件使人人能够尽可能健康，医务人员有保障人民身体健康的重要责任，每个社会成员都有对自身健康的责任。健康是公民的基本权利，同时也是每个公民的义务。

三、生命权与健康权关系

我国《民法通则》第 98 条规定："公民享有生命健康权"，生命权是人类享有的最基本、最根本的权利，干涉或不经本人同意侵害公民的生命健康权是法律所不能容许的。它在维护自然人的生命安全的同时，也成为自然人享有其他人格权的前提和基础。公民的各

[36]郑贤君. 生命权的新概念. 首都师范大学学报（社会科学版），2006，5

[37]秦敬民.《医学伦理学》人民卫生出版社 2009.6 第一版 106 页

项人格权均以公民的生存为前提，一旦公民的生命权遭到侵害而丧失生命，则其他人格权也不复存在，包括健康权。

国家所赋予的公民的诸多基本权利都是建立在生命权、健康权的基础之上的，保障公民的基本权利应当从保障生命权、健康权开始。所以，生命健康权是公民在国家政治、经济、文化和社会生活中的根本权利，是其他权利的源泉和基础，没有了生命和健康，其他一切权利均无从谈起。而健康权是个人一切权利的基础，人只有有了健康权，才可能拥有和实际享有自由、财产等其他基本权利，反之，人的健康一旦丧失，往往人的生命就受到威胁，其他权利的享有和行使就失去了前提，成为无本之木，无源之水。正因为如此，健康权与其他权利相比，具有相当的母体性，其重要性可能仅次于生命权。

第二节　医学伦理学的理论基础

作为伦理学的一门分支学科，医学伦理学是运用伦理学的理论和原则，来探讨和解决医学实践中人类行为的是非善恶问题，以伦理学的义务论、功利论、公益论、美德论等基本理论作为自己的理论基础。其来源于医学实践，又反过来指导医学实践。

一、义务论

（一）义务论的含义

义务在伦理学上，同责任、使命、职责具有同等意义。义务论是关于责任、应当的理论，具体研究的是准则和规范，即社会和人们应该根据那些标准来判断行为者的某些行为以及行为者的道德责任[38]。而医学伦理学中传统的义务论，是以医学道德义务与责任为中心，是一种主张医务人员应当按照某种既定的原则或某种固有的正当性去行动的医德理论。义务论表达的是医务人员应当做什么和不应当做什么，从应当的观念中形成关于应当做什么行为的道德要求，确定了医务人员的行为准则和规范。

（二）医学义务论中的医学道德义务

医学伦理学领域的义务论其核心内容是医学道德义务，医学道德义务是医学界的职业道德责任。道德责任是指对他人、社会履行的一种义务，它在医学伦理学中主要指依照道德原则、规范对医务人员的要求，并不与履行责任的行为直接发生联系；而道德责任感是人们对道德责任的自觉认识，并且和其行为直接发生联系，成为行为的动机。医德义务反映的是社会对医学界的职业责任要求，其具体内容就是社会的医学道德体系所规定的。从道德责任角度来看，一个人选择了医学职业，就应该承担救死扶伤、防病治病、维护健康、提高生命质量的道德责任。

---

[38]高桂云，郭琦. 医学伦理学概论［M］. 中国社会科学出版社，2009，10. P55.

医德义务的特点

医德义务与医学法律义务相比，具有如下特点[39]：

1. 医德义务依靠非权力强制力量维系　医学法律义务依靠国家暴力机器作为后盾，是一种权力强制义务；不同于医学法律义务，医德义务的形成、维系依靠医学界乃至整个社会的舆论、传统习惯、内心信念等非权力强制力量维系。

2. 医德义务的履行不以获取权利为前提　通过一定程序形成的医学法律规定了法律主体的权利和义务，法律上规定的行为主体的义务总是与权利对应的。作为规范治理医疗卫生事业的医学道德，在为医学行为主体提出医德义务的同时，当然也赋予了其医德权利；但作为医学道德行为主体本身在承担、履行医学道德义务的时候，为了完善自己医学美德的时候，不以获取道德权利为前提（尽管客观上他们在履行医德义务的同时，实际上已经而且应该获取道德权利），而且往往以或多或少的自我牺牲为前提。

3. 医德义务涉及的范围广泛　医学法律义务体现的是对医学界的最低限度的要求，涉及的仅仅是在医学领域中具有重大效用的行为，而医学道德规范则非常广泛，涉及的是凡是存在利益关系的医学行为。而且与医学法律义务的合法与违法境界比较单一相比，医德义务的要求的境界范围也大，存在着违背医学道德、合乎医学道德和医学道德高尚等层次不同的境界。

（三）医学义务论的意义和局限性

医学义务论也是医学伦理学的重要理论，对于医学伦理体系的建构和医学界职业责任的确定，具有重要意义。医德义务是社会对医务人员提出的道德要求，强化了医务人员的道德责任。医务人员以此作为自己应尽的义务，用于约束自己的思想与行为，在长期的医疗实践中，逐渐将道德的他律性转化为道德的自律性，从而自觉履行自己对社会、对患者所承担的医学责任。义务论是医务人员认识到救死扶伤、防病治病是自己的职责和应尽的义务，不计报酬与回报，自觉自愿地履行职责，协调了医患关系、医生内部关系。义务论促进了医务人员勤奋进取，为维护人类的健康以及医学科学的发展做出了贡献。

尽管义务论有其重要的作用与意义，但是仅仅依靠医学义务论建构医学伦理学体系，就显示出其局限性。医学义务论忽视了动机与效果的统一，注重提出社会医学道德要求，但轻视了行为的结果不一定对社会、对病人、对自己有利，在当代医学飞速发展的今天，医学科学日新月异，高新技术不断呈现，在挽救病人生命方面产生了巨大作用，但是付出的费用也是惊人的。如果一味追求维持患者的生命，不顾生命质量的高低，如长期依靠医疗设备维持患者的心跳与呼吸，可能给患者家庭、社会带来沉重的负担。当前，医学已成为社会性事业，在进行医学伦理决策的时候，所依据的道德规范（医德义务）之间本身会发生矛盾；在对许多医学行为进行道德评价的时候，已有的道德规范（医德义务）之间本

[39]陈晓阳，曹永福. 医学伦理学［M］. 人民卫生出版社，2010，5. P19.

身发生矛盾，此时医学义务论的局限性就愈发突显。

二、功利论

功利论强调是行为的目的或者后果，主张只要是符合效用的行为就应该给予肯定。功利论作为一种以实际功效或利益作为标准的伦理观，趋利避苦是其基本原则，主张一个道德行为的动机或评价一个道德行为的标准最终可以归纳为功利或者效用，认为行为本身没有什么价值，只有行为所追求或达到的结果才能衡量行为的正当与否，即认为道德行为的善恶是相对的、工具性的、对道德行为善恶的评判取决于对其结果的判定。功利主义实际上是随着资本主义的发展逐渐形成和完善起来的。资本主义市场经济的突出特点就是对利益的追逐，功利主义的产生正是对资产阶级追逐利益行为的伦理学辩护。19世纪英国伦理学家边沁开始把"功利"引进伦理学。英国哲学家 J.S. 穆勒（John Stuart Mill，1806～1873年）在专著《功利主义》中首次正式使用功利主义一词，并全面系统地阐述了功利主义。功利论认为不了解个人利益是什么，而奢谈社会利益是无益的。功利主义思想是现代伦理学中最为重要的学术流派之一，而最主要和最有影响的是行为功利主义和规则功利主义两个流派。现代功利主义提出的主要问题归根到底是两个：如何确定行动的效用；为获得最高福利，人们该如何行动。可见，现代功利主义不仅仅是一种道德理论，而且是一种社会抉择的理论。

功利论在医学伦理学中的应用，是主张医务人员的行为应以满足患者和社会大多数人利益为标准的一种伦理观。它坚持满足患者健康功利与医务人员功利、医疗卫生机构的功利、社会的功利的统一；坚持医疗卫生机构经济效益与社会效益的统一。从这个角度来看，功利论能充分发挥医学的整体功利，调动医务人员的积极性，也能将有限的卫生资源投入到最需要的病人身上而避免浪费等，具有积极意义的。功利论在理论上虽然避免了义务论强调动机忽视效果的道德评价方式所带来的现实问题，但是功利论强调是行为的目的或者后果，在医疗实践中易导致以功利的观点看待生命，忽视全心全意为人民健康服务的宗旨；也容易导致在医院管理上偏重经济效益而忽视社会效益后果；功利论在理论上割裂了医德行为中动机与效果的辩证统一关系，从而导致道德评价中的片面性。

三、公益论

现代医学已经突破了传统伦理中医务人员与患者之间的线性关系，而发展成为患者、医务人员、家庭、社会等相互交织、互相影响的多种契约关系。生产的发展和生物医学技术的发展，使人们突破了医患关系道德的范围，考虑环境、人类和后代的问题，即我们除了对病人担负道德义务之外，对环境、人类整体和后代必须担负什么样的道德义务。这就要求医务人员在医疗活动中不仅要考虑患者当前利益，还必须考虑人类整体和后代的社会公益。正是这种现实背景下，公益论形成和发展起来符合了当今社会发展的需要。在1973

年美国召开的"保护健康和变化中的价值"讨论会上，约翰逊（A. R. Johnson）和赫尼格斯（Henegers）首次把公益论引入医学伦理学[40]。其内容：一是要求医务人员将对病人的责任同对社会、对他人和后代的责任统一起来。对社会和后代的公益责任有：①控制人口数量的责任；②提高生命质量的责任；③保护环境的责任；④保护资源受耗竭的危险；⑤保护天然性别比例平衡的责任；⑥维持人类种系延续及其纯洁的责任。二是要求在制定卫生政策、卫生发展战略方面符合公正合理的原则。在稀有卫生资源分配上必须符合大多数人的利益。

公益论强调行为的目的是为了社会利益，为了人类子孙后代的利益，而不是为了个人或少数人。将其引入伦理学领域，克服了义务论的不足与局限，也尽可能的降低了功利论在现实生活中所导致的某些不利影响。尽管公益论在阶级社会和贫富差距较大的情况下难以实现，但是公益论作为一种理论，对现实生活有着重要的价值导向作用。将公益论引入医学领域，它使医务人员视野扩大到社会与未来领域，放大了社会责任，丰富了义务论的内容。但是，由于公益论把医务工作的中心放在了集体公益，必然会影响患者的个人利益，不利于贯彻"以病人为中心"的医疗理念，可能影响到患者的现实利益。

四、美德论

美德论又称为德性论或品德论，是关于道德品质的学说，主要研究人所应该具有的品德、品格等。医学伦理学中的美德是一定社会的道德原则规范在医务人员思想和行为上的体现，是一个医务人员在一系列道德行为中所表现出来的美好的比较稳定的特征和倾向。医学伦理学中的美德论研究的是医务人员应该具备什么样的道德以及如何养成这样的道德品质。传统医学伦理学历来都十分强调美德，"医乃仁术"是医学"善"属性的最形象表达。无论是《希波拉底誓言》，还是孙思邈的《大医精诚》、抑或陈实功的《医家五戒十要》，乃至今天医务人员的行为规范，都体现了医学伦理学中的美德思想。在现代生物医学条件下的医学道德虽然发生了很大变化，但其救死扶伤、治病救人的宗旨并没有改变，因此，美德论仍是现代医学伦理学的重要理论之一。

在医学道德中，美德论作为医学伦理学理论的重要组成部分，有利于塑造医务人员的完美人格。医学美德论为医学界提出的优良美德，成为医务人员医学道德修养的方向和目标。每个医务人员都有做一个医学道德高尚的义务人员的道德需要，而要实现该道德需要，就需要遵循高尚的医学道德，在医疗实践中，必须具备仁慈、公正、诚挚、同情、负责、关心、耐心、审慎、进取和廉洁等道德品质，这样才能真正实现对病人的关护和关爱。医学美德论揭示了医务人员应该具备并养成良好的医德品质，是医学伦理学的归宿。但是良好的道德品质养成的前提，是制定优良的医学道德规范。医学道德规范是医学美德的前提

[40]陈晓阳，曹永福. 医学伦理学. 山东大学出版社，2010，5.15

与基础，对人类医学道德还需要进一步认识。

第三节 技术与伦理

工业革命以来，现代科学技术以前所未有的规模和力度，在人类生活的各个领域实现了爆炸性的突破和进展，现代医疗技术的发展和应用，无疑开创了征服疾病、维护人类健康的奇迹，然而人们每天都在享受着科学技术给人类带来的巨大福祉的同时，科学技术应用却产生了较为严重的负效应，同时也带来了众多的、前所未有的伦理道德新问题。

一、技术的定义和特点

技术是人类改变或控制其周围环境的手段或活动，是人类活动的一个专门领域。大致地可以分为石器时代、青铜器时代、铁器时代、蒸汽机引发蒸汽时代、电气时代等，直到21世纪的信息时代。从人类的早期起，技术就和宇宙、自然、社会一起，构成人类生活的四个环境因素。几千年来，它在很大程度上改变了社会的面貌。

技术是关于劳动工具的规则（即制作方式与使用方法）体系，其目的在于提高劳动工具的效率性、目的性与持久性。由此可见，技术是劳动工具的延伸与扩展，是一种特殊的劳动工具，根据生产行业的不同，技术可分为农业技术、工业技术、通讯技术、交通运输技术等；根据技术种类的不同，技术可分为电子信息技术、生物技术、三药技术、材料技术、先进制造与自动化技术、能源与节能技术、环境保护技术、农业技术等等。

技术的使用在现代社会无所不在，随着技术的开发和使用，人们逐渐探讨出技术的一些关键特性：①复杂性，指大多现今的工具都有很难以了解的特性（即需要一连串对制造或使用的事先训练）。一些较相对简单使用，但却相对困难去理解其来源和制造方法；②依赖性，指现今工具不论是在制造、还是在使用上面多依赖着其他的现代工具，而其他的现代工具又依赖着另外的其他现代工具的事实；③多样性，指相同工具的不同类型和变异；④普及性，简单地说，技术似乎在每一个角落。它支配了现代的生活。

二、伦理的范畴与基本原则

（一）伦理的范畴

伦理产生于人类的社会生产和生活方式，伦理规范随着人类社会和社会经济结构的变化而不断地变化。伦理，是人与人以及人与自然的关系和处理这些关系的规则。

作为一门学科，医学伦理学也有自己的范畴，即医学道德范畴，它是人们对社会主义医学道德现象的总结和概括，是医学领域中医德现象和关系的基本概念。医学道德范畴可以分为广义和狭义两个方面。从广义而言，医学伦理学这个学科所使用的基本概念都可以看成是医学道德范畴。狭义的医学道德范畴则主要有权利与义务、良心与荣誉、情感与理智、胆识与审慎四个方面。

1. 医德权利与义务　在医学领域里，权利问题是围绕人们的健康利益展开的。医德范畴中的权利就是医患双方在医德允许的范围内可以行使的权利和应享受的利益。所谓医德权利是指医学道德生活中主体所拥有的正当权利和利益。它主要包括医学工作者在医学关系中所享有的权利以及如何使用这种权利和患者在医学关系中所享有的权利以及医学工作者应该如何看待这种权利。医德义务则主要指作为一名医学工作者在道德上应该履行的职责。医学工作者肩负多重医学道德义务，治病救人是医学工作者最基本的义务。而患者的义务则是保障医疗工作的正常开展，以对自身负责，对他人和社会负责。

2. 医德良心与荣誉　医德良心是医学工作者在履行医德义务过程中所形成的一种道德意识，是其道德观念、情感、意志和信念的有机统一，主要是对所负道德责任的自我感知能力和对道德行为的自我评价能力。医学道德良心的实质是自律，是医学工作者发自内心的情感呼唤。医德荣誉是指医学工作者履行了对社会和对患者的义务之后，社会舆论对其道德行为及社会价值的肯定和褒奖。

3. 医德情感与医德理智　医德情感是指医学工作者在践行医德基本准则和规范时所产生的心理反应和态度。医德情感包括同情感、责任感和事业感。医德理智是指医学工作者在医疗实践中以医学科学理论为基础，分析和判断自己的行为选择是否符合医德原则与规范的要求，并根据医学规律去实施医疗活动的伦理选择。情感与理智都是医学工作者应该具备的基本素养。

4. 医德审慎与医德胆识　医德审慎是指医学工作者在为患者服务的过程中，处事慎重、严谨、周密、准确、无误。医德胆识是指医学工作者在患者面临风险和难题而自己可以有作为的时候能够为患者预见风险，敢于承担风险并善于化解风险。医德审慎和胆识的本质都是对患者高度负责的精神和严谨的科学作风。

医德的基本范畴是医学伦理学的重要组成部分，它同时受医德基本原则和规范的制约，同时又是医德基本原则和规范的必要补充。

（二）医学伦理的基本原则

医学伦理学的基本原则是指反映某一医学发展阶段及特定社会背景之中的医学道德的基本精神，调节各种医学道德关系都须遵循的根本准则和最高要求[41]。在医学伦理学规范体系居于核心地位，是医学伦理学规范体系的总纲和精髓。同时也是调节医学工作者行为的总的指导方针。

1. 生命价值原则　生命价值原则不仅是医学伦理学也是一般伦理学的最基本原则。它包含两个方面的含义：尊重人的生命和尊重生命的价值。尊重人的生命是古今中外医学伦理思想中的一贯主张，人的价值是至高无上的，生的权利是人最基本的权利，因此应当尊

---

[41]王明旭.《医学伦理学》. 人民卫生出版社 2010 年 7 月第一版 50 页

重人的生命和维护人生的权利。而生命的价值则是与社会需要、医疗需要、生命质量、治愈率、预期寿命成正比的，而与其维持生命所花的代价成反比。生命伦理学中最为尖锐的伦理问题与生命价值原则相关。这些问题大多集中在人的生死的两极。当现代医疗工作面对极低体重新生儿的处置、残疾新生儿的处置、急诊患者的救治、安乐死、临终病人、患者自杀、活体器官移植等问题时都与生命价值原则相关。

2. 有利与不伤害原则 有利原则是指医学工作者在医疗活动中为患者做善事，谋利益。这一原则也被称为行善的原则。它包含四个方面的内容：不应施加伤害，应预防伤害，应去除伤害，应做或促进善事。医学工作者应将这四个方面作为应当完成的义务与责任。行善时的先后次序为：先做到不对患者施加伤害。然后再预防患者受伤害或去除伤害，最后是做对患者有利或行善的事。有利原则是生命伦理学中用来判断是否采取行动或者不行动的重要准则，理论上其是对人道主义精神的贯彻和具体体现，实践中则是医学工作者的行动指南。

医学中的不伤害原则是指一种研究、治疗不应对实验人群、自愿者、患者造成伤害、包括不允许有意伤害和任何伤害的危险，无论动机如何。一般而言，凡是医疗、护理必需的且在适应证的范围内所实施的医疗、护理手段是符合不伤害原则的。但是不伤害原则也有相对性，临床上有时不可避免地会给患者带来伤害，如因为截肢手术所致身心的改变和损伤等。因此，不伤害原则的真正伦理意义在于强调培养为患者高度负责、保护患者健康和生命的医学伦理理念和作风，正确对待医疗伤害现象，在实践中努力避免，使患者免受不应有的医疗伤害。

3. 尊重与自主原则 尊重的原则有狭义和广义之分，狭义的尊重原则是指医患双方交往时应该真诚地尊重对方的人格，并强调医学工作者尊重患者及其家属的独立而平等的人格与尊严。广义的尊重原则包括尊重患者和医学工作者的自主选择的权利。

自主就是自我做主，自主性原则包括患者自主和医学工作者自主两个方面。自主原则的实质是对患者自主知情、自主同意、自主选择等权利的尊重和维护，它从根本上表达了患者的选择权利。

尊重与自主原则的主要要求包括尊重患者的人格，尊重患者的自主权和尊重患者的隐私权。

4. 公正与公益原则 医疗上的公正是指社会上的每一个人都具有平等享受和公平分配卫生资源的权利，而且对卫生资源的使用和分配，也具有参与决定的权利。公正原则是现代医学服务高度社会化的集中反映和体现，其价值主要在于合理协调日趋复杂的医患关系，合理解决日趋尖锐的健康利益分配的基本矛盾。公益原则主要包括两方面的含意：第一，从宏观上讲，现代医疗保健事业是一种社会性事业，医疗卫生方针、政策的制定与实施，必须以维护公众和社会的利益为出发点，卫生资源的配置必须符合社会大多数人的利益；第二是指在具体的医疗诊治实践活动中，医学工作者不仅要考虑患者的利益，对患者负责，同时又要考虑社会的公共利益，对社会公益负责。

在临床医疗中，公正原则涉及如何对待每一个病人，而从更大范围来说，公益原则则代表了绝大多数人的利益，无论是公正还是公益，涉及的核心问题均是医疗资源如何分配的问题。

三、技术与伦理之间的关系

现代医学科学是建立在现代科学技术全面发展的基础上的。随着现代科学技术不断向医学渗透，新的技术手段也不断产生。现代生物医学与科学技术日新月异的发展对伦理道德的强烈冲撞，迫使伦理思想与精神和伦理理论与实践从广度、深度、密度上作出全方位、与时俱进的调整与应对。科学技术和伦理道德都是人类社会活动形式的一种，同时都是社会进步的力量，只是其承载的功能和目的不同而已。科学技术活动的目的在于实现对自然界规律性的认识，并把这种认识转化为技术运用到社会实践中去，它是人类认识自然、改造自然的一种活动。伦理道德活动的目的在于认识社会道德生活中的规律和原则，使人自觉地选择自己的行为，形成自己的道德品格，它表现为人类认识自身、改造自身的一种活动。这两种活动尽管目的不同，但它们在本质上存在着统一性和一致性。

科学技术的快速发展促进了医学技术的进步。现代医学技术已然广泛地应用于各种医疗活动，基因技术、干细胞研究、克隆技术和器官移植技术的飞速发展，愈加有效地解决了当今世界所面临的医学中的一些技术难题。但是它们在给人类社会的发展带来巨大经济效益和社会效益的同时，也带来了新的伦理冲突和问题，导致新的医学伦理难题产生。

（一）纵观人类文明史，科学技术的进步都直接或间接地推动着人类伦理道德的进步

科学技术是推动文明发展的伟大动力，当然这包括道德进步在内。在任何时代，科技的发展和科技成果的应用必然导致人类实践领域的拓展，科学技术的发展推动着人类不断走向文明，科技发展和科技成果的应用也推动了伦理道德的进步，其作用主要表现在：

1. 科技的发展有助于提高道德主体的科学文化素质　在科技现代化的条件下，劳动者不再以体力和经验为基础，而是以智力和知识为前提，劳动者的科学文化素质得到普遍提高，对社会的伦理道德建设具有促进作用。

2. 科技的现代化有助于提高道德主体的民主意识　民主意识是道德建设的重要内容，也是道德素质高低的标志之一。有关研究表明，政治生活的民主化与科学文化水平存在一定的函数关系，人的科学文化水平越高，民主意识越强。反之，则越低。

3. 科技的现代化有助于促进道德主体个性全面发展　一方面，科技的现代化对劳动者的综合素质提出了更高的要求；另一方面，科技成果的应用也提高了道德主体的认识水平和思维能力有助于其科学世界观的形成，并为其个性的全面发展创造了有利条件。

科学技术的进步可以推动人类的伦理道德，而伦理道德的提高也会有助于科学技术的合理应用和健康发展。

（二）人类道德的提高反过来能促进科学技术更好地服务于社会发展

众所周知，原子弹的问世足以毁灭整个世界，之所以没有出现那么严重的后果，是因为在原子弹研制的始末直至今日，正是因为人类所具有的崇高道德，才有效地阻止或减少了原子弹在军事上的应用，才有了我们今天和平与发展的大好局面。

克隆技术的出现同样具有震撼世界的作用。"多利"羊的诞生表明，克隆人在技术上已成为可能，高度分化的体细胞成功克隆给人类带来了无限的设想，也引起了全世界的关注并引发了伦理争议。为避免克隆技术带给人类的负面影响，减少其对人类伦理的冲击与破坏，科学家的科学道德和对人类高度负责的责任感就应该与日提升。同时加强社会监督，营造良好的舆论环境，促进科技的健康发展。也正是强烈的道德责任感的驱使，世界各国纷纷出台禁止克隆人的法律，使克隆技术更好的服务于社会。

而安乐死的实施，也充分表明了人类道德通过法律的形式促使了科学技术的合理应用。由此可见，科学技术的合理开发和利用，离不开伦理道德作导向，当然不只是科学家的道德，同时还必须得到政府和社会及法律的支持和保证[42]。

科技与伦理之间互动的结果是两者相互促进，这体现为科技发展和伦理进步的一致性和统一性。回顾历史，我们就会发现，每一次科学技术领域的重大突破与进展都会对人们的思维方式、行为方式以及价值观念带来不同程度的冲击，尤其是会产生一些新的伦理观念，同时也会带来一些新的伦理问题，在处理这些新问题的时候，人们的伦理观念就会得到提升。而这种新的伦理观念又会影响和引导着科学技术继续向前发展。因此，在医学技术迅速发展的同时，加强伦理的思考与规范迫在眉睫。

第四节　医学目的与医学进步

医学的目的是什么，这似乎是一个早已定性的问题，却又是一个比较难以回答的问题。医学的对象是人，它的直接实施者也是人，人又是社会人。因此，从本质上讲，医学是有社会性的，不可能也不应该是纯自然科学。医学目的既是人的目的，也是社会目的的重要组成部分。同时，医学目的与医学科学技术发展密切相关，怎样对待医学高新技术，在实现医学目的的同时，减少其负面影响，是一个值得深入思考的问题。

一、医学目的

医学目的是一个多层次、多侧面的理论概念，是指在特定的历史条件下，人类对医学的发展和医学所应实现的目标及其手段的认识和概括。医学目的是社会目的的重要方面，医学的发展必须与社会的发展相协调。医学的最终目的，应该是有利于人们生命质量的提

---

[42]岳磊，蒋富强. 科学技术与伦理道德. 产业与科技论坛. 2009.8（11）：40-42

高，有利于促进人类的进步和社会的进步。

医学目的具有如下特征：①客观性，人类对医学目的的认识取决于一定历史阶段生产力和科学技术的发展水平和医学科学的发展状况以及人们的认识水平，能正确反映一定历史阶段上医学的发展水平以及与之密切相关的社会经验、科技、文化的性质和特点，它就具有客观性；②主观性，医学目的是一种人类的愿望、追求和奋斗目标，必然存在主观对于客观反映的超前性，存在主观反映的客观的差异与缺陷；③实践性，由于医学目的源于医学实践，指导医学实践，又受医学实践的检验，因而它具有实践性；④发展性，由于人们对医学目的的认识是一个循环往复、逐步提高的过程，必然伴随着社会历史的发展和人们认识的深入而不断发展和演变，因而它具有发展性。同时，医学目的作为人的目的，其中必然贯穿"以人为本"的思想，"以病人为中心"、"以完整的人为中心"、"以人的全面健康为中心"。

医学是研究人类生命过程以及同疾病斗争的一门科学，其自产生以来，一直以"救死扶伤、防病治病、延长寿命"为目的。医学的这种为病人减轻痛苦，抢救生命增加健康的目的，是医学本质功能的体现，至今仍在推动医学为人类的健康服务。这样的医学目的强化了传统的生命神圣观念，但不重视生命质量，确立这样的医学目的就意味着"无限制的追求技术的进步总是好的"。随着社会的发展，这样的医学目的使医学与人们的生活产生了很大的不平衡，正面临着种种困境。

随着其他科学技术的不断发展，医学也迅速更新和完善着本身的内容。20世纪80年代以来，随着社会的进步和医学的发展，许多学者要求对医学目的重新认识、重新确定其含义。世界卫生组织（WHO）于1992年组织了医学目的（GOM）国际研究小组，该小组通过4年研究于1996年在总结报告中提出"错误的医学目的，必然导致医学知识和技术的误用"，要解决这场全球性的医疗危机，必须对医学的目的作根本性的调整，把医学发展的战略优先从"以治愈疾病为目的的高技术追求"，转向"预防疾病和损伤，维持和促进健康"，只有以"预防疾病，促进健康"为首要目的的医学，"才是供得起，因而可持续的医学"。1996年WHO在《迎接21世纪的挑战》中指出21世纪的医学将从"疾病医学"向"健康医学"发展；从重治疗向重预防发展；从针对病源的对抗治疗向整体治疗发展；从重视对病灶的改善向重视人体生态环境的改善发展；从群体治疗向个体治疗发展；从生物治疗向心身综合治疗发展；从强调医生作用向重视病人的自我保健作用发展；在医疗服务方面，则是以疾病为中心向病人为中心发展等等。这昭示着21世纪的医学将不再继续以疾病为主要研究对象。以人的健康为研究对象与实践目标的健康医学，将是未来医学发展的方向。为了达成共识，1996年，14个国家通过了《医学的目的：确定新的优先选择》宣言，其中将医学目的分为四个方面：①预防疾病和损伤，促进和保护健康；②解除有疾病引起的痛苦和疼痛；③对疾病的保健和治疗，以及对不治之症的保健；④避免早死，追求安详死亡。

这种新的医学目的可概括为：治疗疾病，延长寿命，降低死亡率；预防疾病，减少发病率；提高生活质量，优化生活环境，增进心身健康。其特征为[43]：①新的医学目的追求的是广大人民群众的健康，全面健康是它的主要目标，而不仅仅是医治患病的人群；②新的健康目标包括生理、心理、社会适应性等全方位的良好状态，而不仅仅是没有疾病，要求为服务对象提供包括生理、心理、社会、文化、生活和医疗、预防、康复、健康指导、健康促进等多方面的服务，从而实现维护健康的目的；③对疾病的认识更加客观，认为医学本身和医学目的并非要消灭疾病，而是减少疾病，预防疾病；④视死亡为人类生活的组成部分，人类随哭声而来，应面带微笑而去，为死亡服务同样应该成为卫生服务的目的，提供安乐和舒适的死亡也是医学目的之一；⑤更加重视生命质量的提高，在追求延长人的期望寿命的同时，注重维护有意义的生命质量，强调人活着对社会、家庭、个人有意义、有价值、有尊严，有选择地阻止死亡，而不仅是延长只具有生物学意义的生命。

二、医学进步是实现医学目的的重要手段

20 世纪以来，伴随着科学技术的突飞猛进，医学和分子生物学、免疫学、遗传工程学等学科之间的交叉融合，大大促进了现代医学的飞速发展。从抗生素的开发与应用到输血、输液的普及；从心电图机、脑电图机等医用电子仪器的普及到 X 线、CT、磁共振（MRI）、超声等无创性的影像诊断技术盛行，病原体的发现，化学药物的研制，激素的发现，诊断技术的革命，外科医学的进步，免疫学的诞生，生物医学工程的研究，神经科学的发展，遗传学和分子生物学的创立，人类基因组计划的实施等，都是 20 世纪医学取得的重大成果，医学取得了极大进步[44]。

21 世纪，随着现代社会的进步与发展，信息技术、生物技术、纳米技术、激光技术、自动化技术、新材料技术等诸多技术不断呈现，渗透到医学的预防、诊断、治疗等各个领域，使医学面貌焕然一新，促进了人类的健康和生活质量的提高。在预防方面，利用分子生物学技术可以高效地生产疫苗和生物药品。通过分析易感基因、疾病的分子生物学标志物可能做到疾病的早发现、早防治，阻止疾病的进一步发展。病原微生物的蛋白质和核酸分子结构变异的分子流行病学研究，有助于阐明感染性疾病的流行病学特征。在诊断方面，在信息科技技术飞速发展下，超声、X 线、CT、MRI 等检查技术信息收集、整理、分析、整合功能日益强大，能观察人体组织内的细微结构，可以立体、彩色、多维动态显示，使医疗诊断准确率明显提高，并从诊断手段逐渐向诊疗兼备发展。在治疗方面，血液透析、克隆技术、器官移植、介入技术、微创技术、克隆技术、辅助生殖等技术在医学领域逐渐得到应用，大大提高临床治疗水平，为广大的患者带来了福音，提高了人类健康水平。

[43]杜治政. 医学目的的调整与护理学. 实用护理学杂志, 1996, 12 (5)：196-197

[44]韩启德. 现代医学的回顾与展望. 科技与产业, 2003, 3 (10)：5-12

医学高新技术的应用，已成为现代医学的一个显著特征。预防和治疗疾病是医学目的的重要内容，要达到这个目标，需要新的思维方式和先进的科学技术。可以说，医学目的的实现离不开医学进步与发展。

三、高新技术对医学目的的负面影响

高新技术是一把"双刃剑"，在带来医学巨大进步的同时，其负面影响也不断凸显，不仅表现于直接的物质性的危害，它还带来了一系列的医学伦理问题。

首先，医疗高技术的广泛使用是导致医疗卫生费用不断上涨的重要原因。新药物、新技术的广泛应用，导致了医疗费用的快速增长，医学高技术的使用占用了很大一部分卫生资源，使得许多有价值的社会医疗保健计划因缺乏足够的经费而无法开展。在医疗行为高度商业化的今天，如果盲目追求"技术的进步总是好的"，过度使用医学高新技术，势必加剧整个卫生系统资源消耗。医疗费用增长的速度大大地超过了国民经济的增长，势必产生严重的社会问题。当前，医疗费用的恶性膨胀在以美国为代表的多个发达国家已经引发了严重的全社会医疗体系危机。事实已经证明，由过度使用医学高新技术所导致的"医疗危机"对医疗卫生事业乃至整个社会的可持续发展都是不利的，也不利于医学目的的实现。

其次，高新技术不断运用到生命领域，对于疾病的预防、诊断、治疗，增进健康，提高生命质量有着重要意义，但同时也引发了一系列医学的人文忧患，促进了人们对医学目的的反思。辅助生殖、器官移植、基因治疗、干细胞治疗等高新技术运用于临床治疗，这些新技术对人体的出生、生长、衰老、疾病、死亡的干预，给传统的社会关系、伦理观念、法律规范带来巨大的冲击，引发了一系列的伦理道德问题。辅助生殖技术切断了生儿育女和婚姻的关系，把人类分成了自然繁殖和技术繁殖两类。器官移植技术则引起了器官移植者和被移植者人格的完整性的伦理争论，以及有限的移植器官如何合理公平分配的问题。人类基因组的应用可能揭示出种族优劣、家庭优劣和个体优劣，产生基因歧视的问题。体外支持技术导致"植物人"大量增加，给社会和家庭带来沉重的负担，从医学伦理角度，出于对"人的尊严"的尊重，任何医学技术须遵循"不伤害"原则。医学是关于人的科学，人既是自然人，也是社会人，人的双重属性决定了医学伦理贯穿了技术的始终。医学高新技术是实现医学目的的手段，但它需要理性的支配，通过伦理的评价和价值判断，走在"正确的道路"上。

再次，高新技术的不断呈现，在医学领域的广泛应用，大大提高了临床治疗水平。医学高新技术使许多医务人员滋生或强化了"技术至上"观点，认为有了技术就有了健康，过分依赖高技术，产生了临床思维的惰性化。医学学科专科分化越来越多、越来越细。这些都从一定程度上割裂了人的整体属性，忽视了对患者的人文关怀，缺乏对患者的体贴关怀和心理治疗，从而了出现"高技术低情感"、"重检查轻经验"等现象，一定程度上导致医患之间关系紧张。

　　影响医学目的的因素复杂多样，既与政治、经济、文化、道德、宗教等社会因素有关，也与人类社会和科学技术发展密切相关，随着时代的发展而发展。高新技术并非万能，它所能解决的问题也是有限的。对医学高新技术做必要的伦理评估与价值引导，不仅不会阻碍医学技术的进步，相反，只会更有利于医学技术的健康发展。完善医学高新技术的伦理审查制度，是保证高新技术实现医学目的的重要保证。

（孙莹炜　江　欢）

第三章　伦理委员会建设与医患关系

医患矛盾日益突出已经引起社会各界的广泛关注，医患信任危机、特别是快速增长的医疗纠纷不仅使医疗卫生事业和医疗机构面临着诸多挑战，而且成为医患关系和谐的最大障碍。促进生物医学模式向生物-心理-社会医学模式的转变，构建和谐、信任的医患关系是医学伦理、社会伦理的基本要求，亦是对医务人员提出的道德要求。

医患关系的建立，离不开医方和患方这两个最基本的构成要件。尽管政治、经济、社会文化等因素在医患关系中起着至关重要的作用，但医方在医患关系中的主动作用和影响力毋庸置疑。伦理委员会的建设，对于规范医务人员执业行为、维护患者健康和权益具有积极的推动和保障作用，充分发挥伦理审查功能在调整医患关系中的重要作用，对于解决道德两难、构建和谐社会具有现实意义。本章重点探讨医患关系及其模型、伦理委员建设与医患关系等问题。

第一节　医患关系、现状与发展

一、医患关系及其属性

医患关系是指医务人员与患者在医疗过程中产生的特定的医治关系，既是医疗人际关系中的核心，又具有法律层面权利义务关系的属性。严格地讲，医患关系应当是医疗机构在对患者实施医疗行为过程中发生的、医疗机构与患者之间的权利义务关系。著名医史学家亨利·西格里斯曾精辟地论述道"每一个医学行动始终涉及两类当事人：医生和患者，或者更广泛地说，医学团体和社会，医学无非是这两群人之间多方面的关系"[45]。

医患关系有狭义与广义之分，狭义的医患关系是指患方与合法的医疗机构之间发生的关系，而不是与某个医生个体之间的关系。从事具体医疗服务的医务人员的行为只能是医疗机构赋予的职务行为，其在从事医疗服务过程中的权利义务依法归于医疗机构，因此，医患关系的主体应当是医疗机构和患者。广义的医患关系是指在医疗卫生活动中，医方和就医一方在诊疗疾病、预防保健和康复过程中建立的一种相互关系，包括参与医疗过程各要素之间形成的相互关系。如，医方包括医疗机构、医生、护士和医技人员以及医疗服务

---

[45]（美）亨利·西格里斯 1891~1957. 论医学史，1959

保障人员等，患方除患者本人外，还有其近亲属、监护人和授权委托人等。

古今中外的发展史表明，不同的社会制度、文明程度和文化差异等对医患关系产生着重要的影响。同时，人类医学模式的建立和完善，特别是现代医学的飞速发展和人们健康需求的不断提升，使医患关系正在发生巨变。

医患关系属性，指在人类社会中，人与自然、人与社会、人与人、人与一切事物之间都会发生千丝万缕、纷繁复杂的关系，医患关系是医疗人际关系中的关键和核心问题，它具有诊疗、道德、法律、经济和社会文化等关系属性。医患关系的建立是以合法性为基础和前提的，对社会状态和秩序发生着显而易见和潜在的影响，医患关系不仅复杂、多变，而且影响因素颇多，特别是当社会、经济、文化等整体环境发生变化时，医患关系的变化则是不可避免的。了解医患关系属性和其内涵要求，不仅有助于加深对伦理委员会建设重要性的理解，而且有利于加快伦理委员会建设的步伐。

二、医学模式与医患关系模型

医学模式是对健康观、疾病观和死亡观的凝练和高度概括，我们知道，不同的医学模式反映了不同历史时期医学科学发展的特征、水平、趋向和目标。人类对健康、疾病、死亡等生理、病理过程的认知，奠定了医学发展的基础，从而也产生了与之相适应的医学模式。

（一）医学模式

生物医学模式。西方文艺复兴运动以后，由于医学进入了实验医学阶段，生物医学得到了快速、蓬勃的发展，主要表现在各学科分别对人体的形态结构、功能及生理、病理状态下的各种生命现象进行深入的研究，人体生命的奥秘和疾病过程、原因乃至机理逐步被揭示出来，这一阶段的医学模式被人们称为生物医学模式。生物医学经历了快速发展之后，生物医学模式的局限性逐渐显现出来，除了疾病的病理、生理因素外，诸如结核、性传播疾病等其他致病因素及其关联性等，这些生物医学模式无法解释和解决的问题，束缚了医学研究的进一步发展。

生物-心理-社会医学模式。随着社会科学、社会医学以及以生命科学学科群为核心的自然科学之间的相互渗透与融合，1977年，美国医学家恩格尔提出了生物-心理-社会医学模式，同时在《科学》杂志上发表了题为《需要新的医学模式：对生物医学的挑战》的文章。恩格尔认为，生物医学模式的缺陷是"疾病完全可以用偏离正常的可测量生物（躯体）变量来说明；在它的框架内没有给病患的社会、心理和行为方面留下余地"[46]。该医学模式的问世，正是医学科学发展和进步的必然产物，不仅富有强大的生命力，而且被愈来愈多地学者和人们所接受。

---

[46]（美）医学家恩格尔（G·L·Engel）1977年提出：生物-心理-社会医学模式

医学模式与医患关系模型相适应，医学模式的转变决定了医患关系模型也会随之发生变化，生物–心理–社会医学模式造就了新型医患关系模型，医患关系也逐步从生物医学模式的医方主导、患者盲从的模式向医患双方平等、相互尊重、共建信任的新模型转变。

（二）医患关系模型

虽然医患关系的形式多种多样、既相互独立又发生关联，但却存在一些普遍适用的基本模型。医患关系的基本模型可以定义为：在医疗卫生活动中形成的描述和概括医患关系的标准样式。根据医患双方交往内容的不同，学者和公众普遍赞同将医患关系模型分为两大类：医患技术关系模型和医患非技术关系模型。医患技术关系模型主要是指医患之间针对诊断、治疗、护理以及预防保健的具体方法而进行沟通与交往时所结成的关系。非技术性关系就是从技术关系之外去探究医患之间的其他关系，比如，医疗过程中医务人员与患者的社会、经济和心理等方面的关系，非技术性医患关系在医疗过程中对医疗效果具有无形的双重作用。

1. 医患技术关系模型　国际社会比较公认的、医患技术关系模型的理论主要有三种，即维奇模型、布朗斯坦模型和萨斯–荷伦德模型。

（1）维奇模型：美国学者罗伯特·维奇（Robert Veatch），依据医生在医患关系中所充当的不同角色，提出了纯技术模型、权威模型和契约模型三种医患关系模型，即维奇医患关系模型。

纯技术模型　又称工程模型。在这种模式中，医生扮演一名纯科学家的角色从事医疗工作，只管技术，不问其他。医生只将所有与疾病、健康有关的事实提供给患者，让患者接受这些事实，然后，医生根据这些事实，解决相应的问题。这是一种把患者当成生物变量的、生物医学阶段的医患关系模型，在新的医学模式问世后已经淡出临床医学的舞台。

权威模型　又称教士模型。这种模型赋予医生在患者的医疗过程中，始终充当家长角色的权利，医生具有至高无上的权威性，表现为有权为患者做出医学决定和道德决定。该模型的最大弊端之一就在于一切决定来自于医生，患者丧失了自主权和决定权，不仅不利于调动患者的主观能动性，而且有悖于医学伦理和法律制度。当今，崇尚医学人文精神、尊重患者和患者选择，已经成为医学实践的重要组成部分，患者的医疗权、知情权以及同意权受到了前所未有的关注和法律保护。

契约模型　是一种非法律性的、关于医患双方责任与利益约定的医患关系。在这种模型中，医疗过程中的一些具体技术和措施的实施由医生负责决定，尽管医患双方都感到彼此之间不是完全平等的，但却都感到相互之间有一些共同利益、分享道德权利时的责任承担以及对做出各种决定的负责。

笔者认为，在维奇提出的三种模型中，契约模型较纯技术模型和权威模型而言是一大进步。

（2）布朗斯坦模型：布朗斯坦（Braunstein）著有《行为科学在医学中的应用》一书，

书中提出了二种医患关系模型，即传统模型和人道模型。

传统模型　是指医生拥有绝对权威，为患者做出决定时，患者应当听命服从并执行决定。传统模型的长时间存在，有其时代、文化和社会文明程度的特定环境与合理性，因为医患之间在医疗技术的信息和技能掌握方面具有非对称性，在此基础上，医患之间存在着绝对负责-信任的关系纽带，因此，传统模型长期以来是医疗卫生领域普遍存在的医患关系模型。

人道模型　是将患者看成完整的个人，医疗过程中重视患者的心理和社会诸方面，对患者不仅予以技术方面的帮助，而且强调医生要有同情、关切和负责的态度，体现对患者意志和权利的尊重。在医患关系的人道模型下，患者主动参与医疗过程，在做医疗处置决定时有发言权并承担责任；医生在很大程度上是承担教育者、引导者和顾问的角色。

（3）萨斯-荷伦德模型：1956年，美国著名学者萨斯和荷伦德在题为《医患关系的基本模式》的文章中提出，医患关系可以划分为三种基本模型，即：主动-被动型、指导-合作型和共同参与型。萨斯-荷伦德医患关系模型是被全世界普遍公认的医患关系模型。

主动-被动型模型（activity-passivity model）　又称为支配-服从型，是医患关系的传统模型。以医生在医疗过程中，处于完全主动地位、患者被动接受诊治为其主要特点，以"我为患者做什么"为该模型的重要特征。主动-被动型模型可以发挥医生的积极作用是不容置疑的最大优点，但却忽略或完全排除了患者的主观能动性。该模型主要适用于急症抢救治疗的情况，如患者受重伤或意识丧失而难于表述主观意志时。

指导-合作模型（guidance-cooperation model）　是医患关系的基础模型。此模型强调的是医患双方在医疗活动中的双向互动，由于医生占有的医学知识和医疗信息远远优于患者，因此，医生的指导是主动的指导，具有职业的不可替代性；而从某种层面讲，患者的合作却是相对被动的合作。此种模型以"告诉患者做什么"为主要特征，医生的主动性主要体现为向患者提出医疗指导和倾向性的建议，同时患者也有一定的、选择的自主性和意思表达的权利。该模型适用于意识清楚、能够表述病情并可以与医生形成合作的患者。此种模型有其自身的缺陷，难以做到在医疗活动中医患之间相关权利的平等实现。

共同参与模型（mutual-participation model）　是医患双方期待建立和发展的、理想的医患关系新模型。它适应生物-心理-社会医学模式的需要，其特点是医患双方有近似平等的权利和地位，双方相互配合、共同参与医疗决定及实施。此种模型的特征是"帮助患者治疗和自疗"，适用于患慢性病、且具有一定的医学科学知识的患者。该模型有利于改善医患双方信息的不对等、增进了解、建立信任和谐的医患关系。

需要注意的是，在医疗实践中，三种医患关系模型不是绝对分割的，相互之间有交叉并互为补充，需要根据医疗实践中的具体情形和当时的社会、法制环境等做出理性选择。如，根据《中华人民共和国侵权责任法》、《中华人民共和国执业医师法》、《护士条例》和《医疗机构管理条例》等法律、法规，以及《纽伦堡法典》和《赫尔辛基宣言》等相关要求，在急症抢救、紧急避险和无因管理等紧急情况下，适用主动-被动型医患关系模型，对于保障患者救治权益最大化的实现具有积极意义；指导-合作型和共同参与型亦有其适用的患者群体。

近年来，有学者从经济学的角度对医患关系进行研究和深入分析，认为医患之间既构成医疗关系，也切实存在着医疗消费中服务与被服务的关系，因此，在萨斯-荷伦德医患关系模型的基础上，又提出了一种新的"消费型"医患关系新模型。

2. 医患非技术关系模型　指在医疗活动过程中，医生和患者由于社会、心理、情感、经济、文化等诸多方面的影响，所形成的道德关系、利益关系、价值关系、法律关系、文化关系和社会关系等非技术关系。

道德关系是一种协调和处理医患之间矛盾的双向关系；利益关系是指在医疗活动中满足医患双方物质利益和精神利益需求的关系；价值关系指医患双方在医疗活动中的相互作用表现在为实现或体现各自的价值而形成的价值认知上，通过医疗活动解除病痛，促进健康，实现医务人员和患者的社会价值；法律关系是指在法律框架内，医患双方各自履行其法定义务并实现自己的权利，医患双方在受到法律保护的同时也接受法律的约束；文化关系是指医患双方存在着宗教信仰、民风民俗、生活习惯等文化方面的差异，在不违反法律、法规和医疗规范的前提下，医患双方应当相互尊重。

如何调整医患双方在道德、利益、价值等方面的相互关系，保障医务人员在医疗活动中恪守伦理的基本原则：即尊重人、有益于人、不伤害和公正，从而促进医患关系的良性互动，这些需要通过伦理审查功能的发挥得以实现。

三、医患关系现状及其发展

随着我国经济的快速发展和社会人文环境的不断改善，人们的健康需求越来越高、越来越多元化，因此医疗服务的供需矛盾也日益突出，医患关系问题成为人们普遍关注的社会问题。

（一）现状

随着我国改革开放的不断深入和社会主义市场经济体制的建立，社会、经济、文化等诸多方面正在发生变化，特别是多元文化环境的建立，促进了社会关系和利益群体的变革，医患关系也正处于嬗变期。由于医患关系的核心是经济问题，所以医患关系在某种程度上被物化后随之便发生加速变化。据吕兆丰等2007年对全国十城市关于构建和谐医患关系所做的调查结果显示，总体上来说，医患关系基本上是比较和谐的，但是，在总体和谐之中也存在种种不和谐的因素。目前，医患关系出现政府不满意、百姓不满意、医务人员不满意的非常状态，已经成为突出的社会问题。中国消协的资料显示[47]，1996年医疗投诉发生

---

[47]程纵璋. 论医疗过失的若干法律问题. 北京军区医药，2002，12（5）：372

数为 2164 件；1997 年为 10 117 件；1998 年为 11175 件；1999 年为 22125 件。在 3 年多的时间里，其增长幅度接近 10 倍。近年来，医患纠纷呈高发态势，以医疗过失引发纠纷为主转变为非医疗过失为主，特别是"职业医闹"的出现使医患关系更加复杂、医患矛盾更加尖锐，不仅处理医患纠纷的难度越来越大，而且赔偿额也越来越高。

近年来，由极端暴力事件演变成的刑事案件时有发生，杀害、打伤医务人员的恶性事件使医患关系更加紧张甚或恶化。医务人员由于缺乏职业安全感，头戴钢盔上岗、集体上访请愿等情况便相继出现，如果这些矛盾得不到及时化解，医患双方皆输是不争的事实。

1. **影响因素**　综合因素。政府对公立医院投入不足、医疗资源配置不合理、医疗赔偿制度不健全等问题，是导致医患关系紧张的重要方面。第一，政府在公立医院的改革中，存在着投入严重不足或投入不到位的问题，把医疗机构推向市场后其公益性质受到严重影响。公立医院为了生存，不得不追求经济利益的最大化，药品收入成为医院收入的一部分，形成了"以药养医"的局面。其结果就是忽略了社会效益，而导致公立医院公益性的不断淡化。第二，医疗卫生领域的法制建设滞后，不仅至今尚无一部医疗相关的母法，而且法律法规之间缺乏衔接甚至矛盾等。第三，个别媒体对医患关系缺乏正确认知和理性引导；诸如患者是"上帝"、医患双方是消费关系、医疗过程是一种商业领域的购销行为等等，救死扶伤是医务人员的核心价值理念，而医患关系被定义为消费关系，本身就是对生命的漠视，试想，面对无价的生命，一旦"花钱"没有买到健康或没有达到预期效果，医患之间的冲突便爆发。此外，有悖新闻职业道德的片面、失实、不负责任的报道，在某种程度上混淆了人们正常的思维和判断，主观上对恶化医患关系起到了推波助澜的作用。

医方因素。首先，管理理念和管理方法上缺乏创新、医院文化和以人为本的运营理念相对欠缺，主要表现在医疗服务理念、就诊流程、诊疗环境和医疗设施等方面。第二，伦理委员会建设和职能发挥尚存在较大问题，如，对于医疗措施风险高、疗效不确切、患方经济状况差等情况缺乏伦理评估和科学的干预，以至于"人财两空"后引发纠纷。第三，医务人员非技术性的问题，如，以患者健康为中心的服务理念和医学人文精神缺乏，缺少与患者有效的沟通。据有关部门统计，医疗纠纷的诱因 80% 以上不是医疗技术方面的问题，而是服务质量甚至职业道德问题。第四，极个别医务人员收受"红包"和"药品回扣"的现象，严重影响了白衣天使在社会公众中的形象，使医务人员群体性的社会信度和评价每况愈下。

患方因素。由于医疗价格存在缺陷、区域卫生资源利用率低以及大众就医心理等多因素导致的供需矛盾比较突出，如常见病、慢性病患者弃社区医院而涌向三级医院，更加重了看病难的问题。再如，因病致贫、返贫的问题逐渐显现，是否成为潜在的社会问题值得关注。客观分析，患方原因导致的医患关系紧张也是不容忽视的问题，首先，个别患者不能理性就医，对诊疗效果期望值过高。对医疗服务的高风险、风险难以预知和防范以及医学具有损害的特性缺乏必要的了解。第二，缺乏医患共担医疗风险的心理准备，一旦医疗过程不能达到预期效果，就会以自己的标准为由进行高额索赔。第三，一些新闻报道、高额赔偿信息的误导，使个别人错误地认为大闹多赔、不闹不赔，因而采取打砸医院、聚众闹事、陈尸病房等极端方式胁迫医院，特别是近年来的"职业医闹"现象，使医患关系更加雪上加霜。

医患关系因素。医务人员的职业操守和医学人文精神固然对医患关系有着直接的影响，而部分患者的健康需求与社会承受能力和医学发展水平之间的矛盾，也是影响医患关系的客观存在。卫生部原部长高强认为，当前群众越来越高的卫生健康需求和医疗服务的提供严重不足是一个很突出的矛盾，集中表现为看病难、看病贵、出现医疗纠纷甚至医患冲突。看病难、看病贵是一种社会现象，找准根源才能破解这一难题，简单地将责任归于医患任何一方都是不客观和不公平的，需要从制度、政策等多层面进行深入的、辩证的分析。就像医方是强势群体还是弱势群体的争论一样，没有绝对的答案。患方就一定是弱势群体吗？答案也是不肯定的。因为，在拥有医学知识、信息和技术能力方面，医患双方存在事实上的不平等；在医疗服务方面，服务提供方表现出的施医、施恩姿态与服务接受方求医、受恩心理形成强烈的反差和不平衡，医方在这些方面有其强势的地方。但是，面对医疗风险的不确定性、个别人的非理性就医和寻衅滋事、杀害医务人员等情形时，医方处于绝对的弱势地位。

2. 医患信任危机　近年来，医患诚信体系受到破坏是值得关注和思考的重要问题，调查显示：17.2%的患者不信任医务人员；29.2%的医务人员认为患者不信任自己。在当前，患方的提防心理与医方的"防御性医疗行为"成为影响医患关系的主要障碍，社会信任的缺失，又使医患双方的猜疑、提防形成一种恶性循环。

（二）发展

面对医患关系现状，加强伦理委员会建设、发挥伦理委员会功能成为形势所需。因为，医患关系的和谐与否，关系着社会文明、进步和人民健康等诸多方面，应当给予高度重视并正确引导。改善医患关系，建立并发展积极、和谐与良性互动的医患关系是医务人员和全社会的共同责任。首先，伦理委员会要通过职能的发挥，使医务人员得到教育和培养，使医疗质量和医疗服务不断提高，从而确保患者利益不受损害，医务人员应当发扬白求恩精神，加强职业道德修养，用精湛的医疗技术促进和谐医患关系的建立和发展；国家要加快法制化建设的步伐，建立并完善医疗、养老和社会保障的制度体系，用积极的政策促进医患和谐与社会和谐；新闻媒体要恪守职业道德，大力宣传医务人员救死扶伤的先进事迹，为改善医患关系、建立相互信任、良性互动的医患关系创造宽松、和谐的氛围。

总之，和谐医患关系的建立和发展，需要政府、制度、医务人员和患者诸多方面的共同努力。

第二节　伦理委员会对医患关系的影响

加强伦理委员会建设，实现伦理委员会的政策研究、教育培训、咨询服务和伦理审查功能，对于规范医疗行为、培养职业精神和建立良好的医患关系具有积极作用。

一、伦理委员会建设有利于改善医患关系

在我国，医疗机构伦理建设尚处在初级阶段，随着生命伦理和医学科学技术的飞速发展，医疗机构的伦理委员会建设和功能发挥受到越来越多的关注。

现阶段，医患关系紧张、医患矛盾突出且恶性事件频发，已经成为社会关注的焦点。究其原因，涉医政策、个性化需求以及媒体作用等非医因素固然是不容忽视的成因，而医务人员在职业操守、廉洁自律、患者权利保护等方面存在的问题也是需要认真反思的。患方对医务人员不信任引发的防御性医疗行为使医患矛盾日益突出；医方由于得不到应有的职业尊重，使医务人员面临着前所未有的职业困境，医患关系陷于危机。解决这些问题，需要通过加强伦理委员会建设、充分发挥其功能来实现。

（一）伦理委员会建设是患者权利保护的需要

尊重患者和患者权利，做到一视同仁，体现医生对患者生命价值、人格和权益的尊重是职业道德的要求。通过对患者生命健康权、知情同意权、隐私权和平等医疗权等法定权利的保护，从而达到患者利益最大化、促进患者健康的目的，这些既需要从制度和医疗行为的准则上加以规范，更需要通过加强伦理委员会的建设予以监督和保障。从医务人员层面加强职业操守和行为规范的教育和培养，正是伦理委员会所具有的重要职能。

（二）伦理委员会建设是医患道德关系建立的需要

医患道德关系的建立，有助于搭建医患双方沟通与协商的平台，有助于建立起相互信任和尊重的医患关系，因此，医患道德关系对于改善医患关系具有很强的实践性。伦理委员会建设的价值之一就在于重建医务人员的职业伦理，通过职业精神的培养，使医务人员把对生命的敬畏和尊重落到实处。伦理委员会作为维护医患关系之间权益公平的中间力量，对于协调医患关系所遵循的行为准则和道德要求，在医患之间构筑起一种新型的医患关系有着积极的意义。

（三）伦理委员会建设是医院文化建设的需要

医院文化建设的内涵要求就是要体现出医院文化的价值、促进医患关系的和谐。众所周知，和谐医患关系的目的在于以保障医患双方权益为基础，通过医务人员良好的医德和精湛的医术促进患者早日康复。伦理委员会建设正是医院文化和医德建设的客观要求和组织保障，对于提高医务人员综合素质、使医院文化的精髓内化成为医务人员的行动准则和促进医疗安全具有现实意义。

二、发挥伦理委员会功能

近年来，机构伦理委员会的建设得到了长足的发展，但是，由于区域间发展不协调和速度不均衡等，所以伦理委员会的建设参差不齐。医务人员对于伦理委员会的功能、作用以及实践意义的了解尚不充分。大力推进机构伦理委员会建设进程，充分发挥教育培训和伦理审查等功能，是医学科学研究、临床双新技术应用、药事和教学管理等方面健康发展的需要，也是保障患者健康权利、构建和谐医患关系的需要。

（一）加强教育培训功能

培养医务人员救死扶伤的职业道德、精益求精的职业精神以及社会和谐的使命意识，是伦理委员会教育培训功能的首要任务。医务人员医德水平的提高，一方面，需要以教育、培养和实践为基础，需要通过自律过程，实现医患和谐与社会和谐的目标。我们知道，良好的医德是医疗活动中人际关系的耦合剂，医学人文关怀可以拉近和改善医患关系，通过伦理委员会教育职能的体现，对于促进医学职业道德建设，提高医院声誉和两个效益具有积极意义。

另一方面，医务人员也要自觉加强自身道德修养锻炼，自省自律、恪尽职守，做到尊重患者的知情同意权、依法保护患者隐私、切实维护患者的最大利益。强化伦理委员会的教育培训功能，将有助于医务人员职业道德水平的提高，有助于减少医患矛盾、有助于医患共建和谐。

（二）加强伦理咨询、审查功能

尊重、不伤害/有益和公正，既是机构伦理委员会咨询和审查的基本原则，也是医学伦理和人文医学的核心内涵。如当生命健康面临威胁需要抉择时，治疗方案与治疗费用的比较，器官移植和人工生殖技术伦理层面的把握以及供需双方利益风险的取舍，药物临床试验、对临终患者生命维持或终止生命方案的选择等，诸多伦理问题需要咨询、指导、审查和监督，因此，伦理委员会功能的实现程度对于医患关系有着直接或间接的影响。当然，救死扶伤、治病救人、有百分之一的希望就要尽百分之百的努力，是人类医学的价值取向和医者仁心的具体体现，应当继承和弘扬。但是，不伤害和有益原则之间需要进行权重分析，当风险难以避免时，需要评估风险是否被减小或控制，任何治疗方案要本着尊重、最小伤害和公正的伦理原则，要引导全社会正视现阶段的医学认知水平和医疗手段的局限性，帮助患者选择合理适度的医疗方案。

机构伦理委员会的功能越来越被学者、医务界和社会所重视，也越来越显现出它的医学、社会学价值。美国学者曾说"医生的作用不仅是主要在技术方面，而且还在社会和道德方面……医生的社会责任所要求的许多判断可以完全不是医学方面的判断，而是建立在社会上的考察和社会价值上的决定。"这段话显然对医务人员提出了更高的社会道德责任。国内许多地区在伦理咨询和审查方面做了大量的工作，如面对一些伦理问题和困惑，给医师提出建议或意见；帮助患者家属选择疗效确切、费用可以承受的医疗方案；对治疗预期差、有可能人财两空的个例，协助家属选择合理适度的治疗方案等。伦理委员会功能的发挥，使患方在接受医疗服务的同时感受到权益得到了保障，相信，随着机构伦理委员会建设的不断成熟和完善，改善医患关系指日可待。

三、创建人文医疗环境

（一）尊重患者

北京市社会科学"十一五"规划项目、北京市教委重点项目《北京市医患关系对构建和谐北京的影响及对策研究》的课题组对北京地区的医、患、社会和政府四方人群进行了问卷调查，关于医患关系模型选择的调查结果显示，39.2%的被调查者选择了主动-被动型医患关系模型，说明有相当一部分患者的诊疗方案基本上由医生做出，自己并没有与医生进行足够的交流；43.5%的被调查者选择了指导-合作型医患关系模型，从医患主动性角度上来说，比主动-被动型前进了一步，说明患者在医疗诊治过程中已经具有一定的主动意识；17.3%的被调查者选择了共同参与型医患关系模型，说明已经有一部分人认为医生和患者之间的关系是平等的，医患双方可以在医疗诊治过程中进行协商和讨论，共同做出结论[48]。通过这些数据可以看出，在医患关系模型的选择上，绝大多数被调查者希望在尊重医生专业指导的前提下参与医疗过程，表明患者权利意识的提高和希望被尊重的心理需求，这些信息提示医院管理者和医务人员，应当把人的生命放在最重要的位置，尊重患者，尊重患者人格尊严和就医的权利。

（二）加强沟通

沟通是一个双向互动的过程，是将个人整体的内在想法表现于外，让双方能充分了解彼此，进而达成具有建设性的共识。《福冈宣言》中有这样一段描述："所有医生必须学会交流和处理人际关系的技能。缺乏共鸣同情，应该看作与技术不够一样，是无能力的表现"，充分说明了人际沟通的重要性。在医患关系建立后，医生可以通过沟通，使患者充分了解病情、选择治疗方案，并可以感受到被尊重和医务人员良好的职业道德；通过沟通，医务人员可以了解患者的心理活动，获得患者对治疗计划的同意和授权；通过沟通，可以共同面对和降低医疗风险，增加相互信任，减少医患争议和矛盾。

沟通是软技能，医务人员应当认真解读和体会医圣希波克拉底的医生有三种东西可以治病——语言、药物和手术刀这句名言的深奥含义和现实意义。医务人员在医疗过程中，只有善于沟通、主动沟通、耐心沟通和有效沟通，才能与患者建立起融洽、信任、合作的医患关系，医务人员的劳动才能被患者所接受和认可。实践告诉我们，医患沟通是一个互动双赢的过程，因为当一个人受到尊重、信任和激励时，内心就会产生持久的推动力，使

---

[48]宋林子，张建，吴宇彤. 医患关系模式对医患关系影响的调查与探讨. 中国医院，2010，14（1）：33-35

其身心愉悦地投入到生活中。医务人员将这种良好心境传递给患者，就可以感染所服务的对象。同理，患者在和谐的医患关系氛围中，被尊重、被关怀的感受会加快疾病的康复过程，就会尊重、理解医务人员的辛苦劳动，从而医患关系也就进入了良性的循环之中。

（三）促进健康

1978 年世界卫生组织对健康提出了新标准"人的健康是指机体、心理、社会都处在一个完美无缺的状态，而不仅仅是机体没有疾病或虚弱"。医学之父希腊医学家希波克拉底曾经说过"了解什么人得了病，比了解一个人得了什么病更重要"。因此，医务人员不仅要掌握治疗躯体疾病的精湛技能，同时还要将患者视为一个整体，关注患者生理、心理、家庭和社会关系多方面的情况，从根本上为患者提供健康服务和健康促进。

第三节　构建和谐医患关系的责任承担

构建和谐社会、和谐医患关系是我国社会发展的必然要求，是全社会的一份责任。本节重点从不同层面论述这份责任的承担。

一、医方的责任承担

提供人文医疗。医务人员在构建和谐医患关系中有着举足轻重的作用，应当发挥医务人员的主观能动性，用良好的职业道德承担起一份职业责任。近年来，日趋紧张的医患关系已经成为社会热点问题，要改变这一现状，首先，医务人员要有同理心、要尊重患者，要加深对美国医生特鲁多"有时去治疗，常常去帮助，总是去安慰"这句名言的理解，因为，如果没有关爱，医学的价值几乎等于零[49]。第二，医务人员要具备良好的心理素质、精湛的专业技能和广博的人文知识，要承担管理者、沟通者、照顾者、代言者、保护者及教育者等多重角色，在医疗过程中做到知情、同意、自由、不伤害和诊疗方案的最优化。第三，在生物-心理-社会医学模式下，医患关系是双向互动和互为反馈的，充分调动医务人员的主动性和积极性至关重要，患者的积极性和能动性的发挥也同样重要。因此，更加强"指导-合作型"与"共同参与型"医患关系模型的有机结合，促进医患关系朝着文明、和谐与良性互动的方向发展。

担负社会责任。在人类探索和寻求医学科学不断进步的过程中，尽管必然伴随着诸多不可预测的风险，但是，作为健康使者的医务人员，最大可能地降低风险、提高诊疗水平既是职业所必须，更是应尽的社会责任。因为，人们对医务人员的希望已经不仅仅是治疗可以治疗的疾病、解除病痛折磨，而是希望获取心理上的平衡、身心健康和社会保障体系的更加完善。由此可知，医学被赋予了心理学和社会学意义；医务人员面对的也不仅仅局

---

[49]郎景和. 如果没有关爱，医学的价值几乎等于零. 健康报，2011-06-10（06）

限于每个患病的个体，而是整个社会群体。面对这些客观存在，医务人员应当从自身做起，妥善处理医疗工作中的各种人际关系，用良好的沟通重建医患信任；用精益求精的医疗服务促进医患关系和谐与社会和谐。

二、患方的责任承担

建立信任。和谐、诚信的社会氛围是社会良性发展的基础，也是医疗卫生服务正常进行的基础。鉴于患者的信任在构建和谐医患关系过程中有着至关重要作用，因此，在疾病诊治和康复促进的过程中，患者要做到尊重医生、信任医生并与之积极配合；保持平和、宽容的心态；正确和客观地对待医疗风险；依法处理医患矛盾和纠纷。

医患关系和谐，是双方权益得到保障的需要。试想，当医生感受到被尊重和信任时，其积极的心态一定会激发出来，医疗技术也一定得到更好的发挥，医生再将这种良好的心态和诊疗技术回馈给患者，相信受益的一定是医患双方。因此，彼此理解、信任和尊重的医患关系才是我们所需要的，它将使医患双方实现双赢的局面。

理性就医、依法维权。人们对健康需求的快速提升与医学技术发展水平之间的差距、卫生资源配置不尽合理与浪费并存、经济收入和社会地位的差异等因素，是导致医患矛盾和关系恶化的催化剂。医疗纠纷和投诉的快速增加，极个别患者的过激行为使医患关系更加紧张，严重挫伤了医务人员的积极性。面对医患关系现状，患者需要对医学具有损害特性和局限性有正确的认知，要有医患双方共担医疗风险的意识，做到理性就医。对于发生的医疗纠纷，需要通过合法途径解决，依法维权。随着社会法制化的进程，相信打砸医院和医务人员等恶性暴力事件一定会得到应有的制裁，恢复和重建良好的医疗秩序是广大患者和医务人员的期待。

三、社会、媒体的责任承担

医学模式的转变使医学功能日益拓展，医学社会化趋势日益加剧，医学事业已经成为规模宏大的社会事业。在我国，由于社会转型初期的不规范特征中，物质财富分配关系的恶化、失业、贫困、腐败等社会问题的存在，改善医患关系需要经历漫长而艰苦的过程。也就是说，构建和谐社会是一个庞大复杂的系统工程，需要社会、政府、媒体、医方与患者等多方的共同努力。

在信息时代，媒体无处不在，媒体作用尽人皆知。虽然媒体在医疗行为中没有担当任何角色，但是，在医患关系中却发挥着非常重要的作用。鉴于新闻舆论具有透明和影响力广泛等特征，所以媒体人要恪守职业操守，尊重医学和医学发展规律，站在客观、公正、有益于社会和谐的立场上，在对医疗机构和医务人进行约束和监督的同时，也要对医闹或无理取闹者进行批评，对医疗纠纷与医患冲突进行理性的报道与评价。充分发挥新闻媒体的正面效应对于和谐医患关系十分重要，媒体人要为改善医患关系尽职尽责，努力行使好自己的社会职能，从而推动医患和谐和社会和谐的进程。

四、政府的责任承担

社会的发展既包括环保、医疗、教育、退休养老、社会救济等一系列重要环节和元素，也离不开这些环节和元素的统筹与协调一致。我国30年的改革开放和医药卫生体制的改革，有经验也有教训。医疗资源配置不合理且匮乏与浪费并存、区域卫生规划缺乏执行力、医疗保障水平低且覆盖面窄等问题，需要政府统筹规划，需要制定宏观的卫生政策和战略策略，需要解决制约医药卫生事业发展的现实问题。对公立医疗机构和医疗卫生事业投入不足的问题是亟待政府解决的大问题，它关乎着医药卫生体制改革的成功与否。我们知道，医疗服务的市场化运作不能根本解决投入不足的问题，需要进一步完善财政补偿机制、通过增加政府的财政投入来充分实现其公益性。与此同时，继续优化卫生资源配置，建立多种医疗保障机制并拓宽覆盖面，切实减轻患者医疗负担。在我国经济高速发展的同时，社会保障体系不健全、发展相对滞后的问题需要政府通过提高社会管理能力、科学的财政预算和完备的政策保障来解决。

总之，加强伦理委员会功能建设，特别是通过伦理审查和教育功能的实现，是保障患者权益、构建和谐医患关系的基础。加强法制建设，促进社会法制化进程，是保证社会健康、有序发展的关键。完善卫生立法、加强执法力度，做到有法可依、执法必严、违法必究。依法创建良好社会环境和人文环境，这是社会文明进步的首要条件和重要标志。应当相信，医、患、社会和政府等多方努力，医患和谐与社会和谐将加快实现的步伐。

（杜淑英）

第四章 受试者的权利与义务

医学的发展和进步是以医学研究为基础的，在涉及人的生物医学研究（人体试验）中，需要健康人或患者（即受试者）参与试验，其主要目的是证实或揭示试验物品的原理、作用、不良反应及其在体内的变化规律，从而确定其疗效性和安全性。人体试验是从动物试验到临床应用不可取代的必要途径。从一般的意义上看，人体试验有利于医学科学技术水平的提高，有利于人类整体的利益，同时也有利于受试者本人的利益。由于是新的东西，尚有一些未知或风险，利弊共存。如何杜绝医学研究中的不规范行为？如何切实保护受试者的合法权益？如何平衡个体利益与社会效益之间的关系？不断提高生物医学研究质量以此提升我国的国际研究地位，是临床试验所要解决的一个重要问题，更是国家要解决的重要问题。为了规范人体试验，国际社会颁布了一系列的法则、行为规范和文件，本章根据《纽伦堡法典》、《赫尔辛基宣言》等精神，并结合我国的传统伦理观念，着重论述受试者的权利义务、研究者权利义务以及受试者权利保护等问题。

第一节 受试者权利

"医学的进步是以研究为基础的，这些研究最终离不开以人作为受试者的研究。"（《赫尔辛基宣言》）人体试验已经成为发现与改良医疗新技术的必经过程，因而对受试者权利的保护问题也相伴而生，日益引起社会的广泛关注。探讨受试者权益保护问题，前提是应明确受试者到底有哪些权利。

一、对权利的解读

"权利"是指公民或法人依法行使的权利和享受的利益。权利是以一定的社会承诺为前提的，通常包含权能和利益两个方面。权能是权利的作用或实现方式，利益则是权能实现的结果。权利是一个很宽泛的概念，它涉及政治、经济、文化、社会生活等方方面面。

依据不同的标准，公民权利可以分为不同的内容。如依据公民参与社会关系的性质可以分为政治权利和一般民事权利；依据权利是否具有转移性可以分为专属权和非专属权，依据从属关系可分为主权利和从权利。同样，依据约束手段和效力的不同，公民权利可以分为法律权利、道德权利或伦理权利等。法律权利是指宪法、法律、法规以及条例赋予的、公民享有的、受国家强制力保护的权利，是权利体系中的核心组成部分。道德权利是指

"作为道德主体的人依据道德所应享有的道德自由、利益和对待。道德主体有权作为或不作为，作何种行为，要求他人作出或不作出某种行为，必要时借助于一定的道德评价形式（如社会舆论）协助实行一定的道德权益"[50]。它是从道德伦理的角度来认识并为人们的内心世界所认可的权利[51]，对它的享有需要依靠人们内心的力量和自律。

二、受试者的权利

试验作为推动科学发展的重要手段，越来越多地被应用于各个领域。医学要发展，必须进行大量科学试验。从医药研发、医学教学到疫苗研制，都依赖大量的动物试验和人体试验来完成。动物试验对有关人的医学知识的推进只能达到一定程度，如果要弄清楚一种药物、医疗程序或新的技术是否有效，迟早要将其应用于人体。另外，医学试验有时只能在与人同类的相关领域而非其他动物种群相关领域进行，在这种情况下，人体试验就更加成为必需。可见，医学的快速发展不仅需要医务人员的聪明才智和现代化的科技手段，更需要大量自愿成为基础医学和生物学试验的受试者。正如世界医学大会在《赫尔辛基宣言》中所指出的那样"医学进步取决于对人体对象进行实验的研究"。但是由于试验对象是有生命的个人，同一试验在不同的人体往往会产生高度的差异，任何疏忽都可能造成不可弥补的损失甚至引起死亡，具有高度的风险性。因此，维护受试者权利不仅是医学研究顺利进行的重要保证，也对促进医学科学技术水平的提高和维护人类的整体利益具有十分重要的意义。

受试者的权利是指受试者在临床实验期间应有的和必须保障的利益。

第二次世界大战时，德国纳粹分子曾借用科学试验和优生之名，用人体试验杀死了600万犹太人、战俘及其他无辜者。德国战败后，这些为首分子被作为战犯送上了纽伦堡国际军事法庭审判。同时，纽伦堡法庭还制定了人体试验的基本原则，即《纽伦堡法典》。成为世界上最早的关于人体试验的国际性医德文献。1964年在芬兰赫尔辛基召开的第18届世界医学协会（WMA）大会上通过的《赫尔辛基宣言》，比《纽伦堡法典》更加全面、具体和完善，该宣言制定了涉及人体受试者医学研究的道德原则，成为关于人体试验的第二个国际文件。1975年，日本东京召开的第29届世界医学大会讨论了关于有关当局或人员在折磨、虐待或非人道地对待惩罚罪犯时，作为医师应具备的行为准则，并提出了《关于对拘留犯和囚犯给予折磨，虐待，非人道的对待和惩罚时，医师的行为准则》的宣言，即《东京宣言》。1977年，第六届世界精神病学大会在夏威夷召开，大会一致通过了《夏威夷宣言》，提出了将精神病人作为研究对象时医生所应遵循的道德准则，用以指导和帮助各精神病科医生树立应有的道德准则。国际医学伦理对于受试者权利保护的重视程度由此可见

[50]李建华，周蓉. 道德权利与公民道德建设. 伦理学研究，2002，9（1）：18
[51]闻素琴. 论生命伦理学视阈下的受试者权利保护. 中国医学伦理学杂志，2009，22（3）：116

一斑。

在国内，1998 年 3 月，卫生部颁布了《药品临床试验管理规范（试行）》；国家食品药品监督管理局成立后对该规范进行了进一步的讨论和修改，将名称更改为《药物临床试验质量管理规范》（简称 GCP），于 2003 年 9 月 1 日起正式实施。开宗明义指出"为保证药物临床试验过程规范，结果科学可靠，保护受试者的权益并保障其安全"。并明确提出受试者权益、安全和健康必须高于科学和社会利益的考虑。但我国的临床研究起步较晚，对受试者权益的保护还不完善，目前，我国尚无明确的受试者权利法。根据 2007 年卫生部颁布的《涉及人的生物医学研究伦理审查办法》及我国的一些单项法律、法规条款，如《中华人民共和国刑法》、《中华人民共和国民法通则》、《医疗事故处理条例》、《中华人民共和国执业医师法》、《中华人民共和国医务人员医德规范及实施办法》、《中华人民共和国药品管理法》及《药品临床试验管理规范》等法律法规，均已涉及人体医学试验的研究规范。针对其中对于我国公民及受试者的权利概括，受试者权利主要包括以下几个方面：

（一）生命健康权

生命健康权是公民最基本、最重要的权利，是公民享受其他权利的基础。公民的生命健康一旦受到损害，必然阻碍其行使其他权利，也给公民人身带来巨大痛苦。我国《宪法》第 71 条明确规定：公民有生命健康权。《民法通则》第 98 条也规定，公民有生命健康权。公民的生命和健康非经法定程序，任何人不得随意剥夺。

生命健康权包括生命权和健康权。生命权是自然人的生命安全不受侵犯的权利，生命权的存在首先必须依附于独立的生命形态的存在，它是自然人的最高人格利益，一切权利的行使都是以个体生命的存在为前提。健康权是指"自然人以其身体外部组织的完整和身体内部生理机能的健全，使肌体生理机能正常运作和功能完善发挥，从而维持人体生命活动为内容的人格权"[52]。生命的延续依赖于身体的健康状况，健康状况又以生命的存在为基础，同时又以维持人体的正常生命活动为根本目的。尽管生命和健康紧密相连，但它们却不是一个概念。健康受到侵害，可以通过治疗完全或部分康复，而生命权受到侵害的结果必然是生命的丧失。因此，健康损害的可康复性和生命损害的不可逆转性，是生命权和健康权的重要区别。生命权具有较多的自然属性。健康权具有较多的社会属性。目前，对于健康权，我国法学界一般持有两种观点，一种认为健康仅指人体生理机能的完善状态，而不包括心理机能，即生理健康说。另一种观点则认为健康包括身体的生理机能的正常运转以及心理的良好转态，即生理、心理健康说。世界卫生组织 1948 年将健康定义为"健康不仅是没有疾病或不虚弱，而是一种身体上、心理上和社会适应方面的完好状态。"指出健康不仅仅是躯体、器官、组织及细胞的健康，还应包括精神和智力的正常及良好的社会适应能力，这一概念将健康放到了人类社会生活的广阔背景之中，从而形成了三维的健康观。

---

[52] 魏振瀛. 民法. 北京：高等教育出版社，北京大学出版社，2000，645

1978 年 9 月在阿拉木图召开的国际初级卫生保健大会上，来自 134 个国家的代表一致讨论通过了《阿拉木图宣言》，宣称：健康是基本人权，达到尽可能的健康水平，是世界范围内的一项重要社会性目标。健康既是自然人的基本人权内容，又是社会共同的利益所在。1989 年世界卫生组织再次充实深化了健康的概念，认为健康包括躯体健康、心理健康、社会适应良好和道德健康。新的健康观要求医学由消极被动地治疗疾病变为积极主动地掌握健康。

《赫尔辛基宣言》前言中指出，"促进和保护人民的健康是医生的职责。医生的知识和道德正是为了履行这一职责。""在人体医学研究中，对受试者健康的考虑应优先于科学和社会的兴趣。""在医学研究中，保护受试者的生命和健康，维护他们的隐私和尊严是医生的职责"是医学研究的基本原则之一。我国 GCP 也明确规定，"所有以人为对象的研究必须符合《世界医学大会赫尔辛基宣言》，即公正、尊重人格、力求使受试者最大程度受益和尽可能避免伤害。""在药物临床试验的过程中，必须对受试者的个人权益给予充分的保障，并确保试验的科学性和可靠性。受试者的权益、安全和健康必须高于对科学和社会利益的考虑。"可见，受试者的生命和健康是至高无上的，人体试验必须坚持受试者利益高于一切的原则。对于任何一项试验，都要预测试验过程中的风险，如果有可能造成受试者身体和精神上较为严重的伤害，无论这项试验的价值有多大也不能进行。若经过伦理论证、受试者知情同意且正在进行中的人体试验，一旦出现对受试者构成伤害等严重不良反应时，该试验应当立即终止，同时施以积极措施以使伤害降到最低，从而最大可能的保护受试者。

《赫尔辛基宣言》同时指出"医学研究要遵从伦理标准，更加尊重所有人群，并保护他们的健康和权利。有些受试人群十分脆弱需要特殊的保护。要认识到处于经济上、医疗上不利地位的人的特殊需求。对那些不能作出和拒绝知情同意的人们、和那些可能在胁迫下才作出同意的受试者、对那些从研究中个人得不到受益的受试者以及那些同时接受治疗的受试者要特别加以关注。"由此，对于特殊的受试者，这一原则又依其情况有特殊的规定。

1. 以病人为受试者　实践中，出于时间、成本及便利性等因素的考虑，加上对自己所治疗的病人在身心方面都有一定的了解，医生时常选择自己的病人作为研究试验的受试者。一部分病人在目前的医疗皆无效果的此情况下，愿意寻找机会接受新药或新技术的治疗。而另一部分病人则出于不好意思拒绝、不知如何拒绝、担心拒绝后破坏与医生的关系或无法获得良好的治疗等原因参与到研究试验中。无论何种情况都该认识到，病人的自愿中往往充满了无奈。所以，对以病人为受试者的研究试验，研究人员必须以更加负责的态度对待试验和受试病人，要将试验严格限制在病人所患疾病的范围，任何离开或扩大试验的做法都是不道德的。

2. 以心智不健全或精神残疾者（如儿童、精神病患者、临终患者以及昏迷患者）为受试者　"对于某项研究中受试者在法律上没有资格，身体或精神状况不能作出决定或是法律规定不能作出决定的未成年人时，研究者必须在当地法规制度规定下从法定授权代表人处得到知情同意。这些人群本不应当作为受试者参加研究，只有当该研究确实是为了促进这一人群的健康并且该研究的受试者不能被法定能力人所替代的时候才能进行。""当受试者是法定无资格人时，比如未成年儿童，能够作出参加研究的决定，研究者除得到本人同意外，还必须得到法定授权代表人的同意。"（《赫尔辛基宣言》）如美国联邦法规就规定，人体试验在开始之前必须经过机构伦理委员会（institutional review board，IRB）批准。如果IRB 审查涉及儿童、囚犯、孕妇、残疾人或精神障碍者等弱势群体受试者，"必须考虑吸纳对弱势群体参与试验具有丰富经验与专业知识技能的人参加。IRB 的审查必须在大多数成员到场举行会议的条件下进行，其中至少有一名非科学研究成员到场。研究方案必须得到在场大多数成员的赞成才能通过审批。IRB 除了启动对研究方案的审查，还负责监督正在进行中的研究，至少每隔 1 年对研究进行复查。"[53]，"如果受试者中有容易受到强迫和不当影响的儿童、囚犯、孕妇、精神病患者等经济或教育状况处于不利地位的弱势群体时，研究中应制定额外的保护措施以保护他们的利益"。

3. 以犯人为受试者　以犯人为试验对象由来已久。二战期间，奥斯维辛集中营中的纳粹医生约瑟夫·门格尔就曾在数十万名犹太囚犯身上进行过恐怖的人体试验，一些囚犯甚至遭到活体解剖。20 世纪 40 年代，美国研究人员在明知违反伦理标准的情况下，故意使危地马拉 1300 多名囚犯、精神病患者和性工作者感染上淋病、梅毒和软性下疳等性病。试验过程中，83 名试验对象死亡。尽管第 29 届世界医学大会 1975 年就曾对有关当局或人员在折磨、虐待或非人道地对待惩罚罪犯时，作为医师应具备的行为准则提出过明确的要求，如"不论受害者受什么嫌疑、指控，或认什么罪，也不论受害者的信仰或动机如何，医师在任何情况下（包括引起军事冲突和内战）决不赞助、容忍或参与折磨、虐待或非人道的行为。"（《东京宣言》）但时至今日，在某些国家，研制新药通常也是从囚犯中物色受试者，在毒理学试验当中，犯人约占受试者的 80%~90%。关于是否可以用囚犯进行人体试验，仍存在支持与反对两种截然相反的观点。反对者认为，在人权保护日益受到重视的今天，即使是囚犯，法律没有剥夺或限制的权利，仍应得到充分尊重，另外，以犯人为受试者，因其所处的地位特殊，很难说是自愿的，其健康权必然受到侵犯。因此有人提出进行额外的安全审查以保护十分脆弱的特殊人群，如支持特殊人群权益的人加入到人体试验审查委员会中等。

（二）自主参与权

《纽伦堡法典》第一条明确规定：受试者的自愿同意绝对必要。这意味着接受试验的人有同意的合法权力；应处于有选择自由的地位，不受任何势力的干涉、欺瞒、蒙蔽、挟持、哄骗或者其他某种隐蔽形式的压制或强迫。《赫尔辛基宣言》也指出"受试者必须是自愿

[53]李歆，王琼. 美国人体试验受试者保护的联邦法规及对我国的启示［J］. 上海医药，2008，29（3）：403

参加并且对研究项目有充分了解。"由此可见，自主原则是在人体医学试验中必须遵守的一项基本原则。它主要包括尊重患者或受试者的人格、尊严、生命价值及尊重他们的权利等。自主原则是受试者自主参与权得以实现的基本保障。受试者的自主参与权主要包含以下两个方面：

1. 参与试验的自主原则　参与试验的自主原则是指受试者在没有心理上或外来的胁迫，如欺瞒、蒙蔽、挟持、哄骗或者其他某种隐蔽形式的压制或强迫等因素下而自愿去做的行为。"每项人体医学研究开始之前，首先应当为受试者或其他人员对可预见的风险和负担与预期的受益相比较并作出认真评价。"（《赫尔辛基宣言》）将"试验目的、试验的过程与期限、检查操作、受试者预期可能的受益和风险，告知受试者可能被分配到试验的不同组别"（GCP）告知受试者，以便使其在了解上述情况后，并给予充分的时间以考虑是否愿意参加试验。

2. 退出试验的自主原则　在经过病人的知情同意与自愿参与等原则后，无论病人最终决定是否参与研究，研究人员都应尊重病人的抉择，并且需给予保证不管是否有参与，皆不会影响其治疗的权益。试验开始后，如有重要的有关信息，例如发现新的不良反应，或较为严重的不良反应时，均需尽快通知受试者，由其考虑是否继续参加及完成试验。在研究过程中的任何阶段、任何时间，受试者同样有退出试验的自由，不应受到任何歧视或报复。

（三）知情同意权

"知情同意"是英美法系的产物。早在 1905 年的 Mohr v. Williams 案中，法官就做出这样的裁判：自身权是自由公民的首要的和最大的权利，如果没有患者同意，它能阻止哪怕是最娴熟的医疗或手术干预[54]。"知情"、"同意"等概念最早来源于二战后的纽伦堡审判。《纽伦堡法典》规定，"对于试验的项目有充分的知识和理解，足以作出肯定决定之前，必须让他知道试验的性质、期限和目的；试验方法及采取的手段；可以预料得到的不便和危险，对其健康或可能参与实验的人的影响。确保同意的质量的义务和责任，落在每个发起、指导和从事这个实验的个人身上。"之后，"知情同意"逐渐成为涉及人类受试者的生物医学研究中最受关注的伦理学问题之一。1957 年，美国加利福尼亚法院的 1 例判决在医疗诉讼领域创造了"知情同意权"这一词汇，确立了患者的知情同意权。案件中，医生对一名男性患者行胸部大动脉造影，从其背部向大动脉注射了造影剂，结果造成该患者双下肢瘫痪。尽管这一检查方法在当时非常先进，但由于医院没有向患者及其家属对于检查带来的风险进行任何情况说明而使患者无法面对风险明确地表示同意与否。因此，在法院的判决中，法官首次导入了"知情同意"这一词汇，认定医生存在过失。后来，这一法律概念传输到美国各州，并为世界接受。

---

[54]李武. 患者知情同意权的法理依据. 军医进修学院院报，2008，29（3）：192

　　知情同意是受试者的核心利益。受试者的知情同意权包括知情权和同意权。知情权是一项重要的人权，而且是一项前提性的基本人权，它是实现其他权利的基础。由于研究者与受试者在临床试验关键环节上信息不对称，在医疗效果以及试验目的、性质、相应的风险等方面信息的获取上，受试者处于绝对弱势。因此，医师或研究者应当履行告知的义务，向受试者提供关于人体试验相关的真实、充分、完整的信息，主要包括如下内容：试验的目的，试验的内容和过程，受试者需要承担的工作和责任、试验的益处和可能出现的风险，试验分组，受试者个人试验资料的保密性、受试者补偿及参加试验而导致的额外费用等。此外，还需告知病人参与试验的自愿原则，包括不参加的权利，或在研究进行的过程中，任何时候想要退出，随时可以中止研究的权利。研究者同时需对病人保证，受试者即便退出研究，不会影响其相关权益。"当确信受试者了解了这项试验之后，医生应当获得受试者自愿给予的知情同意，以书面形式为好。如果不能得到书面的同意书，则必须正规记录非书面同意的获得过程并要有见证。"（《赫尔辛基宣言》）应当注意的是，由于患者或受试者专业知识的匮乏及信息的不对称性，研究者在向患者说明时应尽量避免使用专业术语，并以深入浅出、通俗易懂的文字书写知情同意书，确保受试者真正"知情"。此外，受试者阅读知情同意书后，可向研究者提出任何与试验有关的问题，研究者有义务一一做出解答。

　　对受试者的知情权的结果体现在受试者自主决定同意或者不同意参与研究的决定。所谓"同意权"是指受试者基于完全知情和明确自愿的基础上做出同意的权利。受试者的同意权，不仅是同意的权利，还包括不同意的权利；不仅是同意参加的权利，也包括同意退出的权利；既包括继续参加的权利，也包括中途停止的权利。"同意"作为受试者的一项不可侵犯的权利，对于普通受试者不存在问题。然而，对于精神病患者、未成年人等民事行为能力不健全者，如何实现其同意权利则较有争议。对此，《赫尔辛基宣言》明确指出"对于某项研究中受试者在法律上没有资格，身体或精神状况不能作出决定或是法律规定不能作出决定的未成年人时，研究者必须在当地法规制度规定下从法定授权代表人处得到知情同意。"有些研究"因受试者状况不能作出知情同意的这一特殊原因应当在试验方案中说明，并提交伦理委员会审查和批准。方案中还应声明未得到的同意应当尽快从受试者本人或法定授权代理人处得到。"

　　确定受试者知情同意的依据就是知情同意书。即受试者在研究者履行详细的告知义务后，由具有完全民事行为能力的受试者或其法定（委托）代理人自主、自愿的，并在知情同意书上签署同意、注明日期和姓名等。但由于我国许多的受试者为未受过基础教育的农村公民，对医学知识的匮乏及对自我保护意识薄弱，仅在知情同意书上以书面形式告知的方式，并不能保障受试者知情同意权的实现。因此，在获取知情同意过程中，要避免重同意而轻知情，或者只同意而不知情等问题。

　　以江苏省首例人体试药案为例，2005 年，56 岁的南京市退休工人郭某患有 6 年的糖尿病史，通过对症治疗，病情基本稳定。9 月初，郭某不小心患上感冒，血糖出现波动，到南京某三甲医院就诊。住院时，医生推荐使用某药厂研制的一款治疗糖尿病的新药，声称该药对他应该有效果，不仅用药免费，而且还可获赠礼品。郭某同意。受试前的身体检查中，发现郭某尿蛋白为2+，这说明他的肾脏有问题，但其本人却看不懂。随后，医生将一份"患者须知和知情同意书"交给了他，"同意书"上写有参与研究的风险、有可能获得的受益等。郭某签署了知情同意书，成为上述新药三期临床试验受试者中的一员。9月29日起，郭某按要求停止原来服用的药品，每天按时打针试用新药。试用4周后，郭某的血糖不降反升，体力也明显不如试药前好。期间，郭某又两次跟医生反映其不适情况，可医生要他再加大药量，达到早晚各40单位。完成了13周的新药试验后，郭某不但病情没有好转、血糖没有控制，反而出现了身体浮肿、下肢无力、双侧腰部酸痛等症状，最终被诊断为2型糖尿病、糖尿病肾病。2006年2月，郭某将该医院及某药厂告上法院，最终获赔人民币1万元。

本案中引人深思的问题是，虽然受试者签署了知情同意书，但是否完全理解知情同意书告知的专业内容以及两被告在履行告知义务时是否尽到了职责。如受试者尿蛋白为2+，是否适于参加试验，参加药物试验有何风险，是否会贻误病情；试药过程中出现不适反应，继续用药是否会加重病情；加大用量会导致何种不利后果等问题，严重忽视了受试者知情同意权的持续性和自主性，损害了受试者权益。

（四）隐私权

隐私权是指自然人享有的私人生活安宁与私人信息秘密依法受到保护，不被他人非法侵扰、知悉、收集、利用和公开的一种人格权，而且权利主体对他人在何种程度上可以介入自己的私生活，对自己是否向他人公开隐私以及公开的范围和程度等具有决定权[55]。受试者的保密权是指受试者有权要求研究者为其保守一旦公开可能对受试者造成不良后果的个人相关信息，这些信息不得向他人泄露。受试者参与临床试验及在试验中的个人资料均属受试者的隐私，包括"受试者参与人体试验的信息，身体检查情况、所接受的心理探询以及试验中的个人资料等均属隐私，未征得受试者同意，其他任何人不得泄露"[56]。在发表研究结果时，相关研究者不得引用受试者的真实姓名，而应当引用其试验代号。《赫尔辛基宣言》规定"必须始终尊重受试者保护自身的权利。应当随时注意尊重受试者的隐私，为病人资料保密，并且将对受试者身体和精神以及人格的影响减至最小。"1977年《夏威夷宣言》也规定，"精神病科医生从病人那里获悉的谈话内容，在检查或治疗过程中得到资料均应予保密，不得公布。要公布得征求病人同意。如因别的普遍理解的重要原因，公布后随即通知病人有关泄密内容。""为了增长精神病学知识和传授技术，有时需要病人参与其事。在病人服务于教学，将其病历公布时，应事先征得同意，并应采取措施，不得公布

[55]王利明. 人格权法新论［M］. 长春：吉林人民出版社，1994
[56]闻素琴. 论生命学视阈下的受试者权利保护［J］. 中国医学伦理学，2009，22（3）：117

姓名，以保护病人的名誉。"

随着公众法律意识和自我保护意识的增强，保护受试者的隐私权及保密权应引起研究者的高度重视。2003 年 9 月实施的《药物临床试验质量管理规范》中规定"必须使受试者了解，参加试验及在试验中的个人资料均属保密。"在数据的管理与统计分析方面，也要求"用适当的程序保证数据库的保密性，"2007 年卫生部出台的《涉及人的生物医学研究伦理审查办法》（试行）明确提出涉及人的生物医学研究伦理审查原则之一即是"尊重和保护受试者的隐私，如实将涉及受试者隐私的资料储存和使用情况及保密措施告知受试者，不得将涉及受试者隐私的资料和情况向无关的第三者或者传播媒体透露"。伦理审查中，伦理委员会委员应当为接受伦理审查的研究项目保密，并对"对受试者的资料是否采取了保密措施"进行审查。可见，保护受试者的隐私既是法律的要求，也是职业道德的要求，更是医学试验必须严格遵守的伦理准则。

（五）及时救治权

由于医学科学技术的发展受到作为认识主体的"人"的知识结构、认识能力、情感意志等理性因素与非理性因素的影响，存在一定的局限性。另一方面，受试者个体也存在较大的差异，所以试验过程中，随时可能发生意外。作为受试者当试验出现异常情况时有权得到及时的救治。受试者的及时救治权就是受试者参与临床试验期间出现严重不良反应事件时，要求得到及时治疗的权利。我国《药物临床试验质量管理规范》就明确规定"研究者有义务采取必要的措施以保障受试者的安全，并记录在案。在临床试验过程中如发生严重不良事件，研究者应立即对受试者采取适当的治疗措施，同时报告药品监督管理部门、卫生行政部门、申办者和伦理委员会，并在报告上签名及注明日期。"在《涉及人的生物医学研究伦理审查办法》（试行）中，"确保受试者因受试受到损伤时得到及时免费治疗并得到相应的赔偿"是涉及人的生物医学研究的伦理审查原则之一。

2003 年，患有肝病的湖南某患者到北京某医院治疗。医院检查后诊断病情较为严重，建议其考虑做人工肝治疗或肝移植。院方说他们所采取的 ELAD 人工肝是治疗肝衰病人、延长肝衰病人的一种免费试验治疗方法，并且会有美国生命治疗公司提供的后期补助。病人做此治疗的时间需 3 天 3 夜，中途若出现出血或其他不适症状会立即停止，安全性很好，已经做过多例治疗，效果不错。家属同意了医院的建议，并签订了知情同意书。在接下来的准备过程中，医院让该患者做一次胆红素吸收，即非生物人工肝试验，患者感到浑身乏力，甚至出现反胃、恶心的症状。医院并没有引起足够的重视，继续采取试验。几日后，患者开始接受人工肝治疗试验，该患者血糖增高至平时的 5 ~ 8 倍，夜里频繁咯血，呼吸困难，肺部明显不适，但医院并没停机。直到次日 10 点，才停机将患者转入监护室治疗，经过几天的救治后最终抢救无效死亡。

在本案例中，无论是在患者开始人工肝试验治疗前还是试验过程中，多次感觉到不适，但院方却没有引起重视，采取积极的救治措施，从而延误了病人的最佳救治时间，最终死亡。

（六）补偿权和诉讼赔偿权

试验物品在进行人体试验前，虽然经过了大量的试验室研究和各种动物试验，但谁也不能保证用于人体就是百分之百的安全。受试者实为了公共卫生安全不仅承担了身体上和精神上的风险，而且由于参加实验影响自己的时间，可能会造成经济上的损失，因此受试者有权要求得到相应的补偿。《涉及人的生物医学研究国际伦理准则》要求："研究者应确保：受试者因参加研究而受到伤害，有权得到对该伤害的免费医疗，并得到经济或其他方面的援助，以公平地补偿对他们造成的损伤。不得要求受试者放弃赔偿的权利。如果受试者由于参加研究而受到伤害，也享有依法提出赔偿诉求的权利。我国已经颁布的《药物临床试验质量管理规范》第四十三条规定："申办者应对参加临床试验的受试者提供保险，对于发生与试验相关的损害或死亡的受试者承担治疗的费用及相应的经济补偿。"

第二节　受试者的义务

医患双方作为特定法律关系的主体，在众多的医患权利义务中，无论是患者还是医疗机构或医务人员，一方的每项权利或义务都往往映射着对方相应的义务或权利。受试者作为自觉接受医学人体试验的主要对象，在享有各项权利的同时同样承担着相应的义务。

一、对义务的解读

"义务"是承担特定社会角色的人在相应的社会关系中应进行的价值付出。义务与权利是一致的，不可分离。没有权利就无所谓义务，没有义务也就没有权利。根据不同标准公民的义务可以分为不同的内容，如政治生活义务和一般民事义务，绝对义务与相对义务，第一义务与第二义务等。根据被赋予、被规定形式的性质，又可分为法定义务、道德义务等。其中，法律义务是指法律规定的对法律关系主体必须作出一定行为或不得作出一定行为的约束。道德义务由社会道德规范所规定的义务，是指个人对他人、集体和社会应尽的道德责任。医学伦理学中所讲的受试者的义务主要是指受试者的道德义务。这里应当说明的是，在研究受试者的权利时，医学伦理学不仅仅基于受试者是一个病人或受试者，而是更多地基于受试者是一个社会成员的角度来考虑[57]，除了道德权利外，也享有法律规定的普通公民所享有的任何权利。而本节所要研究的受试者义务则恰恰相反，主要是基于受试者作为生物学研究对象的个体，而不是其作为普通社会公民所应当承担的法律义务。

---

[57]曹永福，沈秀芹，杨同卫. 权利优先、还是义务优先——对涉及人的生物医学研究中受试者权利与义务关系的理性思考 [J]. 医学与哲学，2008，29（3）：352

二、受试者的义务

在涉及人的生物医学研究中，受试者作为主要的研究对象和保护对象，充分享有生命健康权、自主参与权、知情同意权、及时救治权、隐私权、补偿权和诉讼赔偿权等权利。但同时，作为试验的参与者，同时又负有遵照约定研究计划参与研究、支持医学科学研究等义务。具体说来，主要包括：

（一）积极支持医学科学研究

医学科学研究是造福人类的事业，人既是医学科学研究的贡献者，也是医学科学研究成果的受益者。医学发展和诊疗技术的提高，离不开医学科学研究和研究成果的应用。医学研究的对象，既包括各种疾病的病因、病理、病程以及发展、转归、预后，也包括人体正常和异常的生理状态、受疾病侵害后组织器官的反映、变化等[58]。医务人员和医学研究者常常需要对一些罕见病、疑难病症进行专门研究，以寻找预防、治疗的方法。一些新药的开发、使用、新仪器和新疗法的推广，需要经过临床试验的鉴定后方可用于临床。人体试验的直接指向和目的是在发展医学，积累医学知识，为人类的健康服务，医学目的是人体试验的基本原则。人体试验的成功与否不仅需要医务人员的聪明才智，也需要有大批具有献身医学、献身科研的健康人或患者（即受试者）。人体试验需要各类不同的受试者参加，这在道德上是应该肯定的，因为医学和健康是全体人包括健康人、患者、受试者的共同事业。人们已经从前人的试验结果中得到了治疗疾病、促进健康的益处，因而也有义务继续促进这一事业的发展。因此，积极参与临床试验是每一位公民应尽的义务。当患者在知情同意和充分自愿的基础上，决定参与到试验中来，就更应当配合研究人员开展好相关试验。

（二）提供真实、准确、完整的与试验有关的信息

为了保证试验信息的准确性，接受试验前和试验的整个过程中，受试者有义务向研究者提供自身真实、准确、完整的试验相关信息，试验过程中，受试者如有任何身体、感觉的变化，有义务及时向相关研究人员如实报告。研究者将根据受试者的反应、身体的感觉变化作出记录。"病历作为临床试验的原始文件，应完整保存。病例报告表中的数据来自原始文件并与原始文件一致，试验中的任何观察、检查结果均应及时、准确、完整、规范、真实地记录于病历和正确地填写至病例报告表中，不得随意更改，确因填写错误，作任何更正时应保持原记录清晰可辨，由更正者签署姓名和时间。"（《药物临床试验质量管理规范》）

（三）退出试验时，有义务向研究者告知

自从《纽伦堡法典》诞生以来，关于受试者自由退出试验的规定便成为人体试验中的

---

[58]张金钟，王晓燕. 医学伦理学［M］. 北京大学医学出版社，2009.12

核心条目被写进各种法律规范。《纽伦堡法典》中规定："当受试者在实验过程中，已经到达这样的肉体与精神状态，即继续进行已经不可能的时候，完全有停止实验的自由"。《赫尔辛基宣言》也规定"应告知受试者有权拒绝参加试验或在任何时候退出试验并且不会受到任何惩罚。"国际医学科学组织委员会（CIOMS）《关于涉及人类受试者生物医学研究的国际伦理准则》中也规定，提供给未来研究对象的基本信息应当包括，"该人可自由拒绝参加，可自由撤出研究，而不会受到处罚或失去本应赋予的利益"。可见，自由退出的原则是国际社会公认的试验原则。但是，作为义务的主体，一旦受试者决定退出试验时，需要向研究者明示。

第三节　受试者权利的保护

当人类社会发展进入到文明阶段，自由、平等、博爱、人权等观念逐渐被人类所接受，涉及人体的生物医学研究就会越来越受到限制，就必须纳入规范化管理的阶段。保护受试者的权益和安全，保证研究的科学可靠，使人体试验既要确保科学性，又要符合伦理合理性，是当今医学研究确保科研诚信的重要任务。

受试者权利的保护作为一项非常重要系统的工程，正越来越多地受到国际社会的重视，很多国家为此制定了明确的法律规定。

一、国际上涉及人体试验的法律法规

二战期间，德国纳粹及日本法西斯令人发指的非法人体试验，使世人看到了非法人体试验犯罪的危害。1947年，以纽伦堡审判为背景的《纽伦堡法典》向世人公布。该《法典》确立了医学人体试验必须有利于社会和符合伦理道德和法律观念的总原则，并明确提出涉及人体试验的十条原则，任何违背这一原则的医学人体试验，都是国际法所禁止的，成为国际及各国国内人体试验立法的国际法源。1949年在瑞士日内瓦重新缔结的日内瓦四公约重申了对国际性和非国际性武装冲突中的非法人体试验罪行的遣责和禁止。如第一公约《改善战地武装部队伤者病者境遇之日内瓦公约》中就明确指出对于伤者及患者"对其生命的任何危害或对其人身的暴行均应严格禁止，尤其不得加以谋杀或消灭、施以酷刑或供生物学的实验"，《改善海上武装部队伤者病者及遇船难者境遇之日内瓦公约》即第二公约第12条中也规定"在海上受伤、患病或遇船难之下条所列武装部队人员或其他人员，在一切情况下，应受尊重与保护"，"尤其不得加以谋杀和消灭，施以酷刑或供生物学的实验，不得故意不给予医疗救助及照顾，亦不得造成使其冒传染病危险之情况。"这四部基本的国际人道法，也为国际法中的人道主义定下了标准。1966年，联合国在《世界人权宣言》的基础上通过的一项公约《公民权利与政治权利国际公约》中，明确规定"任何人均不得加以酷刑或施以残忍的、不人道的或侮辱性的待遇或刑罚。特别是对任何人均不得未经其自

由同意而施以医药或科学试验"，重申了禁止非法人体试验这一国际准则。

在以上两公约之外，国际社会还制订了很多规范人体试验的伦理指导性文件。1964 年，第十八届世界医学大会在芬兰的赫尔辛基召开大会，讨论通过了新的伦理学法典，即《赫尔辛基宣言》，该宣言较之《纽伦堡法典》更为具体、完善、全面，它制定了涉及人体对象医学研究的道德原则和限制条件，既是一部伦理规则，又是人体试验的人权保护指南。虽然就其性质而言，《赫尔辛基宣言》在国际法上并无法律拘束力，然而，宣言却被无数的关于人体研究的国际和国内文件、伦理指南、法律法规等吸收或列为附件，成为临床研究伦理道德规范的基石。1975 年，日本东京召开的第二十九届世界医学大会上通过的《关于对拘留犯和囚犯给予折磨，虐待，非人道的对待和惩罚时，医师的行为准则》的宣言，即《东京宣言》和 1977 年第六届世界精神病学大会一致通过的《夏威夷宣言》，都从不同方面对医务人员的道德提出了要求。1982 年，国际医学科学组织委员会（CIOMS）颁布了《人体生物医学研究国际道德指南》，旨在规范各国的人体生物医学研究政策，根据各地情况应用伦理标准，确立和完善伦理审查机制。并首次在国际文件中特殊关注到儿童、妇女、孕妇以及有精神疾病或精神障碍者等弱势群体。由此可见，对非法人体试验进行刑事惩治早已成为国际社会的共识。

二、国内关于人体试验的法律法规

随着人类文明的进步，保护人权逐步成为各国法治建设共同追寻的目标。非法人体试验作为对人类生命健康等基本人权的漠视，其危害当然不容忽视。为此，我国也采取了相关措施，以保护受试者权利权益。

我国最早涉及临床试验的相关规定首先体现在药品管理以及药品注册方面。1984 年 9 月 20 日全国人大常委会第七次会议通过的《药品管理法》规定"进行新药的临床试验必须经国务院卫生行政部门批准"，同时要求国务院药品监督管理部门和卫生行政部门共同制定药物临床试验机构资格的认定办法，由国务院确定部门制定药物临床试验质量管理规范。2001 年 2 月 28 日第九届全国人民代表大会常务委员会第二十次会议重新对该法进行了修订，"经国务院药品监督管理部门批准后，方可进行临床试验。药物临床试验机构资格的认定办法，由国务院药品监督管理部门、国务院卫生行政部门共同制定。""药物非临床研究质量管理规范、药物临床试验质量管理规范由国务院确定的部门制定"。

1998 年 3 月，卫生部颁布了《药品临床试验管理规范（试行）》；国家食品药品监督管理局成立后对该规范进行了进一步的讨论和修改，将名称更改为《药物临床试验质量管理规范》，于 2003 年 9 月 1 日起正式实施。开宗明义指出"为保证药物临床试验过程规范，结果科学可靠，保护受试者的权益并保障其安全"。并明确提出受试者权益、安全和健康必须高于科学和社会利益的考虑。

1998 年 6 月，我国制定了《执业医师法》，该法第 26 条规定，"医师进行实验性临床医疗，应当经医院批准并征得患者本人或者其家属同意。"该规定成为我国禁止非法人体实验（主要是治疗性非法人体实验）的直接法律依据。

为贯彻执行《中华人民共和国药品管理法》及《中华人民共和国药品管理法实施条例》，加强药物临床试验的监督管理，确保药物临床试验在具有药物临床试验资格的机构中进行，国家食品药品监督管理局和卫生部于2004年共同制定了《药物临床试验机构资格认定办法（试行）》，对药物临床试验机构的申请、受理、检查、审核及监督管理做了详细的规定。

为加强对医疗器械临床试验的管理，维护受试者权益，保证临床试验结果真实、可靠，国家食品药品监督管理局审议通过了《医疗器械临床试验规定》，并于2004年4月1日起开始施行。该规定对获得医疗器械临床试验资格的医疗机构进行医疗器械临床试验中受试者的权益保障做出了相关要求。如该规定第7条规定"医疗器械临床试验不得向受试者收取费用"，第8条第9条对医疗器械临床试验负责人或其委托人应当向受试者或其法定代理人详细说明的事项以及受试者获得的《知情同意书》应包含的内容进行了具体规定。

2006年，卫生部颁布了《人体器官移植技术临床应用管理暂行办法》，其中规定"医疗机构进行实验性器官移植，必须进行技术论证，并按照有关规定取得批准。医疗机构进行实验性器官移植应当履行告知义务，征得患者本人和其家属书面同意。实验性器官移植不得向患者收取任何费用。有关补偿问题，应当在知情同意书中约定。"对涉及器官移植的相关试验进行了规定。

2007年出台的《涉及人的生物医学研究伦理审查办法（试行）》，要求在全国范围建立伦理委员会，由伦理委员会审查涉及人体受试者的医学科研项目。伦理审查应当遵守国家法律、法规和规章的规定以及公认的生命伦理原则，伦理审查过程应当独立、客观、公正和透明。该办法第14条还对涉及人的生物医学研究伦理审查原则及受试者权益的维护做了详细的规定。如"尊重和保障受试者自主决定同意或者不同意受试的权利，严格履行知情同意程序，不得使用欺骗、利诱、胁迫等不正当手段使受试者同意受试，允许受试者在任何阶段退出受试；对受试者的安全、健康和权益的考虑必须高于对科学和社会利益的考虑，力求使受试者最大程度受益和尽可能避免伤害"等。这一审查办法朝着统一各伦理委员会的职能及审查规程的方向迈进了一大步，为规范我国涉及人的生物医学研究的伦理审查工作提供了明确的指导。

2010年11月，国家食品药品监督管理局、国家中医药管理局相继颁布了《药物临床试验伦理审查工作指导原则》、《中医药临床研究伦理审查管理规范》，旨在加强药物临床试验质量管理和受试者权益安全与保护，规范和指导伦理委员会的药物临床试验伦理审查工作。《药物临床试验伦理审查工作指导原则》在我国《药物临床试验质量管理规范》的基础上，参考了国际上的有关规定，重点是对伦理审查中的关键环节提出了明确的要求和规定。不仅涵盖了伦理审查的基本规范，还提出了若干新的观点。如参照美国等西方国家提出"试验实施过程中的监察和稽查计划，包括必要时成立独立的数据与安全监察委员会。"

三、目前我国受试者权利保护的现状评价

（一）法律法规不断成熟，但仍不完善，行政监管的力度不够

通过上述分析可以看出，我国临床试验中受试者权益保护尽管起步较晚，但这些政策法规的颁布，使我国临床试验逐步进入规范化的管理轨道，这对保护受试者的生命和健康、推进生物医学研究健康发展和保障受试者合法权益起到了重要作用。但是，目前为止，我们仍未出台一部专门的受试者权益保护法，现有的法律法规还不能完全涵盖对受试者所有权益的维护，现有条款缺乏可操作性，需要不断完善。人体试验受试者保护措施虽然在我国行政法、民法等多部法律中有所涉及，但目前相对集中、较为具体并有针对性的法律文件主要包括国家食品药品监督管理局（SFDA）颁布的部门规章《药物临床试验质量管理规范》（GCP）和《医疗器械临床试验规定》以及卫生部颁布的规章以下的规范性文件《涉及人的生物医学研究伦理审查办法》（试行）。这些法律文件同样采用了伦理委员会审查和知情同意两种基本保护措施，但是与美国联邦法规相比，其性质是行政法规以下的规范性文件，法律效力等级较低。根据我国《立法法》的有关规定，国务院各部委只能在本部门的权限范围内制定规章，因此，卫生部和SFDA制定的受试者保护规章所能涉及的事项仅局限于医药卫生领域，难以对人体试验涉及其他行政部门权限的事项做出全面的规定，将会形成一定程度的立法空白，如当受试者为因犯、或学生时，必然涉及到司法行政部门和教育行政部门的权限，航天飞行的人体试验必然涉及航天管理部门的权限等。因此，应制定一部专门法律以确保在任何领域开展的人体试验中的受试者都能受到法律保护。

另外，目前我国相关行政机构在实际工作中也存在执法不严、监管不力等问题。主要表现为：伦理委员会职能不明确，试验方案的修改不经过伦理委员会的审批；知情同意书签署不规范，受试者权益和安全难以得到保障；病例报告表的填写、修改不规范；试验用药品的存放、记录、发放不规范；药物临床研究的不良事件和严重不良事件报告制度的建立的执行情况不规范；临床试验的管理制度缺乏可操作性，文件及档案的保存和管理不符合《药物临床试验质量管理规范》的要求等[59]。然而这些问题大都没有得到行政监管机构的及时纠正。

（二）伦理委员会的作用有所加强，但仍需进一步完善

伦理委员会审查是保护受试者的安全与权益、保证临床试验伦理合理性的重要措施之一，在临床研究中发挥重要作用。20世纪80年代，美国等许多发达国家的医疗机构相继建立起医院伦理委员会，医院伦理委员会对保护患者和医学受试者的权利，调节医患关系，维护正常的医疗秩序发挥了重要作用。我国的医学界和医学伦理界早在80年代后期就提出

---

[59]王乐民. 药物临床试验漏洞不少. 健康报，2005-3-11

了建立医院伦理委员会的主张，目前，国家食品药品监督管理局颁布的《药物临床试验伦理审查办法（试行）》《涉及人的生物医学研究伦理审查办法（试行）》等法律法规也为指导伦理委员会行使伦理审查提供了法律依据，极大地促进了医院伦理委员会发展。据不完全统计，目前我国已有400余家医院成立了伦理委员会。中华医学会科技评审部于2007年调查了全国范围内的154家医疗结构（三级甲等医院）、高等院校、科研院所和预防机构的IRB（人体试验委员会）设立情况，结果显示，调研的154家单位中，135家设立了IRB，达到88%[60]。伦理委员会在伦理审查、审批和保护受试者权益及安全方面发挥了巨大的作用。2007年，上海市曾调查了33所医院的IRB现状，其中85%左右的IRB委员及管理者与一般医务人员认为，IRB在维护患者与受试者合法权益中有作用或较有作用[61]。可见，我国医院IRB经过20余年的发展，无论是从数量到质量，还是从政策层面、理念层面到操作层面均取得了实质性进展。但是，和欧美等发达国家相比，仍然存在许多问题。如认证及监管制度缺位，我国的IRB主要由卫生部和药监局在宏观上进行管理，并没有赋予卫生行政部门具体的监管权限，也没有设立专门的监管机构。我国目前亦无有效的认证和注册制度，仅有"伦理委员会需向国家食品药品监督管理局备案"的规定，并没有专门的机构来评价和考核IRB的工作开展情况。此外还存在教育培训不足；伦理审查技术水平有限等问题。因此，建立一套既符合国际人体生物医学伦理规范，又适合我国医疗机构现状和需要的伦理委员会管理制度，是当前的迫切需要。

（三）受试者的知情同意权日益受到重视，但落实还不到位

签署知情同意书既是受试者的权利也是研究者必须履行的义务，只有得到受试者的同意并形成文字同意后，才表明研究者得到了受试者同意进行医学科学试验的授权，才可以按照试验方案进行试验，所以，知情同意书是体现受试者将自己的生命健康权进行选择和处置的核心文件。详细了解试验的有关情况并签署知情同意书，是受试者保障自身利益的主要措施，它体现了对受试者的尊重。由于现阶段，我国在临床实验活动中还有很多不规范的地方，受试者的知情同意权在一定程度上未得到重视。有的知情同意仅仅采用口头的形式；有时即使签了《知情同意书》，也难以真正体现受试者的意愿；知情告知不充分，有的知情同意书太过简单，语言叙述笼统含糊，没有包括应当告知的必要内容。有的知情同意书讲参加试验的益处较多，对试验的风险强调不够。知情同意书格式不规范，项目不全等[62]。因此，受试者一定重视签署《知情同意书》，要详细了解试验的有关情况，需慎重考虑后再作出决定。此外，需要明确的是医方履行包括知情同意在内的各项职责，知情同

[60]张利平，王莹莹，刘俊立. 我国医学伦理委员会组织与管理情况调查报告. 中国医学伦理学，2008，21（6）：128–130

[61]王香平，李晓玲，王育琴. 我国医院伦理委员会现状及国际认证分析. 医学与哲学，2012，22（4A）：31

[62]张建平，申卫星，丁勇. 江苏省首例药物临床试验诉讼与受试者的知情同意权保护［J］. 药学服务与研究，2008，8（5）：397

意书不是医疗机构及其人员的免责书，而是承担相应的法定责任。

受试者应当提高自我保护意识，有效维护自己的合法权益。在接受临床试验过程中，有权要求医疗机构提供符合保障人身、财产安全的医疗服务，享有自主参与权、知情同意权、隐私权等基本权利，受试者在临床试验中受到人身及精神伤害或财产损失时，可依法提出赔偿要求。这些内容应在知情同意书上有所体现。

五、对弱势受试者的保护需要进一步加强

弱势受试者是指没有能力参与知情同意的人群，包括婴儿、儿童以及痴呆、危重病、精神病、神志不清等无能力或决断能力低下的人群。这些人理应受到国家法律的保护。"在美国，联邦法规不仅要求 IRB 审查必须考虑弱势受试者的因素，还制定了细致、全面、操作性较强的附加措施保护弱势受试者。如 FDA 的 21CFR50 为了平衡儿童受试者的利益与社会整体利益，在制度设计上引入了风险利益评估机制，根据受试者可能承受的风险具体地规定了严密的保护程序，风险越高，保护程序和同意要求也就越严格"[63]。若有孕妇参与实验，IRB 在审查试验方案时，必须综合考虑该试验对孕妇及其胎儿、新生儿是否有潜在的或直接的利益，是否超过最低风险。与此相比，我国涉及相关规定的《药品临床试验管理规范（试行）》中，第 15 条规定"对无行为能力的受试者，如果伦理委员会原则上同意，研究者认为受试者参加试验符合其本身利益时，则这些病人也可以进入试验，同时应经其法定监护人同意并签名及注明日期"，"儿童作为受试者，必须征得其法定监护人的知情同意并签署知情同意书，当儿童能做出同意参加研究的决定时，还必须征得其本人同意"。这些规定只是对伦理委员会应当批准，受试者在获得充分解释权后做出知情同意等原则性问题做出了规定，但"并没有对伦理委员会评估儿童受试者可能遭遇风险的具体程序、审批标准、同意要求等进行详细规定"，对其他特殊群体，如孕妇、囚犯等参与人体试验也没有明确的说明和保护措施。因此，相关的法律法规中必须对弱势群体作为受试者的权利保护进行特殊设计，必要时甚至进行额外审查。

（王香平　王建敏）

---

[63]李歆，王琼. 美国人体试验受试者保护的联邦法规及对我国的启示. 上海医药，2008，29（3）：403

第五章　机构伦理委员会的规范化建设

随着生物医学的发展，研究项目中涉及的伦理问题变得越来越重要。机构伦理委员会的建设初步显示了它的强大生命力和大有作为的发展态势，在规范生命伦理学的有序发展，以及指导临床实践、生物医学、科学研究中发挥着独特而无可替代的重要作用。但较之西方发达国家，我国机构伦理委员会建设起步较晚，目前呈现一个发展不均衡的状态，尚未在全国或者行业内形成规范化的管理模式、运作机制，缺乏标准化的操作规程、法律法规等，这些问题在我国已经存在了很长一段时间。为了更加有效的发挥机构伦理委员会的职能与作用，必须加强机构伦理委员会的规范化建设。

第一节　机构伦理委员会规范化建设的必要性

（一）机构伦理委员会建设历史尚短

1966 年美国制定了第一个关于保护人类受试者的联邦法案，要求在单位伦理审查委员会对每个由美国卫生部资助的研究项目进行审查。1969 年美国卫生部修订了单位伦理审查委员会准则。从 20 世纪后期开始，许多国家的政府、医学组织、医疗机构和科研机构建立了医学伦理委员会。

科学通常考虑的是能不能做的问题，而伦理需要考虑的是该不该做的问题。以现代生物学中的克隆技术为例，从第一个时期的微生物克隆到第二个时期的生物技术克隆，第三个时期的动物克隆，每一步都离不开科学的发展。可是，科学关注的仅仅是技术层面能否做到的问题，自第一个体细胞克隆动物多利羊问世以来，有关道德和伦理的争论就从未停止过，能否用克隆动物的器官来替换患病人的人体器官？克隆人会不会像当年的试管婴儿一样，从被很多人反对到被社会普遍接受？这些问题就属于伦理学考虑的问题。

中国伦理委员会的产生既有国际背景，也有国内背景。当代生物医学科学技术的迅猛发展及其在临床实践中的快速应用，对人体生命的干预愈大，影响也就愈深远，引发的伦理问题就更加复杂棘手。如何正确求解生物医学科技的风险与收益方程式，实现收益最大化而风险最小化？这是世界各国共同面临的课题。这些问题的尖锐性和复杂性对传统医学伦理学理论的适用范畴与解决问题的能力提出了挑战，促使了生命伦理学的产生和发展。将伦理理论应用于解决现实难题的独特组织——伦理委员会应运而生。我国伦理委员会的产生也处于这一大背景之中。

（二）我国机构伦理委员会建设逐步走向正轨

1987 年 11 月在苏州召开的"全国第四届医学辩证法学术研讨会"上，彭瑞骢教授作闭幕讲话时提出建议在一些大医院建立医院的伦理委员会，受理关于人体实验，有缺陷新生儿的救治，有缺陷胎儿的引产，濒死救治等有关生命伦理学案件。于是医院伦理委员会概念在中国首次公开出现。随后，我国许多医疗机构、大学、学术期刊和卫生行政机构等纷纷成立了机构伦理委员会。

1991 年针对一个生物医学研究项目，中国成立了第一个伦理审查委员会。1998 年 11 月，我国卫生部成立了"卫生部涉及人体的生物医学研究伦理审查委员会"，2000 年 3 月 6 日卫生部又成立"卫生部医学伦理专家委员会"。卫生部于 2001 年 2 月 20 日发布《人类辅助生殖技术管理办法》，自 2001 年 8 月 1 日起施行。第一次将"设有医学伦理委员会"作为申请开展人类辅助生殖技术的医疗机构应当符合的必备条件。同样于 2001 年 8 月 1 日起实施的《人类精子库管理办法》第七条规定，申请设置人类精子库的医疗机构应当设有医学伦理委员会。

1999 年 7 月 23 日国家药监局颁布施行的我国首部《药品临床试验管理规范》第九条明确规定：为确保临床试验中受试者的权益并为之提供公众保证，应在参加临床试验的医疗机构内成立伦理委员会。2003 年 6 月国家药品监督管理局最新修订《药品临床试验管理规范》中对医院伦理委员会的组织作了明确的界定：为确保临床试验中受试者的权益，须成立独立的伦理委员会，并向国家食品药品监督管理局备案。2003 年 9 月 1 日修订的《药物临床试验质量管理规范》，将第九条修改为"为确保临床试验中受试者的权益，须成立独立的伦理委员会，并向国家食品药品监督管理局备案"。

卫生部 2007 年 1 月公布的《涉及人的生物医学研究伦理审查办法》指出[64]，卫生部设立医学伦理专家委员会。省级卫生行政部门设立本行政区域的伦理审查指导咨询组织。卫生部和省级卫生行政部门设立的委员会是医学伦理专家咨询组织，主要针对重大伦理问题进行研究讨论，提出政策咨询意见，必要时可组织对重大科研项目的伦理审查；对辖区内机构伦理委员会的伦理审查工作进行指导、监督。明确提出："开展涉及人的生物医学研究和相关技术应用活动的机构，包括医疗卫生机构、科研院所、疾病预防控制和妇幼保健机构等，设立机构伦理委员会"。这是我国卫生部第一次以行政规章的形式提出建立伦理委员会的要求。说明我国已经充分了解了建立机构伦理委员会的重要性，并在自上而下的推动建立和完善，我国部分政府机构、医学组织、医疗机构和科研机构也纷纷建立机构伦理委员会并逐步规范，没有建立的逐步在规范化的指导下建立。

（三）机构伦理委员会的地位需要进一步确定

伦理委员会分为三个级别：①国家和部级伦理委员会；②省和直辖市级伦理委员会；

---

[64]中华人民共和国卫生部. 涉及人的生物医学研究伦理审查办法（试行）. 2007-1-11

③机构伦理委员会。卫生部设立医学伦理专家委员会[65]，委员会的职责是负责行业科技发展中有关伦理问题的咨询和审查，委员会的办事机构设在卫生部科技教育司，负责组织对重大医学伦理决策问题的论证、委员会的换届改选及委员的聘任工作。省、直辖市级卫生行政部门设立本行政区域的伦理审查指导咨询组织。卫生部和省级卫生行政部门设立的委员会是医学伦理专家咨询组织，主要针对重大伦理问题进行研究讨论，提出政策咨询意见，必要时可组织对重大科研项目的伦理审查，对辖区内机构伦理委员会的伦理审查工作进行指导、监督。开展涉及人的生物医学研究和相关技术应用活动的机构，包括医疗卫生机构、科研院所、疾病预防控制和妇幼保健机构等，均应设立机构伦理委员会，在这些基层机构里必须明确它的不可或缺的地位，这样才能把好涉及伦理问题的第一关。

（四）机构伦理委员会所属的类别有待明确

在讨论机构伦理委员会的时候，人们往往混淆机构伦理委员会与临床伦理委员会（或医院伦理委员会）之间的区别[66]。这两种伦理委员会的共同点是：它们的目的都是为了维护人的权利和福利，体现"以人为本"的理念；同时它们也是生命伦理学体制化的一个方面。它们的不同之处在于：①机构伦理委员会是为了审查、批准涉及人或动物的生物医学研究方案而设立的，而临床伦理委员会是为了帮助医生对疑难案例做出更为合适的处理而设立的；②机构伦理委员会是根据本国的法律、条例或规章要求建立的，而临床伦理委员会一般来说是根据医疗单位的临床需要建立的；③机构伦理委员会不是可建立或可不建立的，它是按规定必须建立的，而且具有对研究方案"生杀予夺"的决定权力。

机构伦理委员会是为了组织协调该机构伦理相关的综合性工作的一个社会实体组织。可以建立政策咨询性的伦理委员会，还可以按照研究方案或治疗方案性质的不同，建立包括临床机构伦理委员会、医学研究机构伦理委员会、药物临床试验机构伦理委员会、辅助生殖和器官移植伦理委员会、医疗仪器机构伦理委员会、血液制品机构伦理委员会等。机构伦理委员会的类别需要明确。

（五）机构伦理委员会规范化建设的意义

机构伦理委员会工作的意义是多方面的。首先是保护受试者和患者的权利、尊严、安全和福利。例如，医生和研究者是否为了追求实验结果而忽视了患者和受试者的人权？实施治疗或开展试验时是否让患者、受试者享有知情同意的权利？医院是否为了避免风险而不对危险的病人积极地实施可能的治疗？其次，机构伦理委员会对提高研究质量和研究效率有着积极的意义。例如，研究人员在研究开始前将研究项目提交给机构伦理委员会进行审查，确定研究方案是否符合科学性和伦理原则的要求，这些对确保该研究的顺利进行是非常有必要的；再者，机构伦理委员会还起着保护工作人员的作用。当然，这并不是机构

[65]世界卫生组织. 生物医学研究审查伦理委员会操作指南. 2000

[66]李本富, 对我国伦理审查委员会建设的探讨. 中国医学伦理学, 2007, 20（2）：3-6

伦理委员会成立的初衷。例如，很多国家的学者们认为，在医疗卫生机构需要有一种机制，这种机制既能提供法律的保护，又能避免司法机关的介入，而机构伦理委员会就能扮演这样的角色，充当了法院与医患之间的中间性机构；除此之外，在我们发展中国家建立机构伦理委员会还有着特殊的意义。随着生命伦理学在全球范围内越来越受到重视，一些发达国家有关医学研究的伦理标准不断提高，这时出现了一个值得关注的现象，那就是部分以人为对象的研究或试验正在逐渐转向研究条件相对缓和的发展中国家，为了保证跨国医疗和科研的伦理合理性，保护我国受试者的权利，也必须加强机构伦理委员会的建设。最后，机构伦理委员会对于提高人们对伦理的关注度、普及伦理知识也有着积极的意义。

综上所述，机构伦理委员会的规范化建立，具有维护受试者权利、提高医疗和科研水平、培养和提高伦理意识等重要意义，同时还在客观上起到了从一定程度上使机构及其从业人员免于法律纠纷的作用。特别是医疗卫生机构，从目前良好的发展势头来看，必须重视医学伦理学相关工作，以利于医院在科学研究、临床双新技术、药事管理、教学管理等方面的发展。机构伦理委员会已经日益得到了全社会和卫生界的广泛认同，我们需要依靠机构伦理委员会来切实保障医学发展的正确方向和人民群众的健康权利。

第二节 机构伦理委员会的规范化建设

（一）机构伦理委员会的体系建设

一个完整的机构伦理委员会体系需要有一个或一组由立法机关或政府颁布的规范（法律、条例、规章或准则），有一个功能良好的伦理审查组织体系，有一个健全与完备的工作制度（如章程、会议制度、标准操作规程、档案制度等），有一个合理的委员会成员组成，有一个有效的能力建设机制（对研究人员和伦理审查委员会委员进行系统培训），有一个有效的质量控制、考评、监督或督察制度[67]。机构伦理委员会的建立应符合国家现行的法律和规定，并符合其所服务社会的价值观和原则。每年审查的研究方案少于 10 个的单位不必要成立自己的机构伦理审查委员会，可以根据实际情况按照审查内容的不同，在一个城市设立一个或若干个机构伦理审查委员会。

伦理审查委员会并非中国土生土长，它是纯粹的舶来品。美国是伦理委员会的发源地。2000 年 WHO 以世界各国伦理评审实践的评价现状为基础，紧扣国际指南中已确立的伦理审查要求，颁布了《生物医学研究伦理审查委员会的工作指南》[68]。这一指南为机构伦理委员会的体系建设提供了基本指导。为了推动和提高伦理审查质量和增加伦理审查工作的透明度，在伦理审查实践的考查和评价的国际性框架方面做些贡献，2002 年又出台了《生

[67]邱宗仁，翟晓梅. 在国际背景下我国伦理审查的能力建设：理念和实践. 中国医学伦理学，2008，21（2）：3-5
[68]齐松仁，王云亭. 医院伦理委员会的性质和作用. 中日友好医院学报，2005，19（5）：305-306

物医学研究伦理审查委员会的工作指南》的一个补充准则《考查和评价伦理审查实践》。这两个文件对全球范围内发展独立且合格的伦理审查作出了贡献。在机构伦理委员会规范化建设所需要的规范，还可依据国内外的伦理文献、法律和法规，如经多次修改的《赫尔辛基宣言》（declaration of Helsinki，1964、2000、2002、2004）；2002 年 CLOMS/WHO 合作制定的《涉及人的生物医学研究的国际伦理准则》（international ethical guidelines for biomedical/research involving human subjects）；卫生部制定的《涉及人的生物医学研究伦理审查办法》（试行），2007），也可参考国外的伦理法律法规，如加拿大的 tri—council policy statement：ethical conduct for research involving humans，section 8：human genetic research（2004），美国有关人类受试者保护的联邦法规（2005 年）等。这些国际伦理准则不断注重其实用性，尤其关注在发展中国家所处的特殊社会、经济、法律制度与行政管理的条件下如何有效的应用。这样更有利于各个国家和地区来制订、评估及修订其生物医学研究伦理政策。这些国际伦理准则可以作为机构伦理委员会体系运作初步框架的有益补充。

为了更好地进行伦理审查，机构伦理委员会应建立有明确职责的办公室。根据不同机构的实际情况，伦理委员会办公室可以设在医务处、科教处、办公室、党委办公室等部门。对伦理委员会内的行政人员（如主席、秘书）进行必要的分工，办公室人员或秘书负责伦理审查的组织和日常工作：接受伦理审查申请资料、安排审查会议日程和记录、会议决定的通告和联系记录、经费的管理、成员的培训、年度工作总结、档案管理等。办公室应该以定期（年度）报告的形式总结伦理委员会的工作。除此之外，保障机构伦理委员会的正常运作，还需要不断强化各级医学科研管理人员的伦理意识，提高医学科研人员、临床工作者的伦理素养，普及受试者、社会大众的伦理意识。

（二）机构伦理委员会的制度建设

机构伦理委员会应当根据国际准则、自身的审查范围制定本土化、合理化、有系统性和针对性的制度和程序，包括伦理审查的申请与受理程序、伦理审查会议程序、伦理委员会成员的回避制度、加快审查制度、跟踪审查制度和伦理委员会文件管理制度等，并在审查要求、标准、时限等方面，作出具体规定。

完善和落实管理制度和标准操作规程（SOP）是确保试验质量的重要环节[69]。目前发达国家都建立了全国范围内统一的操作规则，我国应在总结和借鉴国外经验的基础上，着重针对我国国情，制定伦理委员会工作的具体指南和统一的标准操作规范。机构伦理委员会应建立公开的标准操作程序，注明伦理委员会的主管部门、伦理委员会的功能和职责、成员资格的要求、任期、任职的条件、办公室、秘书处的结构、内部程序和法定到会人数的要求。伦理委员会应按既定的操作程序工作。

机构伦理委员需要有一套完整的管理制度、技术设计规范和 SOP，并且要保证其可操

---

[69]樊民胜，奚益群. 医院伦理委员会建设若干问题的探讨. 中国医学伦理学，2007，20（5）：9–12

作性和执行的依从性。各项制度、规范及 SOP 的制订不但要遵循现行法律法规和政策，符合科学、伦理要求，还要结合专业的特点[70]。目前我国发达地区的部分医院已经制定了较为完善的 SOP。SOP 内容主要涉及六个部分：研究方案受理和初审，伦理委员会成员的组成和人员管理，审查会议及通信管理，研究方案的跟踪监管，伦理委员会档案管理，伦理委员会评估。要从人员构成、委员职责，研究方案的接收送审、各类方案的审查分类及操作流程，初审、复审及持续审查的范围、流程和细则，不良反应事件的处理，会议制度及各类文档的管理等多个方面详细列出操作细则，并定期根据工作中的实际情况和经验做出修订。详尽的标准操作规程减少了审查工作中随意性和主观性，使工作中的各个环节都能有据可依。如果能制定全国统一的 SOP 则能更深入和细致地规范和指导伦理委员会的工作，从根本上解决各伦理委员会在人员组成、人员素质、审评程序和审评尺度上标准不一的问题，使各地的伦理委员会在统一的指导下平衡发展，也给评定和审核伦理委员会的工作提供依据。

机构伦理委员会严格遵从已有的管理办法并参照国际伦理准则，不受研究人员、资助者或本机构领导的倾向性意见或暗示，对研究方案进行审查，提出自己的意见。机构伦理委员会不能因本单位或主管行政部门领导的倾向性意见或暗示，而违反管理办法和伦理原则，去批准或不批准某项研究方案。

（三）机构伦理委员会的委员构成

国际上发布了许多关于伦理委员会的规范性文件，如《审查生物医学研究的伦理委员会工作指南》、《涉及人的生物医学研究的国际伦理准则》等，它们对一般的伦理委员会的组成都作了一定的规定[71]。综合上述规范性文件，伦理委员会成员的组成有如下基本要求：①伦理委员会的成员组成须保证其独立性，使委员会在工作中不受政治、经济、机构等外界的影响；②伦理委员会成员应当具备一定的素质，能保证其有能力对提交的研究项目和临床中遇到的有关问题进行客观、公正和透明的伦理学审查；③伦理委员会成员的组成应当是多样化的，涵盖多学科和多背景人员；④委员会各种成员应当具有科学构成比例，如专业、年龄、性别等；⑤委员会应具备一定的规模，以保证能够顺利地履行职责。

为了保证委员会能反映和尊重各方意见，保护各方利益，保持其公正性，各国均要求委员会的结构应"合理"，国际上对委员会"结构合理"的基本要求可概括为"多样性"，即委员会应当由多学科和多方面的人士所组成。委员会的多样性，包括委员有不同的种族、性别、各种文化背景、社团的态度，此外成员还须拥有必要的审查研究行为的专业能力。如果委员会审查的项目涉及那些容易受到侵害的对象，例如儿童、残疾人或

---

[70]柯斌铮. 对医院伦理委员会建设的几点认识. 医学与哲学（人文社会医学版），2007，12（28）：3-5

[71]吴晓瑞，李义庭，等. 北京地区机构伦理审查委员会现状的调查分析. 医学与哲学（人文社会医学版），2010，3（31）：11-13

智力障碍者等，还应当包括一个或更多在相关方面知识渊博和富有经验的成员。按照我国《涉及人的生物医学研究伦理审查办法（试行）》中要求，机构伦理委员会的委员由设立该伦理委员会的部门或者机构在广泛征求意见的基础上，从生物医学领域和管理学、伦理学、法学、社会学等社会科学领域的专家中推举产生，人数不得少于 5 人，一般以 5~7 人为宜，也可由 11 人组成。少数民族地区应考虑少数民族委员。伦理委员会名单提交机构办公会讨论，当选委员的同意票数应超过法定到会人数的半数；除此之外，选择和任命委员的方法可以还是一致同意、直接任命等。各机构应该建立筛选和招募伦理委员会委员的明确程序，应拟订候选人资格的规定，包括伦理委员会委员义务和职责的要点。当选委员以机构下发正式文件的方式任命。任命时应避免利益冲突，如不能避免，关于这类利益应该透明。接受任命的伦理委员会委员应同意并签署以下文件：委员申明、保密协议、利益冲突声明。委员轮转制应考虑保证伦理委员会成员的连续性、专业知识的发展和维持，并不断吸收新的观点和方法。各机构应确定委员的任期，具体包括以下几点：任职期限、连任的规定、取消资格的程序、辞职的程序、替换的程序。一般情况下，机构伦理委员会委员任期 5 年，可以连任。伦理委员会设主任委员一人，副主任委员若干人，由伦理委员会委员协商推举产生，可以连任。设立机构伦理委员会的部门或者机构应当根据伦理委员会委员的工作情况给予适当的报酬。伦理委员会可以聘请或委任常任独立顾问，他们可以就所提议的研究方案向伦理委员会提供专门的意见。这些顾问可以是伦理或法律方面的、特定疾病或方法学的专家，或者也可以是社区、病人或特定利益团体的代表。应规定独立顾问的授权范围（常任或临时顾问可以就伦理审查委员会成员提出的问题发表专门意见，以便顺利地进行伦理审查，但不具有表决权。）。辞职或免职：伦理委员会委员可以通过向主任提交辞职信辞去其职位，或因下述原因被免职：因各种原因长期无法参加伦理审查工作者；未能通过伦理审查的培训与考试，不能胜任工作；因年龄、健康或工作调动等原因不能继续担任伦理委员会委员者。当委员的行为道德与委员资格相违背时，可以取消其伦理委员会委员资格。

（四）机构伦理委员会的工作内容

在我国，机构伦理委员会应归各省伦理委员会指导和省卫生行政部门管理，是建立在医院、医疗中心、科研机构等基层卫生单位中，由多学科职业人员组成、为发生在医疗实践和医学科研中的医德问题和伦理难题提供教育、决策和咨询，对相关医疗和科研过程进行伦理调控或监督的组织。虽然机构伦理委员会根据工作内容涉及的名称不一，但伦理委员会是教育性、咨询性、独立性及审查性组织必须一致。它不是行政决策部门，但是可以影响决策的部门，也不是权力机构，但却是权威机构。其依据一定的伦理学原则来决策、指导和解决在医学发展和实践中的伦理难题而设立的特殊机构，以维护人类的生存和健康利益，体现医学科学的根本宗旨。

不同的机构其工作的范围有很大区别，主要与伦理委员会所在机构的特点、成立伦理委员会的目的、伦理审查能力及资源的获得等因素有关。一般综合性三级大医院由于其科研人才多，科研水平高，科研资源丰富，涉及人体的生物医学研究、辅助生殖技术都在进行，也往往设有药理临床基地，所以其伦理委员会的审查范围就会涵盖这几个内容；一个三级妇幼保健医院或妇产专科医院，建立的伦理委员会则专注辅助生殖技术的研究项目和其临床应用的伦理审查；一个高等医学院校及科研院所，则会根据机构的科研项目的特点有不同的审查范围。一般而言，伦理审查的任务或职责有两项：一个是确保受试者在临床试验或研究项目中应享有的权利，即知情、自主、保密、不伤害，以及获得救助与补偿等权利；另一个是要保障受试者和公众的利益，要让受试者在承受一定风险之时获得利益的平衡，并且还要相应的延伸到群体或公众的收益。上述两者从根本上说，是要达到维护受试者的生命健康权益以及人的尊严之目的[72]。现有机构伦理委员会的伦理审查内容主要包括以下三方面：①对涉及人体生物医学研究项目的伦理评审，如药品临床试验、胚胎干细胞研究、医疗器械临床试验、其他涉及人体的生物医学研究等；②临床医疗服务项目的伦理审核和咨询，如人类辅助生殖技术、器官移植技术、新技术临床准入、重大临床诊疗病例的伦理咨询、伦理查房、医院政策和制度规范制定的伦理咨询等；③生命伦理的教育与培训，如对伦理委员会委员的伦理培训、对院内医务人员的伦理培训、对病人及家属的伦理知识教育等。

在审查过程中，机构伦理委员会可以行使下列权限：①要求研究人员提供知情同意书，或者根据研究人员的请求，批准免除知情同意程序；②要求研究人员修改研究方案；③要求研究人员中止或结束研究活动；④对研究方案做出批准、不批准或者修改后再审查的决定。机构伦理委员会委员应当为接受伦理审查的研究项目保密，同时要按照伦理原则自主做出决定，不受任何干扰；审查的重点是方案的科学性和受试者的权益。科学性包括实验者的资格、相关部门的审批文件、入选和排除标准、收益和风险等。受试者的权益主要包括对受试者的补偿机制、保密、自主性和知情同意等。知情同意书是审查的重点，主要针对告知是否充分，受试者的权利和利益是否得到充分保障，是否真正的自主等等。

不同的机构伦理委员会在开展伦理审查时应该遵循相同或者类似的工作程序[73]。伦理审查的程序一般是：①提出申请：由项目负责人向伦理评审委员会提出申请。一般申请者向伦理审查委员会提供的材料应包括：研究方案介绍、对研究中涉及伦理问题的考虑、研究者的资格、知情同意书、为招募受试者使用的文字影视材料等；②初步审查：申请项目首先进行初步审查，一般由秘书完成，包括资格审查，随后对项目的信息进行判断、鉴别分析和整理，在正式审查前提前送到主审者手中，如伦理主任手中进行预审；③正式审查：参会的伦理审查委员会成员必须超过全体成员的半数以上，视为有效。一般在伦理评审中

---

[72]沈玉红，张正付，李正奇. 我国药物临床试验机构伦理委员会的现状及监管对策. 中国临床药理学杂志，2011，8（27）：654-656

[73]田瑞，米鹏，等. 浅议研究机构伦理评审委员会的建设. 中华医学科研管理杂志，2010，23（3）：167-169

需要项目负责人汇报自己的项目情况及伦理学考虑，并回答伦理委员的提问。伦理委员经过讨论做出表决，包括同意、不同意和修改后同意。做出决定要以参会 2/3 以上的成员意见为准；④跟踪检查：对已审查过的项目，在项目进行中有研究方案的修改或是伦理审查委员会认为有必要跟踪的项目，需要进行跟踪检查。

（五）机构伦理委员会的教育培训

机构伦理审查委员会的教育与培训是其不可或缺的一项职能和活动，是伦理原则在各机构实施或推行的重要基础和前提。主要针对三类对象：委员自身、所在机构的工作人员和广大的社区公众。而伦理审查委员会良好的自身教育培训是其有效履行核心职责（进行高质量伦理审查维护受试者的权益）的基本前提，是开展对研究人员/医务人员和对受试者/病人等社会大众的教育培训的先决条件，是实现委员会其他职能及作用发挥的基本保证。

不同的机构因业务范畴不同，机构伦理委员会的工作对象、范围及任务繁重程度均不同。培训内容应由伦理委员会自身的任务及职能所决定，其主要目标及任务可归纳为：①提高伦理审查委员会成员的伦理素养及科学素养，加深对伦理审查的目的、任务、职能的认识，提高委员会的伦理监督能力切实保护受试者的权益，促进科学性且符合高伦理标准的科研工作的实施；②提高对伦理审查中所遇到问题的研究分析能力，并为国家或机构内有关政策及伦理指南的制订提供建议，促进伦理审查体系的完善；③整合各种教育资源，为开展针对医疗、科研机构人员、病人/受试者、家属等社区大众的教育培训活动与咨询活动创造条件。

结合成员进入委员会的不同时间和工作任务的需要，可分阶段制订出委员会成员不同阶段的伦理教育培训的具体内容。例如：①初始培训课程内容，包括伦理审查委员会的功能、职责，伦理审查的程序与步骤，伦理审查委员会成员的权利与义务，伦理审查委员会的规章与制定的各种准则，相关国家伦理准则与法规，国际伦理准则，生命伦理学的四大基本原则，知情同意，人体试验的历史与教训等，新进的委员应掌握常规伦理审查中应具备的伦理知识、技能；②继续教育培训课程内容，主要有生命伦理学的理论知识，研究伦理学的知识（儿童、妇女等脆弱人群作为受试者的人体研究中伦理问题等、受试者的入选与排除等），国家及国际上更新的伦理准则与法规，学习其他兄弟机构伦理委员会的成功经验，吸取失败的教训等。按成员的背景给予不同的教育培训内容。如科学背景的成员给予生命伦理学的教育培训内容，而非科学背景的成员则既需要接受相关生物医学科学知识又需要伦理学的教育与培训[74]。此外，还需兼顾伦理审查委员会的自身定位即权限范围来调整自身教育培训具体内容的侧重点，例如辅助生殖技术伦理审查委员会必然对辅助生殖技术、胚胎干细胞研究中的伦理问题给予更多的关注。

---

[74]范让，施卫星. 科学规范人体器官移植机构伦理委员会结构的构想. 中国医学伦理学，2009，22（1）：144-145

　　教育培训采取的措施有：①自学，按自学计划和委员会学习要求，学习有关伦理理论、伦理指南等；②参加伦理课程学习和听讲座，包括参加全国或地区伦理学会、团体或高等院校组织的有关伦理委员会的课程培训学习。如英国临床伦理网、美国等国家一些大学伦理中心等组织的相关课程的教育计划；③参加伦理研讨。包括参加各种伦理研究学会、团体、刊物组织的有关伦理问题的研究和讨论，参加医疗机构有关案例讨论等；④参加伦理咨询、审查等实践活动；⑤出席伦理委员会各种会议；⑥写伦理审查建议和工作报告。

（戴苏娜　田喜慧）

第六章　机构伦理委员会制度建设

机构伦理委员会的制度建设是开展伦理审查工作的重要一环，如果没有制度的规范，很难想象工作将如何开展。

通常我们所说的制度有三个层面上的意义，国家的法律法规、行业的行为规范以及机构的规章制度。我们在本章所要讨论的制度建设，主要是针对机构开展工作的规章制度。制度的建设也要相应的做到合理、合法、合规。合理指的是符合伦理学的学理，合法指的是符合国家的政策法规，合规指的是符合行业的行为规范。

第一节　机构伦理委员会制度的意义和体系架构

一、制度的产生与发展

机构伦理委员会的制度体系是在伦理学学科发展和临床试验开展的推动下，逐步产生和发展的。众所周知，涉及人的临床试验古已有之。无论是传说中的神农尝百草，还是典型的抗坏血酸对照试验，人作为验证医疗效果的受试者，贯穿着医学发展的始终。但是在相当长的一段历史时期，对于受试体，尤其是人的保护措施是不完善的，甚至是缺失的。是否对受试者进行足够的保护，更多地取决于试验设计者的道德自律。也就是说，实验设计者个人的生命价值观是开展涉及人的临床试验的唯一伦理标尺，这在很大程度上，提高了受试者参与的风险。

从19世纪的科学发展史上我们可以看到，科学家对科学研究的热衷已经近乎偏执，注意力更多地集中在科学理论的揭示，而对获得结果的过程是否合乎道德评价不屑一顾，以至许多人体实验都是在伦理学的边缘跳舞。在1898年，美国黄热病专家，医务部部长乔治·米勒·斯坦伯格曾谴责意大利细菌学家朱塞佩·萨纳雷利（萨纳雷利杆菌的发现者），因其在病人不知情的情况下，把芽胞杆菌注射进病人体内观察，致使5人中的3人死亡。两年之后美国确立一个议案，该议案对出于科研究目的以人作为实验体的研究做出了种种规定和限制，在此基础上美国的临床研究中出现了首个知情同意文件——黄热病合同（Walter Reed's yellow-fever contract），并且产生了志愿者制度。虽然合同中伦理概念模糊，且有相当的政治色彩，但这可以说是伦理制度形成的萌芽。

伦理学制度体系建设在不断地发展，但每一个制度原则的产生和完善，无不是建立在血的教训之上，第一个里程碑式的制度文本更是来自于一次沉重的人类灾难。

第二次世界大战时，德国纳粹分子借用科学实验和优生之名，用人体实验杀死了600万犹太人、战俘及其他无辜者。主持这次惨无人道实验的，除纳粹党官员外，还有许多医学教授和高级专家。1945年8月战争结束，在纽伦堡正式成立了国际法庭，对违反国际法的战犯进行审判。其中23名医学战犯的审判从1946年12月9日开始，直到1947年结束，以《纽伦堡法典》（the nuremberg code）的出台告终[75]。确切地说，《纽伦堡法典》由美国医学会在审判后起草出台。作为咨询员，美国医学会参与到纽伦堡审判中，在医学科研方面把关。工作结束后，美国医学会法律委员会在当时工作成果的基础上出台了《纽伦堡法典》。《纽伦堡法典》提出了知情同意必要性、对社会的公益性等原则，法典的精神也被反映在1948年联合国的《世界人权宣言》中，被联合国最开始的51个国家所接受。

由于《纽伦堡法典》出发点是基于建立起一些准则，用以起诉罪犯，十条法则也比较抽象，无法在医学研究中实际应用，因而许多不道德的医学实验并未受到约束，仍在进行。直到1964年第二个里程碑——《赫尔辛基宣言》的出台，使得伦理学的制度建设走入了监督实验、指导实践的过程中。1964年，在芬兰由世界医学协会整理发布文件《赫尔辛基宣言》。这部宣言确定了进行人体临床研究的基本原则和依据。在这部宣言中第一次规定了应该由一个独立的伦理委员会批准研究方案，宣言还引入了研究者应对受试者的医疗照顾负责的观念。参加者的知情同意应以书面形式报告，而非口头同意，需要签署知情同意书。

伦理学学科的不断发展也促成了制度建设的不断进步。1979年出台了基于应用伦理学分支生命伦理学（也有学者认为应属于医学伦理学的发展）理念的报告《贝尔蒙报告》，贝尔蒙特报告（BelⅢont Report）正式题名为《牵涉人类受试者的研究的伦理原则和指南》（ethical principles and guidelines for research involving human subjects），发表于1979年4月18日出版的《联邦文档》。该报告针对研究当中的受试者的保护问题从广义上提出了尊重、有益、公平三原则，这被认为是生命伦理学界在原则上的最早明确阐述。

1982年国际医学科学理事会（CIOMS）出版了《国际人体生物医学研究伦理指南》，1996年国际人类药物技术及注册协调会议出台了药物临床试验规范（ICH GCP），制度的建设日趋完善。

我国在伦理审查制度建设的起步上基本与外国同步。1965年，我国第一个新药管理办法《药品新产品管理暂行规定》出台。其中涉及药物临床试验中基于伦理学上的制度性要求。但是由于历史原因，该项法规并未得到贯彻和落实。临床研究在没有任何制度的约束下，显得"肆意妄为"，其间在临床实验上出现了如"打鸡血"等可悲的闹剧。

---

[75]好医生医学教育中心主编. 医学伦理学与康复医学. 北京：北京科学技术出版社，2009，11：39-40

直至 1985 年 7 月国务院颁布《中华人民共和国药品管理法》，临床试验的管理逐步走入正轨。之后针对临床研究，卫生部、前国家药品管监督管理局、国家食品药品监督管理局（SFDA）出台了多部法律法规，提出了具体的要求。随着政策的出台，伦理审查的提出，全国各级机构伦理委员会的数量和规模也在不断扩大，制度也日趋完善，尤其是 2010 年 11 月 SFDA 颁布《药物临床试验伦理审查工作指导原则》对伦理委员会的制度完善，给出了明确的方向。

我国在伦理委员会制度建设上虽然取得了长足的进步，但是随着国内研究领域的发展，新的问题，不断丛生。如发生于 2012 年的黄金大米事件，经央视媒体调查，该项目进行了完整的伦理审查流程（至少从审查流程记录上看，他是完整的），而该审核结果又与国家关于转基因农作物管理的相关法律法规相冲突。显然至少我们从制度建设上说，该委员会的审查制度是不"合法"的。如果进一步了解新闻调查的结果，我们还会发现诸如委员会秘书不"合规"操作，以及委员会对于该项目知情同意书进行伦理审查的种种不"合理"流程。

二、制度的特殊意义和作用

制度在管理学上主要起到的是规范的作用。对于伦理审查工作制度，它在规范工作的基础上，还有特殊的意义。而其特殊性决定了伦理审查工作制度制定的复杂程度。

伦理审查工作制度的特殊意义体现在他是连接生命伦理学与伦理审查操作的纽带。生命伦理学中的理论在很多时候是相当抽象的，它很难被人直观的理解，甚至有可能受到曲解，而我们又需要从伦理学的角度来思考、指导和规范我们的临床试验，尤其是涉及人的临床试验，因此纽带应运而生，这就是伦理审查制度。

审查制度的纽带作用主要体现在两个层面。

（一）在操作层面上，伦理审查工作制度使伦理学的理论在临床试验过程中得以体现

我们不妨以知情同意制度为例，了解一下在工作制度中如何体现伦理学的理论。知情同意的学理基础是生命伦理学四大基本原则的尊重原则，而四大基本原则是介于抽象的伦理学理论和具体的情况、案例、问题和判断之间的层次。我们在伦理审查过程中知情同意并不等同于法律上的知情同意，他更多体现的是一种对人性的尊重。在具体操作上，他至少反映了三个伦理道德观点：一是将受试者看做伦理道德活动的主体，对自我的道德责任负责，个人的决定将作为最终的道德判断；二是承认并且尊重个体与个体之间的公正关系；三是保护每个人的自身权利，该项权益不得被他人所剥夺。因此在制定知情同意制度时，对签字的要求、对方法的解释、对情况的告知正是对以上观点的落实。

在伦理审查制度的制定中，类似的环节设置还有很多，如合理的受试者的选择、必要的保护措施、免责退出条款的制定等。

（二）在审查层面上，伦理审查工作制度使伦理学的理论在临床试验的评价中得以体现

在伦理委员会进行伦理审查过程中，很多时候会出现道德两难的情况，也就是说我们无论选择何种方式去开展临床实验，都会受到伦理道德的质疑，甚至放弃试验也将成为被伦理道德非难的情况之一。那么我们将何去何从呢？在这里制度中体现的伦理学理论使我们有了一个相对稳定并被普遍认可的标准。

比如，在审查试验开展过程中，我们需要衡量试验设计的一个重要标准，即到何种情况即可终止试验，并将试验成果优先开展到对照组身上，并使之获得补偿。如果从"不伤害原则"（理论基础来自于伦理学理论中的道义论）这一理论考虑，并将道义论的思想推向极致，那么我们对终止实验的要求则根本无法提出。因为绝对的道义论伦理评价将与行为结果毫无关系，仅仅看它的全过程及出发点是否绝对符合道德标准所赋予社会个体的义务以及伦理道德的原则和规范。基于此，我们的确可以仅从道义论中坚持这一原则，并且让它规定的每一个流程都符合伦理道德。但这会带来什么后果呢？很显然，这种制度根本无法在科学领域里贯彻，从而进一步降低了伦理评价的标准，甚至把我们本能被社会认同的伦理标准也被抹杀。

那么现实中我们如何开展呢？道义论的基础是社会的道德水平，社会道德价值取向的浮动性赋予了对于道义解释的时代特征。而伦理学的另一理论基础"功利论"也成为了我们的思考基础。因此终止试验的标准会考虑到试验结果的预期。而这一预期并不仅仅是给予统计学的意义，更多的在于对伦理学中道义论和功利论的有效协调。

因此对于试验评价相对稳定的审查标准，有赖于制度的合理制定，帮助审查的执行者走出伦理学理论认识的误区。不能指导实践，获得社会的认同，一味在狭义的理论上大做文章，制度就如废纸一般。

综上所述，伦理审查制度在生命伦理学理论的基础上，制定审查要求，开展审查工作，把伦理学中的抽象理论与临床试验工作有机地结合在了一起。

三、制度体系的架构

伦理委员会的制度建设在国内有较快的发展，尤其是药物临床试验伦理审查工作指导原则的出台为制度建设提供了明确的方向。但是不得不承认，制度建设的自身仍然存在着一些问题。首先是大多的制度是以单一文件的形式出台的，在此制度中既提到宏观的章程制度，也罗列微观的审查原则，具有明显的拼凑痕迹，而缺乏系统的体系贯穿；其次是有相当的制度出台后并不完备，缺乏对跟踪审查、多中心审查、自身监督、伦理培训、文书归档等多方面的规定；此外，有鉴于我国以机构伦理委员会为主的组织形式，准入和认证制度的缺失对伦理审查质量的提高也产生了很大的影响。因此制度体系的建立势在必行。

所谓制度体系，就如同法律体系一样，有根本大法，也有行政法规。伦理委员会自身规章制度体系也同样应该有根本的制度和二级制度。这样建设的最大好处在于保证制度的完整性和稳定性，同时也可以给不断发展的伦理审查工作要求提供足够的扩展空间。伦理委员会制度体系应以章程建立为本，立足指导原则，提出操作方法，设置监督和检查，合理设计标准化表格，即保证制度的完整性和稳定性，也给制度发展提供足够扩展空间。

（一）制度应以章程为根本

伦理学基本理论相对稳定，但学科交叉前沿研究发展活跃，推动伦理审查制度建设不断进步。伦理审查工作建立在生命伦理学的理论基础上，审查工作方法随学科发展而不断进步。如果制度只是单一的规章，反复修订、甚至朝令夕改或是制度架空、难于操作就成为了必然的结果。例如，近年来生命伦理学在多中心审查制度制定困难主要是因为既往制度不系统，修订牵一发而动全身。

伦理委员会制度体系根本是伦理委员会的章程。制定章程要明确此委员会的根本性质、基本要求和工作方向，按照药物临床试验伦理审查工作指导原则第六条要求，章程应说明伦理委员会的组织构架、主管部门、伦理委员会的职责、成员的资质要求、任职条件和任期、办公室工作职责，建立选择与任命伦理委员会委员与秘书的程序等[76]。

目前章程制定中有三点要尽力避免：一是章程制定视野太低，没有体现章程应有的核心地位和指导作用；二是章程制定过细或过粗，未兼具宏观性和完备性；三是章程的起草忽略委员会的组织属性，章程不仅是工作的基础，也是组织的基础。

（二）制度应以原则为基础

目前伦理审查的基本原则是尊重、不伤害、有利、公平，操作上有知情同意、医疗最优化、保密等原则[77]，这些原则主要来自学界所公认的原则和宣言、法律系统所规定的指导意见和实施办法以及行业内部的规定，是我们合理、合法、合规制定制度的基础。原则一般会以附件的形式出现在章程的后面或者单独开列目录，供参考使用。开列原则的另一大用处是作为伦理委员会委员培训的材料，使培训能够高水平的开展。

通常所公认的原则有：《赫尔辛基宣言》，全球多个国家制定GCP的指导；《贝尔蒙报告》，为审查提供了学科理论支持；《涉及人的生物医学研究国际伦理准则》、《生物医学研究审查伦理委员会操作指南》，对伦理审查的操作进行了细致的讲解；ICH-GCP，国际GCP一体化的丰碑。国内各项主要法律法规有《中华人民共和国药品管理法》、《新药审批办法》、《中华人民共和国药品管理法实施办法》、《药品非临床研究质量管理规范（试行）》和《药品临床试验管理规范》、《药物临床试验质量管理规范》、《涉及人的生物医学研究伦理审查办法（试行）》、《药物临床试验伦理审查工作指导原则》。

在国内，伦理学中的一些原则被片面地认为是对医德医风的要求。如"不伤害"原则，

---

[76]国家食品药品监督管理局. 药物临床试验伦理审查工作指导原则（2010年）［OL］. http://www.sfda.gov.cn/WS01/CL0058/55613.html. 2010-11-2/2011-7-5：2

[77]汪秀琴，熊宁宁. 临床试验机构伦理委员会操作规程. 北京：科学出版社，2006，4-5

理论基础来自于道义论，如果我们将"不伤害"简单地理解为医德医风要求，则所产生的伦理评价将无法体现伦理审查要求的试验出发点需符合道德标准所赋予社会个体的义务。道义论的基础是社会的道德水平，社会道德价值取向的浮动性赋予了道义解释的时代特征，需要联系实际。

（三）制度应以规程为主体

伦理委员会主要职能之一是进行临床试验的伦理审查，审查工作的规程制度化以后，伦理审查工作才得以规范性的开展。标准操作规程通称 standard operation procedure（SOP），但规程不只局限在 SOP 上。

制度化进程中，规程的合理设置是制度的主体，如果审查流程过于单一或者简单，很容易影响制度的可操作性。通常的规程主要涉及送审与受理、审核与讨论、决定与送达三个环节，三个环节相互联系，又各成制度体系。有的环节因工作复杂，需分类地给出说明。如目前伦理审查有多种类型，对应的送审要求，受理条件，审核程序，讨论重点，决定制定，送达时限各有不同，规程设置上要考虑充分，设计完善，细化环节，并将其在制度中给予明确的体现。

规程的制定围绕伦理审查，但不局限于伦理审查。很多委员会的常规工作也需要将规程制度化，如伦理委员会培训工作。培训的环节并不在伦理审查之内，通常的 SOP 不进行表述或仅简略表述，但是作为制度体系建设，该规程则是重要的一环，什么时候培训、哪些人员参训、培训什么内容、效果怎么考评等都需要建立专门的操作规程，明确操作环节。

（四）制度应以监管为伴

制度必须有监管工作为伴，否则将独木难支。制度建立过程中，监管工作的设置是必要的一环，没有了监管就无法评价伦理审查的质量，没有了审查规程信息的反馈渠道，管理流程无法形成闭合环路。

监管制度的制定既包含了上级指导部门（卫生行政部门、行业学会、区域委员会、所在机构监管部门等）对委员会工作的监督，也包括本级委员会自身的对审查流程的检察。由于目前我国上级指导部门没有明确，因此来自上级的监管制度是缺失的。但是基于机构伦理委员会设置的实际情况，在委员会所在的机构监管部门有必要部分承担部分监管的工作。本级委员会自身的审查流程检查在指定期依照审查原则由本委员会内非参审人员对近期审查结果进行复核，对审查流程的完整性和归档材料的完备性进行检查，并通过与几方的交流检讨审查工作中的问题，及时改进。

监管还涉及行业监管。对行业认证准入制度较好地保证了新成立委员会的工作质量和已经成立的委员会开展审查工作的水平。我国的相关协会尚未授权此项职能，未建立该制度。为了保证制度建设的质量，积极与国际接轨，保证国内委员会的工作空间，有必要加快该项工作的开展和落实。

（五）规范化表格在制度建设中的作用

　　表格并不是制度，但是作为必要的辅助工具，在制度建设中发挥重要作用。表格的使用贯穿审查工作始终，没有表格的合理设置，审查工作就会复杂化，甚至出现不必要的遗漏。伦理审查具有趋同性，各委员会间如能产生相对统一的规范化表格，则在申报、送达等工作重要流程以及知情同意、免责退出等工作重要环节上，对规范审查工作、有效解决多中心伦理审查和区域伦理审查的建设上有明显推动作用。

　　伦理审查工作规范化表格在制订中，要充分体现委员会章程的精神和伦理审查的原则要求。如审查申报中的利益冲突记录用表单需要体现章程中任职条件和利益规避，知情同意书规范样表需要体现伦理审查的尊重原则。

　　表格制定有两点值得注意：第一，要保证表格的简洁与易操作；第二，要保证制度体系内各类表格项目的通用性。

第二节　机构伦理委员会制度建设的程序

　　伦理委员会的制度建设既有传统意义上制度建设要求，也有自身工作的特点。尤其是其中章程的制定，既要体现委员会自身工作的独立性，又要体现出与各利益相关者的相互关系；既要体现伦理学的专业性，又要体现实际工作的可行性；既要体现法律法规的刚性要求，又要体现受试群体的人本需求。委员会制度建设"合理、合法、合规"是此项工作的基础，无论是委员会的章程，还是 SOP 等规程都是在此基础上，通过一定的程序确立、修订和废止的。明确制定的程序，是制度建设质量的保证，对于制度的学习、实施也有重要意义，更是在其中实现自身特点的内在要求。

一、制度建立的程序

　　制度建立的程序，从本质上讲，就是实现机构伦理委员会在"合理、合法、合规"的基础上，实现自身独立性和权威性的过程。它涉及协调统一各委员对工作的认识，落实各级相关工作规定，实现社会对伦理社会的迫切需求。制度建立的程序包括前期的准备和起草、审议和通过、公布和报备。

　　（一）制度建设的前期准备

　　制度的建设，尤其是章程的制定，一般会先于委员会的建立或同时开展。制定工作通常由委员会发起人及筹备委员组织实施。在制度起草过程中，需要与委员会发起人、筹备委员及上级部门进行充分的沟通和确认（一般委员会建设都是在组织发起人提出要求，获得上级部门同意后开展的工作，绝对的独立委员会至少目前在国内还没有存在的组织基础）。前期准备工作包括，确认制度框架，成立起草小组，起草制度文件。

　　1. 框架的准备　在制度制定工作之初，首先要明确制度都要涉及哪些方面。根据《药物临床试验伦理审查工作指导原则》（国食药监注〔2010〕436 号）文件第六条要求，"伦理委员会应有书面文件说明伦理委员会的组织构架、主管部门、伦理委员会的职责、成员的资质要求、任职条件和任期、办公室工作职责，建立选择与任命伦理委员会委员与秘书的程序等"[78]。这些内容通常体现在委员会的章程中，在制度制定前期要考虑清楚，认识明确。

在 SOP 的制定中要清楚哪些环节是必要的。根据《药物临床试验伦理审查工作指导原则》第十二条中规定：伦理委员会应制定标准操作规程和制度，以确保伦理审查工作的规范性与一致性。内容至少包括以下几个方面：①标准操作规程与伦理审查申请指南的制定；②伦理委员会的组织与管理：伦理委员会的组建，伦理审查的保密措施，利益冲突的管理，委员与工作人员的培训，独立顾问的选聘；③伦理审查的方式：会议审查与紧急会议审查，快速审查；④伦理审查的流程：审查申请的受理与处理，初始审查，跟踪审查，审查决定的传达；⑤会议管理：会议准备，会议程序，会议记录；⑥文件与档案管理：建档，保存，查阅与复印。以上内容就形成了 SOP 建立的基本骨架。

以上法规所涉及的内容虽然依据药物临床实现有关规定制定，但其指导意义在医疗新技术、医疗器械等领域同样适用。

2. 起草小组的成立　制度建设的起草工作需要明确起草小组或专人，且起草人员要被筹备委员及伦理委员会建设发起人认可。根据伦理委员会的特殊性，起草小组至少应包含医疗、伦理、法律等方面的专家，同时在可能的情况下，邀请必要的伦理审查工作相关者，如社会社区代表、试验申请人等共同参与。在筹划的伦理委员会规模较小的情况下，可委托专人代为起草，但必需征求以上几方面人员意见，以减少不必要的重复劳动。

在起草制度前，建议起草小组收集筹备委员的意见和建议，如有必要，可以扩大收集意见建议的范围。能够以提案的形式收集意见和建议最好，如无法达到也可通过座谈、电话访谈等形式收集。提出的建议并不等同于草案，简单的概括性意见即可。收集意见建议的意义有两方面：一是建立一个各筹备委员能够主张个人意见的平台，并开展前期的沟通，有助于认识的统一及制度的通过；二是集思广益，吸纳专家的意见，使制度制定更为科学。

起草小组前期还要开展的一项工作是明确制度的依据。通常我们在伦理审查工作中所公认遵从的原则，如赫尔辛基宣言等，将成为制度建设的依据性材料，将作为制度起草的基础和依据。这些材料需要获得筹备委员的一致认可，附在制度后面。

3. 制度的起草　对于新建立的伦理委员会，可以参照上面框架设计，提出文件纲目；收集相关的上位法规，明确法律依据；结合原则规范，设计制度内容；整理意见建议，针对性的修改细节；参考其他委员会相关规定，借鉴工作经验；并最终形成制度体系。

对于已建立的伦理委员会，要注意调研委员会的成立历史、现状及将来发展趋势，进

---

[78]国家食品药品监督管理局. 药物临床试验伦理审查工作指导原则（2010 年）［OL］http://www.sda.gov.cn/WS01/CL0055/55613.html.2010-11-2/2011-7-5：2

一步明确委员会职责和工作方向。对于章程已确立的伦理委员会，新的制度需在不违背章程的前提下起草制定。此外还要清理委员会已有的规章制度，对于不符合法律规范或现阶段主客观条件的要及时废止，对于需要在章程中体现的要凝练表述。

草稿形成后还要在筹备委员中征求意见，也可以请相关领域专家提出修改意见。对于前期征求的意见和建议，要有答复或说明。

（二）制度的审议通过

制度的审议通过是伦理委员会实现独立制定制度权利的核心，需要有严谨的工作程序和必要的工作记录，并及时归档。该项工作主要由审议和表决两部分组成。

1. 制度的审议　无论之前起草制度时是否征求过委员或筹备委员的意见建议，在制度表决前应当正式组织审议会议。参加审议的成员除委员或筹备委员外，还可邀请必要的伦理审查工作相关者。会议中起草小组成员需到会对文件进行说明，接受询问并明确解答。

审议的形式可以采取答辩质询、公开辩论、座谈讨论等，因故无法到会人员可以修正案形式提出个人观点。审议修正的内容需要受到一定的限制，对于与基础原则抵触的，前期意见反馈的不在审议范围之内。如无特殊情况，不得突破已确认的框架，进行涉及内容的实质性更改。建议对审议工作提出时间限制，并在会前说明。

2. 表决通过　鉴于伦理审查工作的严肃性以及目前社会上因伦理审查问题，如黄金大米事件产生的严重后果，强烈建议制度的通过采取表决形式。委员或筹备委员参加表决，主任委员或委员会发起人必须到场参加表决。通常表决时，要求 4/5 委员或筹备委员参与（或到会参与），2/3 参与成员同意。由于伦理审查工作的特殊性及委员会章程的重要性，建议对章程表决是给予更严格的要求，比如全体委员或筹备委员一致同意。

如果伦理审查规定中以主任负责制开展工作的，表决后需由主任委员或委员会发起人签字通过并宣布。对于组织机构挂靠在某单位、部门的委员会原则上在不影响委员会独立性的前提下，可以由该单位批准报备。

（三）制度的备案和公布

《药物临床试验伦理审查工作指导原则》第十六条规定"伦理委员会成立后应及时向国家食品药品监督管理局和所在地省级食品药品监督管理部门备案。备案时应提交如下资料：伦理委员会主任委员和委员名单（附简历）、伦理委员会章程、伦理委员会相关工作程序和制度。"当制度通过后，委员会需按要求备案材料。出于伦理审查工作的需要，委员会需对外公布制度的主要内容或全文。

由于我国对伦理委员会的工作监管及准入认证机制尚不健全，目前尚无上级主管部门或机构的制度复核。

二、制度的修改程序

随着工作的开展，制度需要不断地修改和完善。《药物临床试验伦理审查工作指导原则》第十三条中指出"伦理委员会应根据伦理审查工作的需要不断完善组织管理和制度建设，履行保护受试者的安全和权益的职责"。制度修改既可以是制度自身的原因，也可以是受外环境的影响。就本身的原因来说，由于受主观因素和客观条件的限制，制定出的规范可能存在疏漏，在执行过程中未能达到工作的要求，需要修订补充。就章程之外的原因来说，随着社会经济、文化条件以及人们的利益价值观等的变化，伦理审查的要求就会发生变化，相关法律法规和指导政策也会相应变化变化，这些都会导致制度进行相应的调整。

（一）制度修改的类型

制度的修改可依照涉及章程变更的程度可以分为全面修改和部分修改。

全面修改是指在该委员会的组织机构、存在性质、工作职能未发生重大变化的前提下，因某一制度修改或流程变更而涉及变更修订章程主要内容。有的委员会因历史原因或受工作开展水平的限制，未形成委员会章程，全面修改则指改变了主要制度和SOP的重要环节。

部分修改指在委员会章程未发生变化的前提下，因工作需要对某项制度进行修订，以新的规定代替旧的或者增删有关内容。

全面修改因涉及委员会章程的修改，需要谨慎对待，所适用的情形应当严格进行控制，只有在相关条件和环境的确发生了重大变化时才可考虑。

（二）制度修改的流程

制度修改的流程与制定相类似，主要需要经历修订方案的提出、审议和表决通过、公布备案。

因工作需要或伦理审查外环境的变化，委员会委员可以向委员会提出制度修改的书面意见。确因特殊情况，委员会隶属或挂靠的单位也可提出制度修订的建议。委员会讨论同意后，启动制度修改流程。

制度的修订原则上由伦理委员秘书依照书面意见进行修订，修订草案在委员会上审议并通过。审议通过的流程因修改类型的不同而存在差异。部分修改因不涉及章程的变化，审议通过的形式可以根据工作实际进行适当简化，在征求委员意见后，有主任委员批准通过或半数以上通过即可，并在委员会上通报。全面修订涉及章程的，审议通过要谨慎严格，原则上与制度制定时审议表决的要求相同。章程变动较大的必须经全体委员同意后，修改才能生效。

章程修订后需及时进行公布并向有关部门报备。

（三）制度修改的必要限定

为了保证制度的稳定性，对于修改的内容、时间和方法有必要进行限制。在内容上，修改不应涉及组织机构、存在性质、工作职能等重大变化。这一限定同样也是全面修改的限制，主要是避免在制度修改过程中变相废止旧的制度（这里的制度主要指委员会章程及SOP重要环节），制定新的制度。时间限制主要指在制度制定生效后的一段时间内避免反复修改，否则会给伦理审查工作带来必要的困扰。某些临床试验实验周期长需要进行复审、追踪审查，如果制度在此期间发生变动，且涉及后续的审查工作，委员会有责任对审查对象尽到告知义务，新的制度是否追溯既往由委员会讨论决定。修改方法上的限定可在委员会章程中专门规定或作为附则进行说明。

三、章程的废止

制度废止的原因与修改的原因类似。差别在于改动的幅度，当通过修改已经无法满足要求，可以对制度提出废止。废止依照制度的不同分为一般制度废止和章程废止。一般制度废止的程序与修改一致，但必须经过表决通过。章程的废止必须获得上级部门的同意后才能开展相关工作，废止章程，不同于制定章程，一般有 2/3 以上委员同意，即可废止。在出现特殊事件的情况下（主要指不良事件），委员会隶属、挂靠的单位以及上级有关单位可以直接废止章程及相关制度。

第三节　审查制度制定中的注意事项

审查制度是制度体系中重要的一环，必须给以重视，而重视的前提是清楚审查的流程和开展方式。从流程看，审查基本上前后会经历形式审查、正式审查、跟踪审查。从开展审查的方式看，审查有会议审查、快速审查、免除审查之分。此外随着多中心临床实验的增多，多中心审查也已渐渐成为专门的审查类型，出现在我们实际的工作中。

一、形式审查

形式审查是审查的开始，它是对申请材料的真实性和完备性进行审查的过程。此项审查的制度建设的主要内容是对主要研究者/申办者提出明确的材料要求。不同类型的审查，材料要求不同，因此最好在形式审查环节中，一并给出不同类型审查的前提条件和材料要求，配以便捷清晰的表格形式。此项制度还应明确通过审查后的工作流程，未通过审查的反馈内容和处理方式，以及开展此项审查的工作主体和工作时限。通常审查的主体在秘书处或办公室，该环节审查的时限建议自材料递交之日起 3 日内完成。相对于材料的真实性，完备性的审查较为简单，而真实性的审查更多来自于申请者的道德自律，从制度上只能依靠承诺制度给以必要的保证。

二、正式审查

正式审查是审查的主体，它是对申请材料所反映的临床试验的科学性和伦理性进行审查的过程。之所以把科学性审查放在伦理性审查之前，主要原因是科学的试验设计是伦理性审查的前提，有的专家就曾指出，"科学是最大的伦理"。故通常在伦理审查的流程中，会规定在开展伦理审查前先完成科学审查。如无法分割，至少要在会上首先有保证实验设计科学性的基础，再开展伦理性审查的要求。

在正式审查中，我们需要通过制度明确审查主体的组织形式和委员选择，审查的工作要求和议事规则，审查的参照原则和必要法规，审查的结果送达和工作时限。

（一）审查主体的组织形式和委员选择

正式审查的组织形式基本以会议审查为主，但在制订制度中，要考虑到可能会存在特殊的人为或自然原因，令会议无法及时或正常进行，因此要留有必要的余地，避免工作无法开展。审查的委员选择要同时考虑到三点：第一是委员的人数要得以保证，一般不少于5人；第二是委员的身份至少应包含医学、伦理学、统计学、法学的专业人士以及代表社区民众的人员，甚至注意性别比例；第三是委员要避免与审查项目发生利益关系，从而保证审查结果的公正。

（二）审查的工作要求和议事规则

审查的工作要求主要在制度中提出，并最好通过前期培训和制作明确的审查工作表单这两种方式来加以强化，以利落实。工作要求通常会涉及知情同意书的合理性审查、弱势群体的保护程序的审查，试验风险效益关系的审查，临床不良事件处理工作的审查，空白对照组试验前后补偿性医疗措施的审查等，要求的核心是尽最大可能保护受试者。

议事规则通常为参评委员票决制、委员会主任负责制、授权委员负责制等。无论使用以上某一制度或多项制度并用，都要求在决定前以会议讨论为基础形成共识。有时当难以形成统一意见时，需要搁置审查，择期再审，或者引入特聘顾问协助参谋，切不可随意强行使用议事制度的决定权。在这里值得一提的是虽然机构伦理委员会是以机构为依托，受机构管理，对机构负责，但是审查时为了保证过程的独立性和结果的公正性，要避免制定出类似机构负责人或委员会管理方协助或负责议事决定的条文。伦理审查的独立性应在制度中有明确的说明，只要没有违反法律法规，即便政府监管部门也不能干涉。

（三）审查的参照原则和必要法规

参照的原则和法规并不会在审查流程中直接出现，但是它们所反映出的理念会贯穿审查始终，而审查制度规定的参照原则和必要法规也是对委员会培训的重要内容。下面仅就几项重要的原则和法规进行说明，国际的一些标准有较高的学术权威性，而国内的法规更多的体现法律的约束力。

1.《赫尔辛基宣言》 在1964年6月芬兰赫尔辛基召开的第18届世界医学协会联合大会上讨论通过，即纽伦堡法典后第二个国际上关于涉及人体的医学研究道德原则和相关要求，也是第一个有实际操作意义的国际性伦理原则的文件。包括我国在内，全球多个国家都把其作为制定本国GCP（good clinical practice 的缩写，药物临床试验质量管理规范）的指导思想，列于附录。其影响意义深远，至今经6次修改，2次补充，最新版为2008修正版。

2. 《贝尔蒙报告》 报告的诞生前文已经涉及，这里不再赘述。它的意义在于提出了贝尔蒙三原则——尊重（respect for persons）、有利（beneficence）、公正（justice）。三原则把伦理学的学理和伦理审查应用有机的结合，为审查提供了学科理论上的支持，也是生命伦理学发展的重要基石。

3. 《涉及人的生物医学研究国际伦理准则》（international ethical guidelines for biomedical research involving human subjects，CIOMS：2002） 由国际医学科学组织理事会（the council for international organizations of medical sciences，CIOMS）于 1982 年推出建议版，后经两次修正，现为 2002 版。该准则的意义在于细化了赫尔辛基宣言中较粗的理念，使其成为了一系列审查中需给予关注的具体原则。值得一提的是国际卫生组织（world health organization，WHO）出台了《生物医学研究审查伦理委员会操作指南》（operational guidelines for ethics committees that review biomedical research，2000）及之后的补充原则，对伦理审查的操作进行了细致的讲解，但偏向于工作指导，而非审查原则。

4. ICH-GCP ICH（international conference on harmonization of technical requirements for registration of pharmaceuticals for human use）国际人用药物注册技术要求协调会议于 1996 年 5 月推出的 GCP，美国、欧洲、日本等国家的药政部门和专家参与讨论设计。这是国际 GCP 一体化的丰碑，也是 SFDA 制定国家 GCP 的重要依据之一。该 GCP 获得了世界各国的广泛重视，并已逐渐成为国际特别是制药发达国家认可的所有临床试验都应遵循的标准。还有一点需要指出，与我国的 GCP 进行比较，ICH-GCP 在试验进程中的多个环节提出了很详细的要求，而我国的 GCP 在批准开展试验上规定的很细致，但在试验进程中管理监督的作用体现的并不明显，这也正是我们各级伦理委员会工作有待加强的地方。

5. 国内各项主要法规 涉及药物临床试验的有：1985 年 7 月国务院颁布《中华人民共和国药品管理法》，2001 年修订；1985 年 7 月卫生部颁布《新药审批办法》，1999 年修订；1989 年 2 月卫生部颁布《中华人民共和国药品管理法实施办法》，2002 年修订；1998 年 3 月卫生部颁布《药品临床试验管理规范（试行）》；1999 年 9 月国家药品管监督管理局颁布《药品非临床研究质量管理规范（试行）》（简称 GLP）和《药品临床试验管理规范》（简称 GCP）；2002 年 10 月国家药品管监督管理局颁布《药品注册管理办法（试行）》；2003 年 9 月 SFDA 颁布《药物临床试验质量管理规范》；2007 年 1 月卫生部颁布《涉及人的生物医学研究伦理审查办法（试行）》；2007 年 7 月 SFDA 颁布《药品注册管理办法》；2010 年 11 月 SFDA 颁布《药物临床试验伦理审查工作指导原则》。涉及遗传和生殖技术的文件有：1998 年卫生部、科学技术部颁布《人类遗传资源管理暂行办法》；2001 年卫生部颁布《人类辅助生殖技术管理办法》、《人类精子库管理办法》、《人类辅助生殖技术规范》、《人类精子库基本标准》、《人类精子库技术规范》和《实施人类辅助生殖技术的伦理原则》，2003 年修订。涉及器官移植的文件有：2006 年卫生部颁布《人体器官移植技术临床应用管理暂行规定》；2007 年卫生部颁布《人体器官移植条例》。涉及疫苗、器械、临床新技术研究的有：2003 年 SFDA 颁布的《艾滋病疫苗临床研究技术指导原则》；2004 年 SFDA 颁布的《疫苗临床试验技术指导原则》、《医疗器械临床试验规定》；2004 年，卫生部、科学技术部颁布的《人胚胎干细胞研究伦理指导原则》；2009 年卫生部颁布的《医疗技术临床应用管理办法》。

（四）审查的结果送达和工作时限

审查的结果送达主要是在审查决定的基础上开展，由于审查决定大致可分为同意、修改后同意、延期审查、不同意以及中止和暂停共五类，送达时所提要求各有不同。同意时，送达需描述所满足的要求；修改后同意的送达，需描述修改的原因和建议；延期审查的送达，需描述尚需补充的材料、需进一步说明的情况，需较大修改的内容和修改方向；不同意时，送达需明确阐述试验设计所违反的原则或法规，以及难于修改的客观事实；中止和暂停主要针对跟踪审查、紧急会议审查等情况，送达需要明确收到反馈的时间和内容，中止暂停的原因，如为暂停，需进一步明确继续试验的前提条件。

工作时限在制度中的明确既体现委员会的服务意识，也是自我约束、自我保护的要求。尤其是当临床试验进展过程中出现严重不良事件时，及时的结果送达就显得尤为必要。明确的送达时限至少要包含以下几项：①初审自收到申请后到结果送达的时限；②需修改后才能通过的决定，应明确修改结果向委员会备案的时限；③延期后再次审查过程中，自按要求材料补充完备后至结果送达的时限；④自接到反馈或复查、提前终止等申请，中止和暂停的决定送达的时限，其中一定要明确当出现严重不良事件而召开紧急会议审查时，结果送达的时限。

三、跟踪审查

跟踪审查是为保证审查质量，对所批准的临床试验进行继续追踪，监督其工作开展情况，并对涉及保护受试者方面的问题及时给予意见的工作形式。依照《药物临床试验伦理审查工作指导原则》中第七章"伦理审查后的跟踪审查"，跟踪审查具体可分为修正案审查、年度/定期跟踪审查、严重不良事件的审查、不依从/违背方案的审查、提前终止试验的审查、结题审查等。

（一）修正案审查

主要针对初审结果为修改后同意和延期审查的审查形式，同样也被应用于临床试验设计方案修改后的再次审查。修正案审查的制度建设中，至少要包括以下几点要求：①主要研究方/申办方提出设计方案修改的原因，并与修改内容相符的材料；②主要研究方/申办方提出修改方案对预期风险和受益的可能影响，交由委员会讨论；③主要研究方/申办方提出修改方案对受试者权益与安全的可能影响，交由委员会讨论；④委员会对修改内容评估后，要求书面送达结果。

此外，还应注意以下两点：①建议修正案审查制度中应包含特殊条款，即在出现中度以上临床不良事件时，临床试验可先紧急调整设计方案并口头报告审查委员会，随后再递交书面材料报审；②注意如果修正的内容会影响整体实验设计或者对之前已审核内容有明显影响，即便是以修改后同意为前提的申报材料，也应以会议审查的形式以初次完全审查的要求，进行审查工作。以上这两点在修正案审查中，显得尤为重要，即是对受试者的保护，也是对委员会自设的保护。

（二）年度/定期跟踪审查

主要是依照伦理审查的基本要求，为保证审查的质量，依据初审时临床试验设计的风险效益分析而提出的在某一规定时期内进行再次审查的形式。年度/定期跟踪审查的制度建设中，至少应包括以下几点：①因风险效益比的高低和试验设计的实际情况，特别是试验周期，而对应的审查频率；②定期跟踪审查所要求的材料较初次审查少，但至少应包括试验的进展，受试者纳入例数、完成例数、退出例数等，出现的不良事件及处理结果，可能影响研究风险效益的任何事件或新信息；③审查应主要围绕风险效益的再次评估展开，书面及时送达评估结果。需要注意的有以下两点：①明确一个复审的频率下线，至少是 1 年或试验进程过半，以保证此项审查环节的落实；②建议在此加入对受试者的随访工作机制，以保证复审时信息的真实性、准确性和全面性。

（三）严重不良事件的审查

当临床试验中发生严重不良事件时的紧急审查。作为严重不良事件的处理环节之一，该项审查制度必须写在审查制度体系中，并至少包含以下几点：①要求申办方或实施方完整明确的提供严重不良事件的程度与范围，以及紧急救治、保护措施和补偿方案；②要求申办方或实施方提出对试验风险受益的影响，并由委员会对该影响所对应实验设计环节（但不仅局限于此环节）进行评估；③出于事件的严重性和紧迫性考虑，制度要明确审查的组织形式（应为紧急会议审查）、结果送达时限和灵活的送达方式。此外，还要关注受试者的医疗保护措施。严重不良事件的审查实际上是修正案审查的一种特殊情况，因此在修正案审查制度中，提出的各项要求，也对该项审查制度适用。

（四）不依从/违背方案的审查

是指因出现试验设计在实施过程中与审查通过的方案不符情况，而进行的临时审查。该情况出现的原因既有可能是主要研究方的理解和操作上的错误，也有可能是存在主观故意的因素。获知情况的途径即有可能是在主要研究方/申办方按要求反馈的信息中得到，也有可能是通过其他反馈渠道中得到。出于委员会的权责考虑，对于该审查的制度制定，我们只需要关注以下几点：①主要研究方/申办方要向委员会提供截至目前，完整真实的试验数据和试验实施情况，委员会判断对试验设计方案不依从/违背的情况是否属实；②委员会需要重新对风险效益进行评估，并给出限期修改、暂停、中止、转入修正案审查等结果，快速书面送达；③如因不依从/违背方案而对受试者产生不良影响，需提交补偿或赔偿方案，交委员会审查。不依从/违背审查与修正案审查最大的不同在于后者先经过委员会的审查和同意后修改，而前者缺少该环节。但是从结果看，有的不依从/违背是在满足试验要求前提的基础上没有损害受试者的利益，甚至包含有利的因素，因此存在将该情况转入修正案审查的可能。

（五）提前终止试验的审查

是指试验进程中试验设计方递交提前中止试验的申请，或者从按要求提交的信息已经显示出典型的肯定或者否定结果时，所开展的审查工作。该项审查的制度建设应注意以下几点：①主要研究方/申办方要提出明确的中止试验原因及相关支持材料；②如因提交信息显示出典型的肯定或者否定结果而由委员会提出要求，提前终止试验，则需在审查前与主要研究方/申办方共同确认提交信息的真实性和准确性，明确提前终止试验的合理性和必要性，然后由设计方及时提出终止试验的申请；③审查试验中止后的后续处理工作以及受试者利益的落实情况。在该审查过程中可能会出现委员会和设计方意见无法统一的极端情况，即委员会认为有中止试验的必要，而设计方拒绝做提前终止试验的申请。该情况的处理要求应在制度中明确，如由委员会以书面向设计方送达意见，同时向委员会所在机构、监管方报备（在《药物临床试验伦理审查工作指导原则》中第十五条第三款曾赋予委员会进行审查监督可以行使终止或暂停已经批准的临床试验的权力，但是并没有相关的政策支持此条款，故建议制度建设中出于可操作性的考虑，在与文件精神相一致的前提下，加以补充细化）。

（六）结题审查

试验完全结束后开展的审查。制度中应该要求申办者和（或）研究者提交试验的完成情况的完整材料，委员会审查受试者安全和权益的保护。应注意申办者和/或研究者对受试者的补偿性治疗的落实。

四、快速审查

是有别于会议审查的另一种伦理审查的方式。从广义上说，凡是比会议审查用时短的审查（紧急会议审查除外），均可称为快速审查。如通过信函邮件开展审查工作的函审、委员授权主任或委托人进行审查的快审等。从狭义上说，特指委员会主任或其授权者进行审查的形式。该种审查是审查过程中常常用到的一种方式，但是，包括最近新出台的《药物临床试验伦理审查工作指导原则》在内，对其论述很少，需给予更多的关注。

在快速审查的制度建设上，首先要明确提出实施该审查方式的前提条件。《药物临床试验伦理审查工作指导原则》第五章伦理委员会的伦理审查第二十五条指出"伦理委员会审查以会议审查为主要审查方式。有下列情形之一的，可实施快速审查：①对伦理委员会已批准的临床试验方案的较小修正，不影响试验的风险受益比；②尚未纳入受试者，或已完成干预措施的试验项目的年度/定期跟踪审查；③预期的严重不良事件审查。"可以看出，以上三点均以完成会议初次审查后开展跟踪审查为前提提出的条件，而且是针对药物临床试验。但是有的试验在初次审查时，是否也可以使用快速审查呢？比如，如果该试验方案中各组所用药物或医疗器械均为已批准上市药物，且使用方法完全依照其批准的使用说明书；又如，所使用的添加剂等材料均在国家法定量以下的对比实验，还有国内近些年开展的部分研究者主导型临床实验（investigator initiated trial，IIT），Ⅵ期临床试验。

其次，制度中要明确对快速审查的授权方式和范围。这里的授权包含委员会对主任、委托人代为进行审查的授权，委员会委托专人依照前提条件评价试验风险利益关系后允许进行快速审查的授权，以及委托进行审查的人员在审查中因认为有必要组织会议审查而停止行使委托职责的授权。同样也应在授权范围中明确提出不适宜使用快速审查的情况，方便授权方行使职责。

再次，制度中的流程要规定授权方审查的要求以及结果的送达；规定授权方因对方案风险效益认识的不同，而要求开展会议审查决定的实施条件和方法；规定因改为会议审查而需要向主要研究方/申办方告知的内容和进一步审查要求；规定授权方向委员会汇报快速审查结果的通报制度。

最后，委员会应对快速审查的审查先决条件和审查结果质量做定期的检查和反省，并在制度中明确提出。因为快速审查确定的一个重要前提是确认试验风险，而国内目前尚未对不良事件提出明确评级方法，只能以医疗事故等其他标准作参考，有时也使用美国或欧洲的试验风险评估体系作为标准。这就无形中增大了快速审查条件确认的不确定性，影响审查质量，故需依照实际情况和伦理审查原则，定期检查，积极反省，必要时调整开展此项审查的具体前提条件，以利工作。

五、免除审查

此类审查只用于访谈调查、行为观察、追溯既往调查、政府卫生服务研究等。当然并不是以上所有的试验就不需要免除审查了，此类研究中因国家法规要求必须保密的、基本信息因其他人知晓会对受试者产生严重不利后果的、所研究内容已成为公共资源的、行为观察和行为干预不影响个人正常生活的这几类情况一般是免除审查的必要条件，需在免除审查制度中给以明确。以弱势人群为受试对象的必须排除在免除审查之外，否则容易对申请方、实践方和委员会产生不必要的困扰。

免除审查的制度制定与快速审查类似，也由免审条件、授权、工作流程、检查和反省四方面组成，在这里不再重复。

（张　瀛）

第七章　机构伦理委员会的审查原则

机构伦理委员会的审查要达到保护人的生命和健康，维护人的尊严，尊重和保护人类受试者的合法权益的目的。因此，伦理审查的基本原则应当就研究的科学性、伦理的合理性进行审查，以保障该研究尊重人，不伤害/有益于人和公正，确保受试者的健康权益高于科学和社会的利益。

人体试验在医学科学研究中有着极其重要和特殊的地位。从医学的发展历史看，没有人体实验就没有医学的发展。然而历史上的人体实验也给人类带来了灾难。二次大战后诞生的人体试验的指导纲领《纽伦堡法典》和《赫尔辛基宣言》，就是人类的一种觉醒。它们为人体试验确立了世界各国应普遍遵循的道德原则，也成为每位研究者做医学研究应当遵守的伦理指南。进入 21 世纪后，人类在医学进步与伦理保护中寻找着平衡，在医学伦理的研究中又向前迈出几大步。2002 年国际医学科学组织委员会重新修订涉及人的生物医学研究国际伦理准则，2008 年世界医学会修订了赫尔辛基宣言。我国的伦理审查工作虽然起步较晚，但在 2003 年，卫生部国家食品药品管理局也出台了《药物临床试验质量管理规范》；2007 年，又出台《涉及人的生物医学研究伦理审查办法》（试行），2010 年出台《药物临床试验伦理审查工作指导原则》，这些法规性文件已成为医学伦理审查的依据。

《赫尔辛基宣言》第十二条：涉及人类受试者的医学研究必须遵循普遍接受的科学原则，必须建立在对科学文献和其他相关信息的全面了解的基础上，必须以充分的实验室实验和恰当的动物实验为基础。必须尊重研究中所使用的动物的福利。它表明了伦理审查的科学性要求。我国《药物临床试验伦理审查工作指导原则》中较为明确地提出了伦理委员会要对项目的科学性、伦理合理性进行审查。

所谓科学性，即消除片面性，客观判断实验效果。伦理委员会在对医学实验的科学性进行论证时：①实验设计必须严谨。要先动物后人体；实验方案要遵循随机化原则；要设立对照，采用双盲法。人体试验必须以动物实验为基础经动物实验获得了充分科学依据之后进行。人体试验主要是采用随机对照试验（randomized controlled trial），也称对照临床试验（controlled clinical trial），其中要遵循三个基本原则，即将研究对象随机化分组（randomization），要设置对照组（control），采用盲法试验（blind）进行。即将人体实验研究对象按随机化的方法分为试验组与对照组，然后，试验组给予治疗措施，对照组不给予欲评价的措施，即给予安慰剂（placebo），前瞻性观察两组转归结局的差别。在实验的过程中将盲法设计加入其中。盲法试验主要包括单盲试验（single-blinded）、双盲（double blinded）试验。单盲试验是仅研究者知道每个病人用药的具体内容，而病人不知道，单盲试验虽可以避免来自病人主观因素的偏倚，但仍未能防止来自研究者方面的影响。双盲试验是研究者和病人都不知道每个病人分在哪一组，也不知道何组接受了试验治疗，此法的优点是可以避免来自受试者与研究者的偏倚。人体实验都采用双盲法；②现阶段在人体实验中存在缺少系统周密的试验设计，条件控制不严格等问题，要在审查时加以注意。

以下章节重点从伦理审查方面进行阐述。

第一节　公正、有利与无伤害原则

公正、有利与无伤害原则是生命伦理学的基本原则之一，为此，伦理委员会做伦理审查要充分考虑以下方面：

（一）项目研究中，首要考虑受试者的安全、健康和权益

在对研究项目的审查中，对受试者的安全、健康和权益的考虑必须高于对科学和社会利益的考虑，要力求使受试者最大程度受益和尽可能避免伤害。

生命健康权、安全权是不伤害和有利原则的集中体现。有些人提出，科研是为了科学事业的发展、为了社会的进步，个人就应该作出牺牲。在追溯一些科学研究时可以发现，个人权益有的被忽略。在翟晓梅教授关于伦理学的授课中就常举新麻对儿童鼻黏膜的损伤试验为例。新麻是成人五官科常用的药物，但是该药没有用于儿童的实验数据。因为儿童属于脆弱受试者。为减少可能的风险，最好的办法就是把他们排除在试验之外。但研究者会发现，如果不让这些脆弱受试者参与到临床试验中，很多新药就会缺少对这部分人群的临床安全性数据，使得他们无法适度享用研究的成果，这对他们是不公平的。因此出于公正原则的考虑，把脆弱受试者排除在外并不是最佳的解决方案。医生们很想获得新麻的儿科安全用药数据，他们想出的办法是让来五官科就诊的鼻黏膜正常的儿童定期滴新麻，并观察他们鼻腔黏膜的变化，从而得出一组非常完整的实验数据，最终发表论文，结论是儿科患者可以安全使用新麻（健康报 2010-8-20 人文讲坛--在医学进步与伦理保护中寻找平衡）。在这个试验里，受试儿童承担了潜在的风险。如果新麻确实产生了对儿童鼻黏膜的损伤后果又将如何？显然，他们的权益被忽略了。近日媒体披露，美国韦尔斯利学院医学史学家苏珊·里维尔比梳理已故医生约翰·卡特勒的资料时发现，1946～1948 年间，卡特勒在危地马拉的监狱里展开了一项秘密人体实验。美国医疗人员在受害者不知情或者未经受害者允许的情况下故意让近 700 名当地人感染上淋病和梅毒。当时，青霉素问世不久，美国公共卫生署想搞清楚它能否治愈梅毒早期感染，而不仅仅是预防；同时他们还想知道治愈梅毒需要多大剂量的青霉素，以及患者治愈后再次感染梅毒的途径。梅毒可通过性途径传播，会导致患者生殖器损伤。如果得不到及时治疗，它还会引发心脏疾病、精神错乱和失明。危地马拉监狱、军营以及精神病院被选为实验地点。那期间，监狱囚犯在与妓女发

生性关系后身患淋病或感染梅毒。当美方医疗人员认为患者不够多时，他们会让实验对象"接种"性病病毒。实验对象包括危地马拉的军人、监狱里的囚犯，甚至还有精神病人。受"性病实验"感染的一共有696个实验对象，而感染性病的受害者中大约有1/3未得到足够的治疗。

中国古代哲人指出"天地之性，人为贵"（《孝经·圣治》），"唯人，万物之灵"（《尚书·泰誓》）。19世纪最杰出的生理学家，现代实验医学之父DR. CLAUDE BERNARD说："道德并不禁止在其邻居或他自己身上做实验。医学的原则和手术道德性就在于绝不在人体身上进行可能会有任何伤害的实验。即使实验的结果可能对科学的进步极有意义也是如此"。因此，生命伦理学告诉我们，当科学研究和社会利益与受试者利益发生冲突时，受试者利益优先。受试者的生命权、健康权优先。以损害受试者安全和健康作为科研成果代价的科学研究在伦理学上都是不能允许的。

有利原则应用于研究时，必须要对受试者所承担的风险与预期受益进行分析，继而进行评估。要做到尽可能避免受试者受到伤害，确定风险已在可能的范围内最小化。

人们在考量临床试验结果会给受试者带来益处的同时，要充分认识到它是有风险的，因为研究不同于治疗。治疗是用已经证明有效的方法解决病患问题，使病人受益；而研究或是试验尚未确认的治疗方法，或是研究疾病原因和机制，其结果不一定会让受试者受益，而且有不同程度的风险。例如，大家都会认为Ⅰ期临床试验的受试者肯定会有风险，然而Ⅱ期和Ⅲ期临床试验也会给受试者带来风险。Ⅱ期和Ⅲ期临床试验中的试验者如果所试验的新药无效就可能由于耽误了治疗而受到伤害，反之，Ⅱ期和Ⅲ期临床试验中的对照者则可能因所试验的新药有效因耽误了治疗而受到伤害。风险可以是身体的、心理的、社会的或经济上的风险，可以是可预见或估计的风险。不超过日常生活、或对受试者常规体格检查或心理测试的风险被定义为最小风险。只有把受试者参加临床试验所承受的风险与受试者或社会的预期受益相比，结论为合理，才能在伦理学上得到辩护。在对受试者承担的风险做伦理审查时还要区别该风险是试验造成的风险还是治疗造成的风险。因为只有试验风险才在伦理审查的考虑范围之内。人们常举这样的例子：在研究药物支架植入治疗冠心病时，心脏冠脉血管成形术的心脏手术的风险属于治疗风险，比如造影剂过敏，术后的肾脏功能不全，冠状动脉穿孔、破裂，急性冠状动脉阻塞等，但这不属于伦理考虑的范围；但对属于异物的药物支架植入后产生的血栓形成风险则是伦理审查需要考虑的。伦理审查需要对药物支架植入改善冠心病预后及其晚期血栓形成风险进行评价。

当风险不可避免时，需要考量该风险是否被减小或控制，是否已在可能的范围内最小化。风险最小化的一个有用方法是确保研究中有充分的安全措施。在工作实践中经常设立监察；建立一个独立的数据和安全监察委员会，或指定一个人负责安全性监察；培训研究者的应对紧急事件的能力；排除对试验干预措施风险更敏感或更易受伤害的个体或群体参与试验，应避免受试者承担不必要的风险[79]。

作为科学研究，一定是有益才会去做。研究预期受益分为受试者的受益和社会的受益。受试者通过参加研究接受对疾病的治疗、诊断或检查，从而缓解病症或对所患病症取得更深刻的认识而受益。例如醋酸亮丙瑞林是促性腺激素释放激素（GnRH）的九肽类似物，长期连续使用，可以导致卵巢分泌的性腺素下降，出现暂时性闭经，对子宫内膜异位症、子宫腺肌症等性激素依赖性疾病显示了良好的疗效。印度太阳药业有限公司生产的注射用醋酸亮丙瑞林微球，于2005年经国家食品药品监督管理局审评，批准进行临床试验。作为受试者在研究过程中，将得到免费的针对子宫内膜异位症做药物治疗，还有免费的相关体检及相关的辅助监测。病人和健康受试者也可能同意参加与其所患病症无关，或虽与其所患病症有关但不提供任何诊断或治疗益处的研究。尽管这种研究对受试者没有直接受益的前景，但增加了对人类生理和行为的认识而使整个社会受益。例如评价卢比替康胶囊治疗胰腺癌的有效性及安全性研究。尽管受试者可能在此项研究中不能有明确的可以被治疗好的把握，但经此项研究得出的结果将有利于今后更好地治疗有关病人，可能是社会受益。对这类受试者没有直接受益的研究，必须评价试验风险相对于社会的预期受益是否合理，从考虑放弃这项研究所引起损害的角度进行伦理审查是合适的。对受试者没有直接受益前景的研究，伦理委员会并不限制充分知情、能够完全认识研究的风险和受益的志愿者，为了无私的理由或为了适度的报酬而参加研究；但对不能给予知情同意的人，这类研究干预措施的风险应不能比对他们常规体格检查或心理检查的风险更大。当超出了上述的风险时，伦理审查委员会必须裁定：① 研究设计是针对受试者所患疾病，或针对他们特别易感的状态；②在研究所处条件下或相应的临床环境下，研究干预措施的风险仅略大于对他们常规体格检查或心理检查的风险；③研究目的十分重要，能证明受试者风险增大的合理性；④研究干预措施与受试者曾经历的、或在研究条件下可能经历的临床干预措施比较是相当的[80]。换言之，对受试者健康的考虑应优先于科学和社会的利益。

评价风险与受益比是否合理是伦理审查必须做出的主要判断。风险与受益评估通常取决于社会通行的标准。对受试者有直接受益前景的研究，某些风险是合理的。评价危及生命的治疗的研究，严重不良反应的风险是可以被接受的。然而在新的未被证实的治疗试验中，受益与风险比应该与已有的可替代的治疗类似。

（二）减轻或者免除受试者在受试过程中因受益而承担的经济负担

由于研究本身不能肯定就会给受试者带来益处，因此研究不同于治疗，不能收取费用。相反，参加试验的受试者因参与研究而会有误工或其他时间的损失，或有交通上的费用支出等，因此要对试验方案中受试者的经济负担进行审查。应对受试者进行钱或物的补偿。

[79]杜彦萍，汪朝晖等. 药物临床试验的伦理审查几个要点. 中国医学伦理学，2007，20（4）
[80]汪秀琴，熊宁宁，刘沈林. 临床试验的伦理审查：风险与受益分析. 中国临床药理学与治疗学，2003，8（6）：718-720

（三）确保受试者因受试受到损伤时得到及时免费治疗并得到相应的赔偿

在试验方案中一定要有受试者由于参加受试而受到意外损伤时而得到免费救治并得到相应赔款的条款。人的能力是有限的，即使试验的设计严谨、科学，伦理委员会的审查又完美无缺，仍会有无法预见的伤害发生。人体生物医学研究国际道德指南（international ethical guidelines for biomedical research involving human subjects，CIOMS：2002）第 19 条关于受损伤的受试者获得治疗和赔偿的权利中要求：受试者因参加研究而受到伤害，研究者应保证其有权获得对这类伤害的免费医疗，以及经济或其他补偿，作为对于造成的任何损伤、残疾或障碍的公正赔偿。如果由于参加研究而死亡，他们的受赡养人有权得到赔偿。受试者决不能被要求放弃获得赔偿的权力。

（四）研究人员与受试者之间应该无利益冲突

这是伦理审查保证公正性的要求之一。研究者的现实利益如拥有申办公司的股份或拥有与之竞争公司的股份或其他资产、研究基金、顾问费等，可能会影响个人履行职责，使研究产生偏差，导致对受试者不公，故而上述行为要能得到伦理学的辩护，消除利益冲突的办法是回避或向受试者公开这种利益冲突。回避是不参加此项试验，改由无利益冲突人员承担，或者去除所得利益。公开是向受试者说明有哪些既得利益。否则伦理审查不能通过。

（五）对于丧失或者缺乏能力维护自身权力和利益的受试者（脆弱人群）

应保护包括儿童、孕妇、智力低下者、精神病人、囚犯以及经济条件差和文化程度很低者，应当予以特别保护。历史事实证明，弱势群体、囚犯都有受到侵害的实例。二战期间纳粹的人体试验，美国在弱智儿童身上的肝炎病例观察，前面提到的美国在危地马拉的性病试验均提示，对弱势人群参加受试要予以特别保护。以儿童为例，我国《民法通则》规定 16 岁以下儿童或为无民事行为能力人，或为限制民事行为能力人，故属于弱势群体。而研究儿童期疾病和儿童特别易感的状态以及既用于儿童又用于成人的药品的临床试验，儿童的参与是绝对必要的[81]。因此做潜在风险、不适以及预期受益的分析、结合儿童年龄特点考虑使痛苦最小化和风险最小化、反映儿童特点的知情同意获取等都是不同于一般受试者的，在本章的第三节中还有具体的论述。

第二节　尊重、保密与保护隐私原则

随着医学研究的不断发展，受试者保护的问题日益受到世界各国的关注。伦理委员会与知情同意书是保障受试者权益的主要措施。

赫尔辛基宣言中提出，医学研究中，医生的职责就是保护人类受试者的生命、健康、

---

[81]汪秀琴. 儿童与未成年人临床试验的伦理审查. 中国新药杂志，2007，16（6）：417

隐私和尊严。

为了确保医学科学研究更好地符合伦理道德规范，提高科学研究的科学性，保护受试者和整个社会的利益，我国卫生部于 2007 年发布了《涉及人的生物医学研究伦理审查办法》（以下简称《办法》），《办法》要求开展涉及人的生物医学研究和相关技术应用活动的机构，包括医疗卫生机构、科研院所、疾病预防控制和妇幼保健机构等，设立机构伦理委员会。国家食品药品管理局颁布的《药品临床试验质量管理规范》（GCP）、《医疗器械临床试验规范》也提出，所有以人为对象的研究必须符合《世界医学大会赫尔辛基宣言》，即公正、尊重人格、力求使受试者最大程度受益和尽可能避免伤害。

一、尊重原则

人是世界上唯一有思想、有理性的动物，人的生命是最宝贵的。尊重，是指尊重人格尊严和权力，把人的生命放在最重要的位置。生物医学研究的目的是为了使研究成果更好地为人类服务。如果我们在生物医学研究中伤害了人（受试者）的利益，那么就偏离了我们医学研究的初衷。对于受试者，我们尊重其作为人的尊严与人格，尊重其作为人的独立、不可侵犯的地位和身份。因此，我们在做任何涉及人的生物医学研究时，都应该把受试者的利益放在第一位。在进行医学研究前，应充分使受试者知情，并自主选择同意或拒绝，而不是采用一些不正当的手段欺骗、强迫或利诱，同时应使受试者明白，可以在任何时候根据自己的意愿自主退出试验，即自主性原则。

对于丧失或者缺乏能力维护自身权力和利益的受试者（脆弱人群），包括儿童、孕妇、智力低下者、精神病人，以及经济条件差和文化程度很低者，更应当予以特别的尊重与保护[82]。

二、保密与保护隐私原则

（一）一般原则

保密和尊重隐私均出于尊重和避免伤害。

个人信息包括受试者的姓名、出生年月日、身份证信息、住址、职业、电话以及其他根据记述可以识别特定个人的信息（包括能与其他信息容易对照，从而识别特定的个人的事项）[83]。涉及人的生物医学研究和药品临床试验中需要受试者提供的相关个人信息，在试验方案中应该包括受试者个人信息的保密措施，公开受试者信息的程序。

近几年，某些人利用职务之便，为利益驱动出售所掌握的个人信息，非法牟利。《刑法修正案七》（草案）规定："在刑法第二百五十三条后增加一条，作为第二百五十三条之

[82]中华人民共和国卫生部. 涉及人的生物医学研究伦理审查办法（试行）. 2007-1-11
[83]梁伟雄，李慧. 日本临床研究的伦理指导原则介绍. 中成药，2008，30（1）：110-112

一：国家机关或者金融、电信、交通、教育、医疗等单位的工作人员，违反国家规定，将本单位在履行职责或者提供服务过程中获得的公民个人信息，出售或者非法提供给他人，情节严重的，处3年以下有期徒刑或者拘役，并处或者单处罚金"。《中华人民共和国个人信息保护法》也在制定中。国家卫生部《涉及人的生物医学研究伦理审查办法》指出涉及人的生物医学研究伦理审查原则之一是尊重和保护受试者的隐私，如实将涉及受试者隐私的资料储存和使用情况及保密措施告知受试者，不得将涉及受试者隐私的资料和情况向无关的第三者或者传播媒体透露。《办法》提出在审查试验方案时，需要审查方案中对受试者的资料是否采取了保密措施；《药品临床试验质量管理规范》（GCP）要求为保护受试者隐私，病例报告表上不应出现受试者的姓名。研究者应按受试者的代码确认其身份并记录。

日本《关于临床研究的伦理指导原则》中规定，受试者的范围包括：①被实施临床研究的人；②要求被实施临床研究的人；③提供用于临床研究的血液、组织、细胞、体液、排泄物以及被提取DNA的人（含已死亡者）；④提供诊疗信息的人（含已死亡者）等标本信息的保密。研究者有保护受试者生命、健康、个人隐私及尊严的义务。研究者关于个人信息保护的义务如下：①研究者在发表临床研究结果时，必须注意不能暴露受试者特定的信息；②在没有预先得到受试者的同意，不能超越达成的知情同意范围使用受试者个人信息；③在变更该研究相关受试者个人信息的使用目的时，必须对受试者说明变更内容并得到同意；④该研究相关个人信息与变更前的使用目的有相当的关联性，如变更使用目的时，原则上必须通知受试者变更内容并公布；⑤承接其他研究者委托的研究时，如没有事先得到受试者的同意，且超越承接前达成的个人信息使用目的则不能够收集该受试者个人信息；⑥不允许通过欺骗或其他不正常手段获取受试者个人信息；⑦在达成协议的使用范围内，必须努力保证该研究相关个人信息的正确与更新；⑧必须制定必要、切实的措施对受试者个人信息进行安全管理，以防止受试者个人信息的泄漏、遗失或损坏。此外，出于对死者的尊重和家属感情的考虑，对死者的相关信息也必须注意安全管理，同样要制定必要的、切实的措施防止其个人信息被泄漏、遗失或损坏；⑨如果没有预先得到受试者的同意，不能向第三者提供该研究的相关信息；⑩当获取参与研究的个人信息时，对受试者提出的询问应必须作出迅速、明确的回答[84]。

（二）特殊人群隐私的保护

1. 精神障碍人员的隐私保护[85]　涉及精神障碍人群的临床研究，伦理委员会应该确保研究所涉及的风险已经最小化。研究方案还应该说明充分保护受试者隐私和所收集信息机密性的方法，可识别受试者身份的敏感信息要有安全措施，因研究或稽查目的需要向第三方提供这样的敏感信息，第三方必须承诺继续保密。

---

[84]梁伟雄，李慧. 日本临床研究的伦理指导原则. 中成药，2008，30（1）：110-112

[85]汪秀琴，熊宁宁，刘沈林，等. 临床试验的伦理审查：精神障碍. 中国临床药理学与治疗学，2006，11（8）：943-946

2. 艾滋病研究中的隐私保护　艾滋病防治的科学研究，主要是以那些可能会感染或传播艾滋病的高危人群为对象，或者以那些已经感染的人为对象。

事实上，有关艾滋病患者隐私权的保护在社会上一直存在争议。不少人在承认应该尊重艾滋病患者隐私的同时，又难以接受艾滋病患者"隐姓埋名"生活在自己身边。卫生部《关于对艾滋病病毒感染者和艾滋病病人的管理意见》中指出，艾滋病病毒感染者和艾滋病病人及其家属不应受歧视，他们享有公民依法享有的权利和社会福利。不能剥夺艾滋病病毒感染者工作、学习、享受医疗保健和参加社会活动的权利，也不能剥夺其子女入托、入学、就业等权利。从事艾滋病病毒感染者和艾滋病病人诊断、治疗及管理工作的人员，不得向无关人员泄漏有关信息。任何单位和个人不得将艾滋病病毒感染者和艾滋病病人的姓名、住址等个人情况公布或传播防止社会歧视。

《关于对艾滋病病毒感染者和艾滋病病人的管理意见》中还规定，艾滋病病毒感染者和艾滋病病人应对社会承担义务和责任，认真听从医务人员的医学指导，服从卫生防疫部门管理。到医疗机构就诊时，应当主动向医务人员说明自身的感染情况，防止将病毒传播给他人。对艾滋病病毒感染者和艾滋病病人所从事的工作有传播艾滋病病毒危险的，其所在单位应负责安排其从事其他工作。《中华人民共和国宪法》在规定公民各项基本权利的同时，也明确规定："中华人民共和国公民在行驶自由和权力的时候，不得损害国家的、社会的、集体的利益和其他公民的合法的自由和权利"。《关于对艾滋病病毒感染者和艾滋病病人的管理意见》也提出，对明知自己是艾滋病病毒感染者或艾滋病病人而故意感染他人者，应依法追究其法律责任。《艾滋病防治条例》规定，对不履行相应义务，故意传播艾滋病的，故意传播艾滋病的"依法承担民事赔偿责任，构成犯罪的，依法追究刑事责任。"

由上可以看出，公民在享有宪法和法律规定的权利的同时，必须履行宪法和法律规定的义务，当艾滋病病毒感染者违反法律的禁止性规定时，其所谓的隐私就不能得到法律的保护。

由于感染或传播艾滋病的高危人群主要为吸毒人群、性乱人群、同性恋等，他们的行为不仅与社会风俗相违，有的甚至与现有的法规有冲突。在对那些不是在关押场所进行的研究中，研究人员在调查过程中，知道了他们的违法行为（如吸毒、卖淫等），不向公安部门举报，则与现有的法规有冲突；如果向公安部门举报，不仅与科研伦理相违，研究也将无法进行下去[86]。遵守宪法和法律，遵守公共秩序，尊重道德，维护国家安全、荣誉和利益，是宪法中规定公民应履行的基本义务。《刑事诉讼法》第八十四条规定，任何单位和个人发现有犯罪事实和犯罪嫌疑人，有权利也有义务向公安机关、人民检察院或者人民法院报案或者举报。医学研究的目的是为了人类的获得更多的利益，医学研究中一切与国家法律、法规、道德准则相违背的行为，都是不允许的。

---

[86]董宁，吴尊友. 中国艾滋病研究和防治中的多重伦理学标准. 中国医学伦理学，2004，17（2）：25-27

第三节　受试者知情同意原则

受试者知情同意原则是保护受试者权益的两大基础之一。临床研究的目的是产生有关人类健康和疾病的知识。伦理学的基本原则是尊重人、行善、分配公平。临床研究中的伦理学要求是将受试者风险的可能性减到最小[87]。知情同意是人体生物医学研究的主要伦理要求之一。它反映了尊重个人的基本原则，保证了可能的受试者在理解研究性质的基础上自由选择是否参加研究的权力。作为一项附加保护，知情同意必须经过伦理委员会的审查。这种审查对于保护能力受到限制不能给予充分知情同意的个体尤其重要，这些人包括儿童，严重智力或行为障碍的成年人，以及对医学的概念和技术不熟悉的人[88]。

（一）知情同意内容

受试者参加的预期持续时间，随访过程参加本研究可能带来的利益和风险，必然伴有的不适状态，该研究结束后的后续处理，有无临床研究的补偿及其他必要的事项。

在临床研究实施时，研究必须对受试者充分说明研究是试验性的。在知情同意书中应充分阐述研究的目的、方法、研究过程、试验步骤。需告知受试者如何参与整个研究的过程，包括参加的受试者人数、过程与期限、随访的次数及是否为额外随访、需何种检查操作及检查是否免费。若涉及研究药物，须告知研究药物是否免费、受试者可能被分配到试验的不同组别等[89]。知情同意书中还应该包括隐私保护、发生研究相关损害的联系人信息等内容，某些项目还要涉及对受试者补偿、受试者可能获得的其他备选治疗或疗法。

《涉及人的生物医学研究伦理审查办法》中规定，在获得受试者知情同意时，申请人必须向受试者提供完整易懂的必要信息，知情同意书应当以通俗易懂的文字表达，少数民族地区可以采用当地文字表达，并为受试者所理解。

此外，还应努力从受试者决定参加研究前可能想要知道的信息这一角度，判断哪些信息应该在知情同意过程中公开。

向受试者提供的信息必须以适合个体理解水平的语言来表达。撰写知情同意书的主要目的是为了方便受试者能了解整个研究的概况和与受试者相关的事宜，其目的是为了保护受试者，若撰写过于专业和复杂，不能为受试者读懂和领会，那只是形同虚设，起不到实质性的效果。虽然有部分专业术语或英文缩写词不得不用，但应在第一次出现时给以解释，

---

[87]刘为民，訾明杰，刘保延，等. 美国伦理审查介绍. 中成药，2010，32（6）：1033–1036

[88]汪秀琴，熊宁宁，刘沈林，等. 临床试验的伦理审查：知情同意. 中国临床药理学与治疗学，2004，9（1）：117–120

[89]吴翠云，伍蓉，曹国英，等. 浅析临床科研中知情同意书撰写存在的问题. 中国医学伦理学，2009，22（3）：153–154

以方便受试者理解[90]。如果研究具有重大风险，而受试者对所提供信息的理解可能有困难，可以使用视听资料和小册子帮助理解。伦理委员会应该特别注意保证知情同意书能让所有受试者理解。医学技术专业术语应以大众能理解的方式表达。

知情同意书中不能用夸大疗效、广告性强的或诱惑性语言，影响受试者的判断。

知情同意书中还应包括这样的信息：可能对受试者（如果受试者怀孕或可能怀孕，那么针对胚胎或胎儿）造成危险的特殊治疗或步骤的说明，这种危险可能目前是无法预见的。

对于在研究开始没有怀孕，但在研究期间可能受孕的妇女，知情同意的讨论应包括以下信息，如果受孕可在两个方案中选择：自愿退出研究，或在法律允许情况下中止妊娠；如果不终止妊娠，应该保证医疗随访[91]。

不满 14 周岁者是儿童，不满 18 周岁者是未成年人。依照我国《民法通则》的规定，未成年人中：①不满 10 周岁的未成年人是无民事行为能力人，由其法定代理人代理民事活动；②10 周岁以上的未成年人是限制民事行为能力人，可以进行与其年龄、智力相适应的民事活动，其他民事活动由其法定代理人代理，或者征得其法定代理人的同意；③16 周岁以上的未成年人，以自己的劳动收入为主要生活来源的，视为完全民事行为能力人。由于未成年人不具有完全民事行为能力，属于弱势群体，邀请他们参加临床试验，特别是邀请不满 14 周岁的儿童参加临床试验需要特殊的理由，如果选择这类人群，必须切实履行保护他们权利和健康的措施。

涉及儿童和未成年人临床试验应该同时向儿童和未成年人及其父母发出参加研究的邀请。提供给儿童和未成年人受试者的知情告知信息，知情同意书应该以符合他们年龄和理解水平的语言向他们解释研究信息。

（二）知情同意告知和同意

1. 知情同意告知　知情同意是医患之间交流沟通的过程，而不是形式。研究者应遵守操作规范，遵守"充分告知、完全理解、自主选择"的原则，避免给受试者造成伤害。

知情同意告知应该在整洁明亮的房间里进行，环境安静，使受试者在平和温馨的环境中做出判断。在知情同意告知时，应给予受试者充分的时间去阅读知情同意书，受试者阅读完毕后，研究者要运用温和的语调，与受试者充分沟通，详细讲解试验方案，充分告知受试者参加试验的收益、风险，尤其是受试者的权益。要告知受试者其参加试验是完全自愿的，受试者不会因为不参加试验而受到歧视和报复，其医疗待遇与权益不会受到影响。还应告知受试者，即便参加试验，也可以根据自身的需要随时退出试验而不受到伤害。

由于医药知识缺乏，面对突如其来的知情同意书，受试者难免会茫然失措，如果不顾及心理因素，急于求成，容易引起受试者对知情同意的反感。研究者要理解受试者的担忧，

[90]张迅，兰礼吉，邹琴，等. 解析临床医学科研中的知情同意问题与应对. 中国医学伦理学，2007，20（3）：73-74
[91]刘沈林，汪秀琴，熊宁宁，等. 临床试验的伦理审查：妇女和孕妇. 中国临床药理学与治疗学，2006，11（4）：477-480

耐心地解答受试者提出的问题，以消除疑虑。给他们留下充裕的时间提问和考虑，包括与家人或其他人商量。

2. 知情同意

（1）基本要素：充分理解、完全理解、自主选择是知情同意的基本要素。受试者应在没有受到强迫、不正当影响或劝诱、或威迫下做出决定。

《涉及人的生物医学研究伦理审查办法》第十六条规定项目申请人必须事先得到受试者自愿的书面知情同意。无法获得书面知情同意的，应当事先获得口头知情同意，并提交获得口头知情同意的证明材料。对于无行为能力、无法自己做出决定的受试者必须得到其监护人或者代理人的书面知情同意。

《药物临床试验质量管理规范》中规定，研究者应"经充分和详细解释试验的情况后获得知情同意书"。对无行为能力的受试者，如果伦理委员会原则上同意，研究者认为受试者参加试验符合其本身利益时，则这些病人也可以进入试验，同时应经其法定监护人同意并签名及注明日期；在紧急情况下，无法取得本人及其合法代表人的知情同意书，如缺乏已被证实有效的治疗方法，而试验药物有望挽救生命，恢复健康，或减轻病痛，可考虑作为受试者，但需要在试验方案和有关文件中清楚说明接受这些受试者的方法，并事先取得伦理委员会同意。

伦理委员会应关注妨碍受试者自主选择的因素，如病人，特别是患有严重疾病的住院病人应邀参加由他们的医生进行的研究，或学生、部队人员、雇员等参加由他们管理员进行的研究。日本《关于临床研究的伦理指导原则》中，特别提出在受试者因经济或医学上的原因而处于不利情况时，研究者必须特别十分注意确保受试者的自由意愿[92]。伦理委员会可以委派代表现场观察，或考虑由中立的第三方来获取知情同意，将强迫或不正当影响的可能性降到最低。

（2）妇女和孕妇的知情同意：在我国很多地方，妇女仍是弱势群体，她们不习惯独立做出决定，多数情况下表达的是丈夫的意愿，在研究中容易受到忽视和伤害。当处在这种情况下的妇女是可能的受试者时，研究者在知情同意过程中要给予特别的关心，以保证她们有充分的时间、适当的环境，根据明确给予的信息做出自主的决定。

在涉及育龄期妇女的研究中，不论怀孕与否，只需要该妇女本人的知情同意，她就可参加研究。配偶或伴侣的许可决不能代替个体的知情同意。如果妇女希望在决定参加研究以前，和她们的配偶或伴侣商量、或自愿地获得他们的许可，这不仅在伦理上是允许的，而且在有些情况下是非常可取的。但是一定要求配偶或伴侣的授权，有违尊重个人的独立原则。

已怀孕的可能受试对象应特别关注，充分告知有关她们自己、她们的身孕、胎儿和她

---

[92]日本临床研究的伦理指导原则. 中成药，2008，30（1）：110-112

们的后代、以及她们的生育能力的风险和受益。关于风险可接受性的决定一部分应该由母亲做出，但针对胎儿健康的研究，也应征求父亲的意见。以下四种情况可以不必获得胎儿父亲的知情同意：①研究目的是直接针对母亲的健康需要；②父亲的身份或下落无法合理明确；③无法合理联系父亲；④怀孕由强暴所致。

在有些社团或地区，文化信仰认为胎儿比妇女的生命或健康更重要，妇女可能感到是被迫参加，或被迫不参加研究。应采取特别保护措施，以防止适当地劝诱孕妇参加对胎儿有直接受益前景，可能对孕妇造成伤害的研究。

（3）儿童和未成年人的知情同意：《药物临床试验质量管理规范》第十五条第三条规定，儿童作为受试者，必须征得其法定监护人的知情同意并签署知情同意书，当儿童能做出同意参加研究的决定时，还必须征得其本人同意。

虽然儿童和未成年人不具有法律上给予参加临床试验的知情同意权，但是他们（特别是 10 岁以上的年长儿）依然有能力表示同意参与研究或反对参与研究，研究者应根据儿童和未成年人的发育和智力程度向其告知试验情况，邀请具有阅读能力、能理解知情同意书的未成年人阅读知情同书。询问他们是否愿意参与研究，并尊重其意见，特别是对于不可能使他们受益的研究。

即使有父母的许可，也应该尊重儿童故意反对参加研究的意见，除非儿童需要的治疗在研究以外的条件下不能获得，研究干预措施预示有治疗效果，并且没有令人满意的替代疗法。在这种情况下，特别是当孩子非常年幼或发育不成熟，父母或者监护人可以不顾孩子的反对。如果儿童受试者在研究期间成长为能够给予独立的知情同意，应该征求他们继续参加研究的知情同意，并尊重他们的决定。

基于风险的级别和受试儿童和未成年人本人直接受益的情况，有些临床试验只需要获得父母一方的同意，有些临床试验则需要获得父母双方的知情同意。只需要获得父母一方的同意或其法定代理人同意的临床试验包括：不大于最小风险；或大于最小风险，但提供受试者直接受益的前景。必须获得父母双方同时知情同意的临床试验包括：大于最小风险，并且不提供受试者直接受益前景。此时，如果父母一方去世、身份无法确认、无民事行为能力，或经过合理的努力仍无法联系，或者只有父母一方对未成年人的照顾和监管负有法律责任，可以只获得父母一方的知情同意。

（4）精神障碍者的知情同意：精神障碍可能影响患者理解知情告知信息的能力，并可能影响他们做出参加临床研究理性决定的能力。对于涉及因精神障碍而不能给予充分知情同意受试者的临床研究，伦理委员会应该确保研究的目的是为获得有关精神障碍者特有的健康需要的知识，并已获得与每位受试者能力程度相应的同意。必须密切关注他们反对参加研究或反对继续参加研究的所有情况。大于最小风险的研究，他们反对参加的意愿应始终受到尊重，除非在特殊情况下，没有合理的医疗替代方法，研究干预有望使受试者健康受益。

　　精神障碍受试者被认为不能给予知情同意之前，应当有明确的证据表明其不具有理解和做出选择的能力。对于精神障碍没有知情同意的能力或由于病情恶化变得暂时没有能力的患者，应获得其法定代理人的许可。公共福利机构的工作人员，即使是合法监护人，一般不被认为是代理知情同意的合适人选，因其承担的管理职责可能产生"利益与忠诚"的冲突。

　　精神障碍病人的理解和决定能力可能会随着疾病的自然病程、治疗效果、药物的作用、全身健康状况、以及其他因素而波动。因此"知情同意"的能力应进行定期再评估。当精神障碍患者具备知情同意能力时，受试者应该在没有第三方参与的情况下让其自行决定参加与否，绝对不可以在没有他本人同意的情况下将其纳入临床研究。

　　（三）知情同意签署

　　受试者在充分理解和考虑后，决定参加生物医学研究，应与研究者共同签署知情同意书。研究者与受试者的签字应在知情同意书同一页。正常情况下，必须是研究者和受试者亲自签字并注明日期。受试者和研究者签字不在同一天，或未注明日期的知情同意书均不符合相关规定。

　　如受试者不识字，在签署知情同意书前，研究者应确保其充分理解知情同意书的内容，可以采取受试者本人按手印的方法，此外再加有独立见证人签字。

　　儿童和未成年人参加的研究，由其法定代理人签字。在知情同意书上，设计儿童签字的内容，在儿童和未成年人已有表达意愿的能力时，可以让他们也同时签字并签日期。

　　（四）重新获得知情同意

　　知情同意不是一个独立事件，而是一个过程。对于研究的条件或程序发生实质性变化时，如从该研究或其他途径发现了有关试验药物非预期的风险或严重不良反应，或替代产品的新信息，研究者应迅速向受试者报告临床试验的新信息。

　　《涉及人的生物医学研究伦理审查办法》第十八条：当项目的实施程序或者条件发生变化时，必须重新获得受试者的知情同意，并重新向伦理委员会提出伦理审查申请。

　　《药物临床试验质量管理规范》第十五条第五条规定：如发现涉及试验药物的重要新资料则必须将知情同意书作书面修改送伦理委员会批准后，再次取得受试者同意。

第四节　跟踪审查和监督

　　伦理委员会在对申请人提交的涉及人的生物医学研究项目进行独立、公正、公平和及时审查，做出"同意"的批准决定意见后，为履行保护受试者的安全和权益的职责，应建立跟踪审查程序，跟踪所有作出批准决定的研究的进展。《药物临床试验伦理审查工作指导原则》（国食药监注〔2010〕436号）中第七章第四十条规定，伦理委员会初始审查时应根据试验的风险程度，决定年度/定期跟踪审查的频率，至少每年一次。伦理委员会应要求研究者按时提交报告，年度/定期跟踪审查报告信息包括（但不限于）：①试验的进展；②受试者纳入例数，完成例数，退出例数等；③确认严重不良事件及时上报，妥善处理；④可能影响研究风险受益的任何事件或新信息。第四十五条规定，跟踪审查的决定及其理由应及时传达给申请人。

在伦理委员会作出"同意"的批准决定开始时，即应指定和申请者之间的联系热线，有以下任何情形，均应向伦理委员会报告：①研究者对方案进行的任何修改，可能影响受试者权利、安全和（或）福利，或影响研究的实施；②与研究实施和研究产品有关的、严重的和意外的不良事件，以及研究者、申办者和管理机构所采取的措施；③可能影响研究受益/风险比的任何事件或新信息。伦理委员会针对方案修改后的试验风险和受益进行评估，做出修正审查意见。跟踪审查从作出"同意"的批准决定开始直到研究终止。尽管规定，研究方案每年应至少进行一次跟踪审查，但是，跟踪审查的间隔应由研究方案的性质和事件所决定。除上述《药物临床试验伦理审查工作指导原则》中规定的跟踪审查内容外，在跟踪审查中还应注意：①试验是否超越伦理委员会所批准的实施范围；②在试验实施过程中是否有违规行为；③试验中所使用的药物、仪器设备等是否符合要求；④试验操作是否符合规范要求，包括获得知情同意的过程是否符合规定。

（牟京辉　滕红红　范茂槐）

第八章 机构伦理委员会审查程序与内容

机构伦理委员会进行研究试验项目的伦理审查工作，这是其行使职责的重要内容。伦理审查工作依据涉及有关人体生物医学研究的文件有：《纽伦堡法典》、《赫尔辛基宣言》、《中华人民共和国药品管理法》、《中华人民共和国执业医师法》、《药物临床试验质量管理规范》、《医疗器械临床试验规定》、《涉及人的生物医学研究伦理审查办法（试行）》、《机构伦理委员会药物临床试验伦理审查工作指导原则》等国际、国内相关法律法规及《医疗机构伦理委员会具体操作性文件》（也称 SOP）。伦理审查分为初始审查和跟踪审查两大阶段，这其中初始审查也可称为全面审查，是伦理审查工作的基础。伦理审查内容包括有科学审查与伦理审查两部分；伦理审查流程有：审查申请、审查的受理与处理、初始审查（全面审查）、审查决定通知和文件归档等；伦理审查贯穿于研究试验项目方案的开始前和过程中。

本章详尽阐述了对研究试验项目进行伦理审查的受理工作程序、伦理审查方式、内容与流程和伦理审查中需要注意的问题等三节内容。旨在帮助机构伦理委员会成员在受理、评审研究试验项目过程中，与接受审查的研究试验项目负责人及主要研究人员，共同依据相关法规、指南制定的相应管理制度和操作规程，明确和规范相应程序、内容，避免诸多不适宜，使机构伦理委员会的项目伦理审查工作更加科学、客观、合理和顺畅。

第一节 研究试验项目审查的受理工作程序

研究试验项目受理，是接受机构伦理委员会审查工作的前期准备工作。为此，项目的负责人、申办人和研究者，要在予以重视的前提下，尽可能地熟悉项目研究方案的整体和细节，要围绕项目的背景、全过程及相关资料进行充分搜集和准备，力求全面、详实和完整。这些前期准备工作主要由秘书/指定委员来受理。

一、研究试验项目提交伦理审查受理的范围

首先，要明确研究试验项目进行伦理审查受理工作的意义。接受项目伦理审查受理工作的意义在于：研究试验项目一旦形成和确立，依据国际性准则、中国国家食品药品监督管理局（SFDA）法律法规规定和机构伦理委员会具体操作意见（SOP）的精神，就要在实施前提交机构伦理委员会进行伦理审批。进行伦理审查，有利于依托机构伦理委员会的职

能，切实审查和保护受试者的权力与利益；也有利于维护各方的正当利益；更有益于促进我国生命科学、医学科学规范有序的健康发展。

其次，要了解研究试验项目需经伦理审查和伦理委员会受理的范围。机构伦理委员会要受理研究试验项目进行伦理审查的内容较广泛，比如，在医疗卫生机构，需要机构伦理委员会负责审查和监督的是医院任何涉及人或人体标本的研究试验项目。它包括有：

1. 审查所有涉及人或人体标本、组织的研究试验项目是否符合伦理要求。

2. 有权要求研究人员提供或修订研究方案和知情同意文件[93]。

3. 终止或暂停已批准的试验。

4. 审查执行中的研究试验项目方案及知情同意书的修订。

5. 检测已审批项目的实施。

6. 审查上报的已审批项目，实施过程中发生的与研究有关的及无关的不良事件。

7. 试验中发生严重不良事件，应及时向机构伦理委员会汇报。

8. 定期审查临床试验进行中受试者的风险程度。

9. 研究试验方案的任何修改均应该经过机构伦理委员会批准。

10. 研究试验方案需经过机构伦理委员会审议同意并签署批准意见后方可实施。

二、研究试验项目提交伦理审查受理的流程

接受伦理审查（以全面审查"也称会议审查"为例）的受理流程大致有这样几个步骤：

1. 机构伦理委员会依据自己的标准操作程序（SOP），就伦理审查申请的相关事宜作出规定和要求　规定和要求要明确受理申请办公室地址、受理人（秘书/委员）姓名、提交申请的截止日期、审查费用等，明确提交会议伦理审查（也就是全面审查）必备的文件和提交文件的份数；明确提交跟踪审查的程序和要求等。机构伦理委员会可以向申请人提供申请表格、知情同意书及其他文件的模板。

2. 研究试验项目的申请者或项目主管或研究试验主要人员，尽可能搜集齐有关研究试验项目需要接受伦理审查的所有资料，填写申请伦理审查表格。

3. 申请人向研究试验所在地的机构伦理委员会提交审查申请和项目文件资料　应尽量满足对研究试验项目进行全面、完整审查的要求，包括（但不限于）下属文件内容：

（1）伦理审查申请表（签名并注明日期）。

（2）研究试验方案（注明版本号和日期），包括研究试验方案摘要，申请人遵守法律法规和遵循伦理原则的声明，对研究试验中涉及的伦理问题的说明。

---

[93]国家食品药品监督管理局网站《药物临床试验伦理审查工作指导意见》〔EB/OL〕（2010-11-2）〔2011-5-10〕.
http://www.sda.gov.cn/ws01/cl0055/55631.html

（3）知情同意书（注明版本号和日期）。

（4）招募受试者的材料。

（5）病例报告表。

（6）研究者手册。

（7）主要研究者履历。

（8）所有其他机构伦理委员会或管理机构对申请研究试验项目的重要决定的说明。如果不是第一次提交，应提供以前否定结论的理由和修改方案。

4. 机构伦理委员会秘书/委员接受申请　并对送审文件是否符合要求，告知申请人召开伦理审查会议的预定时间及审查决定的规定传达时间。对于提交的审查文件资料进行检查、核实，对准备不齐或不符合规定要求的，应当告知伦理审查申请人需要补充的文件/内容和期限。

第二节　研究试验项目的审查方式、内容及流程

本节内容详尽描述了研究试验项目接受伦理审查的核心部分。我国《机构伦理委员会药物临床试验伦理审查工作指导原则》中第十二条明确规定：机构伦理委员会负责对本机构所承担实施的所有药物临床试验项目进行伦理审查监督。在与其他机构达成协议的基础上，也可对其提交的研究试验项目进行伦理审查。

在项目审查阶段，伦理审查重点应包括：研究试验方案的科学性和执行、风险与收益的评估；研究人员的资历、能力，人员配备及设备条件是否符合要求；征募研究试验参与者的选择是否合理；知情同意的过程、知情同意书告知的信息；研究试验参与者的医疗和保护及风险程度；保护研究试验参与者的隐私；社区的考虑和弱势群体的保护等内容[94]。机构伦理委员会成员应充分审查和讨论送审文件中的伦理问题，形成决议，做好记录。这一阶段的工作主要由秘书协助主任委员，认真召开好有委员参加的审查会议。

一、研究试验项目进行伦理审查的方式和内容

机构伦理委员会对研究试验方案进行审查，其大致包含有科学审查部分和伦理审查两部分。具体的就是大家熟知的初始审查（全面审查）与跟踪审查。审查的方式是：预审/主审；会议审查与加急会议审查；跟踪审查。主要是根据所受理审查的研究试验项目，对受试者可能造成的伤害程度，所涉及的科学问题和伦理问题的复杂性，批准的可能性等方面。可采取：或免除审查、或加快审查、或全面审查和跟踪审查的具体方式进行。但是，不管

---

[94]国家食品药品监督管理局网站《药物临床试验伦理审查工作指导意见》　[EB/OL]　(2010-11-2) [2011-5-10].
http://www.sda.gov.cn/ws01/cl0055/55631.html

是接受哪种伦理审查，都需要提交完整的申请材料，由机构伦理委员会秘书/委员（指定）受理。根据送审研究试验方案类别和各方面考虑，对所提交的研究试验项目进行初查，以决定所申请审查的研究试验方案的送审渠道和审查方式。

这些审查方式的具体操作内容如下：

（一）免除审查（初始）

免除审查的研究试验项目是对人类受试者几乎没有伤害性的项目。目前符合免除审查方式的项目大致有（除外弱势群体作为受试者的研究试验项目）：

1. 对已建立或广为接受的教学活动，包括一般教学实践的研究项目，进行教学管理方法有效性和比较研究。

2. 公众行为观察研究。

3. 对现存数据、文件、记录、病理标本、诊断性标本或可收集材料的研究等。这些资料均是可公开取得的资料。

4. 已经由卫生部及食品药品监督管理局等相关部门同意和指导的，用于研究、评估、检查的研究项目和正式项目。

5. 经免除审查方式批准，在期限内只是小幅度修改的研究项目等等。

符合以上条款的研究项目，由三名医学机构伦理委员会初审并同意进入免除审查方式决定后，就可进入免除审查程序，同意并批准研究试验项目实施。但要注意：出于保护受试者利益和我国相关行业伦理审查的实践，知情同意的审查还是必要的。知情同意书和知情同意过程必须符合机构伦理委员会的要求，在审查这部分内容时，免除审查的项目应该在审查会议上有初审人员汇报的程序，如没有异议则大会同意并继续执行原审查批准决定；如与会委员对研究项目的批准提出异议，则可提出异议和申诉理由，并经大会讨论后再作决定。这种情况下的决定结果有：①同意并继续执行初审批准决定；②同意但须作必要修改；③不批准。

（二）加速审查（适用于"做必要的修正后同意"用此程序）

研究项目的危险性不大于受试者进行常规体检或心理测试的风险时，可以考虑研究项目的伦理审查是否运用加速审查方式。

目前实践中，当遇有鉴于机构伦理委员会对个别研究实验项目已做出"做必要的修正后同意"意见后的再次上会，研究试验过程中方案作了些小的变化（前提是不影响受试者的安全，不增加风险和伤害）需要报告等状况，多采用此方式。

（三）全面审查

也称会议审查。通常所说的一般伦理审查。除符合免除审查和加速审查条件之外的任何研究项目，所有涉及弱势群体的人及人体标本等研究试验项目的，在项目开展前都应该接受机构伦理委员会的全面审查。若对审查项目不能确定是否符合免除审查或加速审查范围时，则也一律进行全面审查，因此本审查最常见。

全面审查是指必须召开审查会议，经机构伦理委员成员充分讨论和论证研究者资质、研究试验方案、知情同意等方面后，由没有利益冲突的全体委员投票表决，决定该研究试验项目的伦理审查结果。

审查研究者资质：包括研究者是否符合资格，是否胜任，研究经验是否符合要求；可投入研究的时间、精力、人员、设备是否符合要求；项目设计前是否充分掌握研究资料；了解药物的安全性和有效性以及试验过程的科学性等。

审查研究试验方案：包括有研究试验方案设计是否适当；耗时多长；管理机构对申请研究试验项目批准或可行的重要决定；研究实验全过程和各环节；研究目的的确立和预期；受试者的选择是否明确、合理等。

审查知情同意部分：受试者参与研究实验项目，知情同意是前提。知情同意过程应包括三个因素，即信息、理解和自愿。审查这部分内容应是伦理审查的关键。它包括受试者入选的方法；向受试者或其法定代理人所提供的相关信息资料是否完全、易懂；获取知情同意书的方法是否适当；受试者在研究试验过程中的预期收益；受试者出现意外的救治和补偿；受试者不愿继续参加研究试验项目，中途退出的程序等主要内容。总之，在知情同意部分要充分体现：尊重个人、善行和公正。

由没有利益冲突的到会委员投票表决决定是指：全面审查时，机构伦理委员会到会委员需占2/3以上，并且与此次审查项目有利益冲突的委员要在投票表决时予以回避。

全面审查的决定结果有：①批准；②修改后批准（按委员会要求修改后，送交原审委员及主任委员确认无误后即可执行）；③修改后复审（按要求修改后，提交下次伦理审查会议再议，一般进入加速审查方式）；④不批准。

在全面审查工作中，还要注意对暂停/提前终止或完成研究试验项目报告的审查，和多中心合作项目，与国际合作项目的审查。

研究试验项目被暂停或提前终止时，应向机构伦理委员会报告。报告内容有：其暂停或提前终止研究试验项目的原因，还要报告研究试验项目所处的进程。

多中心合作研究项目的审查可以适用以下三种方式：一是合作各单位的机构伦理委员会各自对项目进行审查，待各单位的伦理审查均批准后方可进行研究试验；二是联合审查，多中心的机构伦理委员会经过协商，组织联合的机构伦理委员会会议，对合作研究项目进行联合审查；三是由独立于所有合作单位之外的机构伦理委员会进行审查。

国际合作研究项目的审查要注意：为了保护我国受试者的健康和合法权益，由国外机构发起与我国合作并在我国进行的涉及人的研究项目，除了接受在发起国的机构伦理委员会的审查外，还必须要接受我国国家级的行政准入和参与合作研究单位的机构伦理委员会严格的全面审查，否则合作项目不能在我国进行。

研究试验项目申请者在项目完成后，要向机构伦理委员会提交项目完成报告。报告内容包括有：项目完成报告表、成果报告、受试者名单及其相关资料等。经机构伦理委员会审查通过后，可将有关结果呈报相应的行政主管部门。原则上项目完成后申请者未提交完成报告的，不得继续进行其他研究试验项目。

（四）跟踪审查

机构伦理委员会对所有批准的研究试验项目都要进行跟踪审查，从批准开始直到研究试验项目终止。持续多年的研究试验项目至少每年跟踪审查1次，1年的研究试验项目应至少在中期审查1次。

跟踪审查的形式和内容有：

1. 现场跟踪审查，到达研究试验现场，访视研究者和受试者，检查知情同意过程和知情同意书签署情况，检查研究是否遵循研究试验方案、相关规范和机构伦理委员会批件的要求。

2. 听取研究试验机构的年度工作总结和研究试验进度报告。

3. 根据研究试验方案的性质和可能发生的不良事件，在批准时确定的跟踪审查计划。

4. 如果研究试验计划作了变化但变化较小，不影响受试者的安全，不会增加风险和伤害，研究者应及时向机构伦理委员会报告，提出变更的审查申请。

遇有下列情况，要求研究者及时向机构伦理委员会报告并重新接受伦理审查：研究实验项目的承办方、研究者更换或补充；对研究实验方案的任何修改可能影响受试者权利、安全和福利，或影响研究试验的实施；与研究试验的实施和与研究结果有关的不良事件，以及研究者、申报者和管理机构所采取的措施；可能影响研究试验收益/风险比的任何事件或新信息。

二、研究试验项目伦理审查的流程和伦理审查会议流程

从研究实验项目伦理审查的提交，到确定时间、确定审查方式、上会、过会和取得伦理审查的结果，是有其工作流程的。

（一）研究试验项目伦理审查的流程

研究试验项目伦理审查的流程为：伦理审查的申请→伦理审查的受理与处理→初审结果告知→召开伦理审查会议审查→审查决定的通知→文件归档。

申请者或研究试验项目负责人提交伦理审查申请；受理后经初步审查补充齐相应材料、决定审查方式，反馈于申请者结果；按要求上述人员接受机构伦理委员会的全面审查（也称会议审查或初始审查），在会议上就项目内容尤其是涉及受试者尊严、权力、风险、安全和受益的有关细节进行阐述，答疑解惑；机构伦理委员会委员经讨论后进行投票表决，做出同意或不同意或修改后同意等决议；机构伦理委员会办公室秘书负责将审查意见反馈给申请人员；完成文件归档等后续的工作；将伦理审查决定通知交予申请者，如同意则研究试验工作方可开展、如不同意研究试验工作则不能开展。

跟踪审查的程序：除上述程序外，还包括有定期听取汇报项目进展，研究现场参与。

对变更审查/重新审查、暂停/提前终止完成研究试验项目报告，多中心合作项目与国际合作项目审查的程序，原则上也要走上述程序。

在研究实验项目进行伦理审查工作中，要注意具体把握以下六个关键环节：

1. 审查申请　申请/报告的负责人；主要研究者和申办者；送审的文件：①伦理审查申请表；②申请报告：对该项研究主要伦理问题的考虑，主要研究者专业履历，研究团队其他人员的资质；③临床研究方案；④知情同意书、招募材料；⑤其他机构伦理委员会对申请研究试验项目的重要决定；⑥管理机构对申请研究试验项目的重要决定。

2. 受理和初步审查　机构伦理委员会秘书/委员在收到申请后，应核对送审文件是否符合要求，根据研究试验项目方案的内容情况，以确定该研究试验项目拟采取何种形式进行伦理审查。

3. 初审结果告知　机构伦理委员会秘书/委员负责告知申请人召开伦理审查会议的预定时间以及审查决定的规定传达时间。对于提交的审查文件资料不齐全或不符合规定要求的，应当告知伦理审查申请人需要补充的文件/内容和期限。

4. 召开伦理审查会议　①机构伦理委员会应按事先规定的日期定期召开会议，或根据伦理审查申请的数量及时安排会议，必要时召开紧急会议；②机构伦理委员会办公室应提前向每位参会委员送交审查所需文件，以保证委员有充足的时间审查研究试验方案；③为保证伦理审查质量，机构伦理委员会可建立"主审制"。根据专业相关以及伦理问题相关的原则，为每个项目指定 1~2 名委员对方案及知情同意是否进行主审，在审查会议上提出意见供其他委员参考与讨论；④主任委员主持机构伦理委员会会议，会议应按既定程序进行，会议应对审查文件进行充分讨论，保证每位委员对所讨论的问题充分发表意见，必要时可邀请独立顾问；⑤申请/报告的负责人或主要研究者和申办者应邀参会阐述方案，并就特定问题作详细说明，解答委员们就方案的提问；⑥机构伦理委员会秘书或指定委员，应做好会议笔记，会后整理会议记录，有条理的归纳、记录会议讨论的问题和决定的内容。

5. 审查决定通知　在伦理审查决定的规定传达时间内，秘书/委员要及时将机构伦理委员会的伦理审查决定，告知申请者或研究试验主要人员。研究试验项目要得到伦理审查结果通知后开始实施。

遇有跟踪审查与变更审查/重新审查；暂停/提前终止或完成研究试验报告；多中心合作项目、与国际合作项目，伦理审查的流程原则上也要经历这些程序。

6. 文件、档案管理　机构伦理委员的审查文件和沟通记录，按记录应注明日期，建档并存档。机构伦理委员会文件档案保存至研究试验项目结束后 5 年，或根据相关要求延长保存期限。

（二）伦理审查会议的流程

1. 机构伦理委员会召开项目伦理审查会议　主任委员要注意把握两个环节：①参会评委人数要符合《机构伦理委员会具体操作意见》（SOP）的规定，即到会委员需占委员会组成人数的 2/3 以上方可开会；②有利益冲突的委员出席会议时，其在相关项目伦理审查评审表决时要回避。《赫尔辛基宣言》中要求：审查要独立于（所审查项目）研究者、申办者，并避免任何不适当的影响。即与此次伦理审查项目有利益冲突的评审委员请首先声明，最终投票表决时要予以回避。

2. 申请/报告的负责人或主要研究者和申办者应邀参会　以口头方式简要阐述研究试验方案的设计，并就特定问题作详细说明。项目负责人或研究者介绍研究试验项目：新药医疗器械、新材料、新技术、新方法的试验方案、应用方法等主要研究内容。解答委员们就方案的提问。

3. 组织委员们进行评审　查验有关论据，对研究试验方案、知情同意书、研究者和研究单位的资质、招募受试者广告等文件，采取听汇报、提问、解惑和广泛讨论和论证，对拟开展的试验项目进行全面了解。

4. 主任委员总结意见和建议，并动议作逐项表决。最后以投票表决的方式，对拟开展的试验项目进行评审，形成伦理审查决定的批件。

5. 唱票，通过伦理审查结果。主任委员和参会的委员签署决定意见。

6. 资料存档。

伦理审查会议结束后，主要由秘书协助主任委员做好会议结果的签署和通知工作，将会议形成的伦理决议及对送审的研究试验方案形成的书面文字，通过合适的方式通知给研究试验者或申办者，研究试验者或申办者接到伦理审查结果通知后，方可开始实施研究试验项目。

（三）机构伦理委员会伦理审查意见的种类

机构伦理委员会的伦理审查意见有五种：①同意；②作必要修正后同意。机构伦理委员会认为，需对方案做出较小修改或澄清的研究试验项目；③作必要修正后重审。机构伦理委员会认为，申请者须就研究试验项目的重要问题（如方案设计须作进一步答疑或修改，或补充重要文件材料）修正后再重新参加伦理审查；④不同意；⑤终止或暂停已批准的研究试验。

综上所述，了解了研究试验项目伦理审查的流程和伦理审查会议流程以后，我们将一个研究试验项目接受伦理审查的流程，分两个层面可以简述为：

机构伦理委员会层面：伦理审查申请/报告→受理→初审处理→会议审查→审查决定→反馈决定→文件存档。

申请者或项目负责人或研究者层面：研究试验方案的伦理审查申请/报告→受理→补充完善材料→接受确定审查方式的告知→参加伦理审查会议，就本研究试验项目进行介绍、汇报、答辩、接受质询→等候审查决定通知→接到伦理审查结果通知后，方可开始实施研究试验项目。

第三节　研究试验项目伦理审查中注意的问题

研究试验项目的伦理审查，是国内外所有机构伦理委员会都十分重视和关注的问题。

《赫尔辛基宣言》提出：在研究开始前，研究规程必须提交给研究伦理委员会，供其考虑、评论、指导和同意。该委员会必须独立于研究人员、赞助者和任何不正当影响之外……纵观世界一些国家伦理委员会的伦理审查工作各有所长，发展不均衡。但共同的是，伦理审查工作随着科学研究试验的深入和发展，国家政治、经济和文化等条件的影响和变化，围绕有利、尊重、公正和互助这四大伦理基本原则应用于实践，日益发展和完善，逐步得到人们的重视。

美国在伦理审查体系的法规建立中，一直处于领先地位。1966 年美国普通外科政策声明（general surgeon policy statement）中就提出了人体研究进行前须经独立委员会审查的要求。1974 年国家研究法案将对生物医学及行为研究中受试者的保护，纳入了法律程序，提出国家卫生部基金赞助的人体研究必须通过独立委员会的审查。同年又出台了"保护生物医学研究及行为研究中的受试者规范"（45 CFR 46），这标志着伦理委员会审查体系在美国的正式成立。经过不断的改进完善，于 1991 年建立了监督科学研究的伦理准则，已形成了较完善的管理体系，深刻于临床研究行为，成功发挥了作用。

在美国等国家的医疗机构中，伦理委员会有两个主要类型，一种是处理医院的医患纠纷或解决困惑等的医院伦理委员会；另一种是进行科研审查的伦理委员会。20 世纪 80 年代，美国的医院管理协会要求每个医院都成立这样的组织，至此，医院伦理委员会开始有了它的正式的组织结构。到现在为止，美国几乎每个医院都成立了医院伦理委员会。与人们想象的不同，在美国医院伦理委员会不是医院的管理编制，即院方并不付给医生做医院伦理委员会工作的这部分工资，但担此职务的人会认为这是荣誉的象征。医生也不以医院的管理者或院方的代表等身份，参加医院伦理委员会的工作。委员会的决策人员是医生，其他组成人员有护士、伦理学家、律师、心理学家、社会工作者、神职人员等。医院内的伦理值班已成常规。

瑞士根据欧盟 2001 年出台的指南，在 2004 年颁布了新的法规并修订了《伦理审查法案》，确立了以一个独立的中央伦理审查机构及六个地方伦理审查机构构成的新的伦理审查体系。所有伦理审查机构的成员由政府任命，有不同科学背景的专家，同时还包括非科学背景人士作为普通民众代表。秘书由具有科学背景的委员担任，同主席一道负责申请的处理。地方伦理审查机构在瑞士全国按照地理位置分布，设立于各地区的一些大学内，负责对本地区的研究试验项目进行伦理审查，多中心的研究试验项目，向主要研究试验者所在的地区伦理审查机构提交申请，一旦通过则在全国各地均有效。

目前亚洲国家伦理审查体系有中央集权和权力分散两种模式。中央集权模式是由国家伦理委员会制定有关法规指南，并负责解释。此外，国家伦理委员对机构或地方伦理委员会负有指导和监管的责任，国家伦理委员会与国家权力机构有直接联系，主要负责审查国际合作项目。像人口少的国家，如老挝、柬埔寨，就采用这种模式。权力分散模式则由卫生研究权威部门构建伦理委员会并制定有关指南，而一些综合性的教学医院或院校自己设立伦理委员会，负责对在本院或本院研究试验者进行的研究项目进行伦理审查。这在中国、泰国、菲律宾、马来西亚、印度尼西亚较为常见。

为此，机构伦理委员会的审查工作应遵循各自国家现行的法律法规，在对研究方案科学性和伦理合理性进行审查的基础上，注意规避方案中的伦理陷阱和风险，认真提出审查意见和建议。伦理审查应多考虑：研究试验者的资质、经验是否符合要求，研究方案的科学设计与实施、风险与收益的评估、受试者的招募、知情同意的过程、知情同意书告知的信息、对受试者的医疗和保护、隐私和保密、涉及弱势群体的研究、设计特殊疾病人群、特定地区人群/族群的研究等主要问题。还应重点在研究试验项目的效率与质量审查上把好关。

在我国的伦理审查操作中，目前还存在着一些问题，总结如下：

（一）缺少操作性强的标准伦理审查规程

标准的伦理审查规程是统一地方差异并统一操作的基础，包括申请、受理、专家独立进行审查、终止审查及终止研究试验实施等环节。但是，由于国内各地的经济发展水平、风俗习惯、机构伦理委员会组成人员的学术背景存在差异，再加上各机构伦理委员会成员未经过统一的培训，特别是国内目前缺少操作性强的标准伦理审查规范，导致了各地、各行业机构伦理委员会的伦理审查存在着差距。国际性的法律法规及宣言指南等，内容都颇为原则性、高度概括性，在实际操作中不易掌握。国内的主要法律法规如《药物临床试验质量管理规范》、《涉及人的生物医学研究伦理审查办法（试行）》、《机构伦理委员会药物临床试验伦理审查工作指导原则》等，也是主要按照国际相关的原则指南办法所制定，虽然稍加细化并加入了适合我国医学研究试验实际情况的内容，但其并没有对机构伦理委员会的成员构成与管理、伦理审查方式及程序、伦理审查会议的具体步骤、讨论及投票方式等内容做出统一、程序性、可操作性、标准性的规定或指南，致使在实际操作中不易掌控和操作。也正是由于在具体的审查上没有建立科学、客观、合理的标准化操作规程，尚不可能有效地按照国际规范和我国法规的要求进行伦理审查，导致审查标准不统一，审查决策主观性过强，因此，易导致伦理审查的科学性、公正性和权威性受到了质疑。

此外，由于我国临床伦理审查工作开展时间不长，机构伦理委员会制度建设还不够健全，所以缺乏行之有效的章程和制度。虽然国内的机构伦理委员会参照国际准则和国家的法律法规，制定和建立了本单位的机构伦理委员会章程和制度，但普遍存在着章程和制度过于概括笼统的问题。大多数机构伦理委员会反映，在现实操作中，即便有了章程和制度，还是感到缺乏伦理审查的有关依据，存在不知道如何具体有效地运作和管理机构伦理委员，以及如何科学、公正和有效地开展伦理审查工作等具体问题。

从立法的角度明确伦理审查行为的法律责任到现在还是空白。因此，通过立法明确与医学伦理审查相关行为的法律责任是保证研究试验项目顺利进行的基础。现实中，对于申请者未经机构伦理委员会审查，擅自实施研究试验行为的，卫生行政部门可责令暂停其执业活动，情节严重的，吊销其执业证书；对于相关机构未经医学伦理委员会审查，擅自实施研究试验的，给予警告并责令限期改正，情节严重的，对负有领导责任的人员依法给予行政处理或吊销执业许可证；对机构伦理委员会的专家若出具虚假审查意见，造成严重后果的，也应依法追究其刑事责任等等问题查处，都亟待立法且不断完善予以解决。

（二）对机构伦理委员会及其伦理审查功能的认知尚缺乏

在医药卫生界，随着药物研发的全球化进程和新药上市周期的缩短，中国与跨国公司进行国际多中心临床药物试验的合作也在日益增多，受试者的日益增多，预示着伦理保护任务的加重。有学者指出，今后研究试验面临的最大困难将不是技术问题，而是伦理问题。重视药物临床试验的伦理审查与管理，对杜绝研究人员的违规操作，维护受试者的权益与安全有重要的规范作用，有益于提高我国的药物临床试验在国际中的认可度，对我国医药卫生事业的发展具有重要的作用。

目前，在国内，人们对"机构伦理委员会"概念较模糊，组织名称五花八门，[95] 所司职能也各不相同。

从政府机构规章制度对其的设定、有关伦理学术论文对其所作的表述以及新闻媒体的介绍看，人们仅对这一组织的名称认识，仍旧处于混沌状态，更不要说对其职能作用的了解程度了。

作为研究试验项目潜在的受试者——社会大众来说，了解机构伦理委员这一组织所承担功能作用的也为数不多。他们或对可能参加的试验项目及风险程度知之甚少，或没有足够地保护自己利益的认知，那些正在或打算参与试验的受试者更不太知道通过机构伦理委员会来寻求医学、伦理的、法律等方面的支持和帮助。

部分研究试验人员缺乏对机构伦理委员会作用认知。他们存在着诸如：不清楚研究试验项目是否需要伦理审查、向谁提出伦理审查、如何提交伦理审查申请材料、如何接受伦理审查和伦理审查的内容有哪些等问题，为此，急需不断地学习和补课。

机构伦理委员会在发挥其独特职能之前必须得到所在机构的资助，不仅在资金方面，而且还要在教育培训、人员设置、会议场地等方面进行资源配置。但是由于所在机构对伦理委员会的职能、作用及意义认识不清，误解为是设在本单位内部的一个部门，不需要对其提供什么资金来源，所以没有能承担起促进伦理委员会有效运作的重大责任，导致了一

---

[95]刘伟. 我国医学伦理委员会法定伦理审查机制研究. 济南：山东大学，2008. 田冬霞. 中国伦理审查委员会的构建与机制. 天津：天津医科大学，2006

些机构伦理委员会名存实亡，或者功能瘫痪状态的现实。

（三）机构伦理委员会职责履行尚不充分

目前，机构伦理委员会工作总体上还存在着职责履行不充分的问题。个别单位机构伦理委员会工作的独立性有时还未能充分得到保障，对研究试验行为的伦理审查还处于被动态势，委员和秘书的伦理专业素质有待于进一步提高。

1. 伦理审查功能发挥不够，审查流于形式。机构伦理委员会的真正价值在于其功能的发挥，在于有效保证研究试验项目的科学、健康、理性发展和真正维护受试者的安全与利益。目前，各机构伦理委员会不同程度地存在着，由于主、客观原因，医学伦理的相关知识宣传教育培训的不够、对新出现的具体伦理问题提出指导性建议和意见，伦理咨询及伦理研究交流等不够，委员会的监督检查评估等功能和作用发挥不够，伦理审查流于形式的情况和问题。

2. 伦理审查结果容易受研究试验组织和申请者的人为因素的影响。值得指出的是，机构伦理委员会内参与评审的一些委员，正好是参加受理研究试验项目的专家，所以在评审讨论时，容易引导评审委员们将研究试验项目的科学技术内容了解的详尽，结果是从研究试验受试者的角度考虑的少，造成忽视受试者的健康安全，留有一些社会问题的隐患。

3. 忽视全程审查，缺乏跟踪审查。机构伦理委员会在审查过程中，往往只注重对于初始研究试验项目的审查，在研究试验项目审查通过并进入具体研究试验阶段后，很少对研究试验项目的实施过程，知情同意过程和受试者保护等方面的真实性情况，进行持续的、全过程的跟踪审查和监督，甚至对于研究试验项目在进行中的变动、修改、知情同意等直接关系到受试者的问题，都缺少必要的关注和跟踪。

4. 伦理审查书面记录保存不全。伦理审查记录文件包括有：会议记录、决议记录等，但普遍存在记录过于简单、潦草，甚至漏记、对于专业问题的记录缺乏专业性等问题，致使一些需要回顾、参照的伦理审查研究试验项目在跟踪审查中，以往的具体讨论记录缺失、找不着根据。虽然我国《药物临床试验质量管理规范》中明确规定，机构伦理委员会所有会议及其决议均应有书面记录，记录保存至临床试验结束后 5 年。但实际上由于机构伦理委员会在管理人员、经费或办公场所等方面的限制，各种文件并没有得到妥善保存，这将给跟踪审查工作和审查效果评价工作带来一定的困难。

为此，伦理委员会的委员和秘书除了入门培训，熟悉工作程序和审核要点，经过《药物临床试验管理规范》（也称 GCP）或相关伦理学知识的培训外，还要注意定期和随时的专业知识学习研究，注意与国内、国际间同行的交流，关注跟进本专业最前沿的动向。

（四）个别研究方案忽视了将受试者利益放在第一位的重要原则

"尊重人、不伤害人、有益于人、公正对待人"是我们所倡导的伦理原则。在研究试验过程中，研究者要贯穿和树立：关心受试者第一、发展科学第二这样的基本思想，旨在不违背研究试验服务于受试者健康的根本目的。

但在实际操作中，常能发现有以下忽视这一重要原则的表现：

1. 知情同意书的问题。在实际操作中，存在着有些研究试验单位的知情同意书自行制订，内容规定不统一，随意性大；有些研究试验单位的知情同意书生搬硬套或拿来主义，与本研究试验项目不搭界；有些知情同意书签署不规范，受试者权益和安全难以得到保障；有些受试者对参与研究试验项目、尤其是涉及在试验过程中，对自我的健康保护、切身安全和权益是否遭到侵害等未被完全告知。

有些知情同意书对受试者的医疗和保护概念不清晰。如对所申请的研究试验项目，研究人员的资格和经验的介绍；对因研究目的需要，而撤销或不给予标准治疗的设计及采取此类设计的理由的描述；对在研究试验过程中和研究试验结束后，为受试者提供的医疗保障；为受试者提供的医疗检测、心理与社会支持是否完备；受试者自愿退出研究试验项目时拟采取的措施；对受试者任何费用支出的说明；对受试者的补偿（包括现金、服务或礼物）；由于参与研究试验造成受试者的损害/残疾/死亡的补偿和治疗；保险和损害赔偿等，都没能很好地在知情同意书中向受试人员交代清楚。

在知情同意的告知中，还存在着研究者多夸大研究试验项目的效果，而对其毒副反应避重就轻，对可能出现的风险轻描淡写；未准确告知研究试验过程中被检查的频度和总量、访视的次数；对于受试者“无需任何理由可随时退出研究试验”的规定交代不清等问题。

“知情同意”是受试者在整个受试过程中最基本的权利，应是机构伦理委员会进行伦理审查的重要内容。知情同意应符合完全告知、充分理解、自主选择的原则，虽然到目前为止法律上对知情同意书还没有规范文本，但它作为研究试验过程的唯一证据文本，对研究和受试双方的权利和义务都应做详尽的规定。同时知情同意书也是受试者本着自愿原则，参与研究试验项目的具体体现。为此，在试验者和受试者信息不对等的情况下，知情同意书作为研究试验方案的依据文本，要注意更加清楚和明确。

2. 研究试验方案问题。研究试验方案中就研究试验过程阐述得不具体，这是一个通病。比如：从伦理角度上考虑，研究试验方案的完善需要有风险与收[96]益的评估。研究试验方案中风险的鉴别、风险的种类、概率与等级的评估；风险是否已经在可能的范围内最小化了；预期收益的评估；研究试验风险收益比是否合理的评估；是否符合受试者的权益、安全和健康必须高于对科学和社会利益的考虑等等，要有清晰的表达和描述。

在研究试验方案中，还要注意招募受试者的问题。这其中包括：招募受试者的人群特征（包括性别、年龄、种族和数量等）；研究试验的收益和风险是否在目标疾病人群中公平分配；初次接触和招募受试者准备采取的方式；受试者的纳入标准和排除标准等问题。

将受试者利益放在第一位，研究实验方案中还要注意涉及弱势群体的研究。要有对特

---

[96]国家食品药品监督管理局网站《药物临床试验伦理审查工作指导意见》［EB/OL］（2010-11-2）［2011-5-10］.

殊疾病群体或特定地区人群/族群（民族、信仰及风俗习惯对受试者的影响等）的考虑。

在研究试验方案问题中，保护受试者权利还要注意隐私和保密问题。从研究试验项目实施起，保护受试者的隐私权就是一个重要环节，研究试验者要恪守职业道德，保证受试者资料不外露。

还要注意的是，实施中的方案只要有修改就要向机构伦理委员会提出审查申请。但实践中常出现由于各种原因，方案修改后未能及时申报伦理审查委员会审批的问题。

3. 研究试验者本身的问题。首先，知识更新的速度在大大加快，这使研究试验者难以适应。所以不断充实和更新自己的知识，在进行研究试验的同时，研究试验者要多熟悉与本研究试验项目相关的知识。其次，在方案的实施过程中，存在有个别研究试验者，不注意与受试者保持良好的沟通，或能力不够或不愿多做这方面的解释工作的现象。参与研究实验内容有哪些？会出现什么反应？什么是正常的？什么是异常的？应该怎么办等，这些都恰恰是受试者咨询最多的问题，如果研究试验者对这些询问不重视、不予以沟通、不耐心解释，势必会造成受试者不知所措，影响受试者配合研究试验项目的信心，最终将会出现研究试验项目进行得不顺利等问题。

（李燕申）

第九章　机构伦理委员会的教育和培训

研究试验与临床科研的伦理审查，是国内外所有机构伦理委员会都十分重视和关注的问题，也是医疗机构对临床试验与科研管理的重要内容。开展并重视伦理委员会的教育和培训对提高机构伦理委员会的审查质量，对于保证临床试验与科研实践的诚信与安全，以及保障受试者的权益不受损害有着不可替代的重要意义。而适宜的培训内容与培训方式，对培训的最终效果又有着决定作用。本章将重点介绍在机构开展伦理培训的意义、培训目标以及如何实施培训。

第一节　在机构内开展医学伦理培训的意义

医学伦理学教育从广义上来说，应包括医学伦理学专业的学历教育，面向医学生的相关课程教育，以及机构内相关从业人员培训三大方面。本节侧重于介绍与机构伦理委员会相关的教育培训现状。

一、机构伦理委员会的教育培训现状

在经济全球化的背景下，临床试验在全球范围内的跨国合作呈上升趋势。了解国内外伦理委员会的培训特点可以帮助我们找出我国与发达国家伦理委员会培训之间的差距，同时借鉴发达国家的培训特点，结合我国实际情况，组织切实可行的、有效的伦理委员会培训。

（一）国外伦理委员会教育培训现状

联合国对于伦理委员会的教育培训情况非常重视，联合国教科文组织（UNESCO）的科学与技术伦理司对伦理委员会的教育培训作出了明确要求，伦理委员会成员都应受过生物医学、行为科学、生命伦理学和卫生法的良好教育[97]。以美国、英国和法国伦理委员会的教育培训情况为代表，目前国际上在医学伦理学的教育培训上存在以下特点：

1. 承担教育培训的组织主体以政府主管部门和行业协会组织为主　在美国，伦理委员会的教育培训是美国伦理审查体系的重要内容，除了有关伦理审查相关的制度规定和专业机构之外，对研究人员及伦理委员会成员等相关人员的伦理教育与合格鉴定亦做出了明确

---

[97]联合国教科文组织科学与技术伦理司. 生命伦理委员会：教育与培训［EB/OL］.

的要求，委托有能力的、已具备这一职能的相关行业协会等机构或组织来承担相关的教育培训，如美国的西部伦理委员会（western institutional renew board，WIRB）。

英国由卫生行政部门负责对伦理委员会的设立、成员任命、经费预算和教育培训进行管理[98]。

法国在 1983 年就成立了国家生命与卫生科学伦理咨询委员会，委员会主席直接由总统任命。委员会致力于促进和鼓励开展各种伦理问题的公众辩论，并定期出版通讯和会刊，宣传组织主题研究和讨论，还汇编有多种报告集。在每年的"年度伦理学日"之际，该委员会还给与会者发放有关伦理学的小册子。同时，它与医学、药学、生物学等教育机构进行广泛的伦理学教学联系，根据检查总结和推广实用的经验，并承担在研究机构组织开展伦理学教学的任务。

2. 伦理教育培训的内容全面系统，注重维护弱势群体权益的特点　美国的机构伦理委员会在如何科学恰当地确定伦理委员会的培训教育内容方面，进行了一些积极的探索。除了系统地安排成员全面了解伦理委员会的运行理论、伦理法规、操作指南等内容，还常常根据成员进入委员会的不同时间和工作任务的需要分阶段地制定培训教育方案。

英国医学伦理学的教育内容总体来说包括两部分内容：①规范性教育，是对现有医学界公认的、需要遵守的道德行为准则的介绍；②方法论教育，包括道德疑难问题的哲学思辨和伦理论证，是针对由于现代医学发展而带来的对传统道德造成巨大挑战的领域，或针对在医学界还没有形成公认的行为准则和道德共识的领域，教会学员如何通过哲学的思辨和伦理论证做出符合伦理的决定。具体内容分为 12 个专题，包括知情同意与拒绝治疗专题；医患关系中的诚实、信赖和良好的沟通专题；保密专题；医学研究中的伦理问题专题；人类生殖技术中的伦理专题；基因技术中的伦理问题专题；儿童问题专题；精神障碍和精神残疾者专题；生命、死亡、临终关怀与安乐死专题；医生、医学生的职责与如履薄冰般的医学行业专题；卫生资源分配中的伦理专题以及权利专题。英国的医学伦理学教学特点是强调患者的主体化和去客体化，关注患者权利，尤其是弱势群体的权益，融入法律等其他学科的内容，注重跨学科的教学与交流[99]。

在法国医学院，医学伦理学的教学涉及的主题主要包括器官捐献、生物伦理学、死亡、医学伦理学法规、卫生经济学、医疗隐私、医学伦理学历史、安乐死、特别疗法、艾滋病、医疗责任、赞同方式、疼痛、医疗试验、复苏、产前诊断、自愿中止妊娠、吸毒群、医患关系、患者信息、宗教、哲学、预防医学、遗传学、人际交往、人类学、医学法律、姑息治疗及研究等[100]。

3. 采取适宜的教育形式，形成追求效果的伦理教育培训体制　伦理教育培训的方式根

[98]翁新愚. 英国伦理委员会的现状与分析. 中国新药杂志，2008，17（19）：1724-1727

[99]戴庆康. 我所了解的英国医学伦理学教育. 医学与哲学，2003，24（12）：25-28

[100]蒯强. 法国医学院医学伦理学教育. 医学与哲学，2001，22（2）：49-52

据受教育对象的不同而多样化，包含学历教育、针对医学生的伦理学课程和毕业后的职业教育。

美国 WIRB 制定了伦理委员会教育培训的系列制度：①新委员培训；②日常培训；③年度培训。除了对于新委员有所培训之外，也对委员会的工作对象和国外其他伦理委员会委员开展培训。美国医学与研究公共责任组织（public responsibility in medicine and research，PRIM&R）于 1999 年创办了 IRB 专业资格鉴定协会（the council for certification of IRB professionals，CCIP），确立了 IRB 专业资格鉴定标准和程序。这一资格鉴定考试是非强制性的，委托于专业考试机构辅助鉴定考试的发展、管理、评分及统计分析，处理报名及收费等事宜[101]。

英国的医学伦理教育课程教学分为两大类，一类是针对医学人文学专业的研究生学历教育课程，适用于已经取得医学学位的人员，或专门从事医学人文学教学的人员，课程结束授予医学人文学方向的硕士、博士学位；另一类是面向在校的医学专业学生的课程。两者在课程内容设置和师资队伍的配备上不一样，前者作为研究生教育，注重人文学科的理论深度和人文素质的强化，师资主要来自没有医学背景但在人文专业有较深造诣的人文学专家；而后者因为面向医学生，所以更强调实践性，注重培育医学生在医疗实践中的人文情怀，师资主要来自有医学背景并接受过医学人文学课程培训的专业医学人员[102]。

法国医学伦理教学方式一般以课堂教学为主，辅以讲座和案例讨论，还有涉及医学生的医学伦理学专题临床实习。这种实践性的教学方式很受欢迎，与医学生一起参与教学讨论的相关人员包括临床医生、心理医生、精神病科医生，还有负责看护患者的护士、医院总监、生物学家、理论学家等；实习生配有相应的实习导师，以帮助整理与提出伦理问题，并组织伦理问题的讨论，概括总结特殊案例，例如老年患者、高新技术、器官移植、自杀、艾滋病、新生儿复苏、临终看护等涉及的医学伦理问题[103]。

（二）美国 IRB 专业资格鉴定考试内容

对于机构伦理委员会来说，教育培训内容的科学合理性决定了是否能顺利达到其教育培训的目标。美国的相关团体组织在这方面作了积极的探讨，其教育培训的内容较为全面系统与美国当前的法规框架相契合，并体现了极强的实践性。美国 PRIM&R 为了履行其促进高伦理水准、高专业标准研究活动的承诺，于 1999 年创办了 IRB 专业资格鉴定协会（CCIP），并成功确立了 IRB 专业资格鉴定考试的基本框架和程序。总结 IRB 资格鉴定的考试内容纲要如下：

1. IRB 实践的基础知识与基本概念

（1）伦理审查的历史背景。

[101]CCIP. IRB 专业资格鉴定考试内容纲要 ［EB/OL］.

[102]戴庆康. 我所了解的英国医学伦理学教育. 医学与哲学，2003，24（12）：25-28

[103]蒯强. 法国医学院医学伦理学教育. 医学与哲学，2001，22（2）：49-52

（2）贝尔蒙报告、纽伦堡法典、赫尔辛基宣言、专业规范等伦理学相关准则和规范。

（3）研究设计相关知识，包括研究设计的类型、最低风险、研究监查（DMC）、样本量及统计学、保密与数据安全和欺骗隐瞒等。

（4）如何运用法规，包括 HHS 规章的适用及豁免条件，共同准则的适用性、机构间的差异、豁免条件，FDA 规章制度（人体受试者、药物、生物制品、医疗器械）的适用性及豁免条件，国家和地区的相关法规，稽查制度和健康保险可携性与责任性法案（HIPPA）等。

（5）基本定义，如研究、人类受试者、最低风险、弱势群体等。

2．IRB 组织及成员构成的知识

（1）IRB 委员会的管理职权、委员资格要求、法定人数的要求、审查流程以及领导力。

（2）IRB 办公室日常管理，如办公室职员的职责与职权、接受递交的审查材料流程以及人员、预算、办公室经费的管理。

（3）IRB 的职责：包括科学性的审查、研究资格及合同的审查、其他委员会审查决定的审查、机构责任和违背/不依从研究方案的审查。

（4）教育培训项目的设计与实施，包括对 IRB 办公室职员的教育培训项目、对 IRB 委员的教育培训项目、对研究者的教育项目和对机构官员的教育项目。

3．IRB 职责与操作规程

（1）IRB 审查：审查的等级、类型、程序、标准、特别法规要求和国际性研究等。

（2）内部审查流程：预审、内部沟通和交流以及稽查。

（3）审查通过后的监督。

4．档案及报告　包括政策、程序及成员信息，资格及注册，管理反馈报告，稽查报告、监督及其他交流，会议记录，文件及档案的保管，存档要求，信息管理和培训记录[104]。

通过分析 IRB 资格鉴定考试大纲可以看出，培训和考察的内容主要从对伦理委员会委员、办公室工作人员等应具备的理论素养及实际技能的要求入手，确定伦理委员会自身教育培训的基本内容；同时又根据委员进入委员会的不同时间和工作任务的需要，分阶段制订委员会委员不同阶段的伦理教育培训的具体内容。

（三）中国的伦理委员会教育培训现状

从 20 世纪 80 年代后期开始，国内科研和医疗机构、大学、学术期刊和卫生行政机构等纷纷效仿国际做法，相继设置伦理委员会。目前，我国的伦理审查体系已经初步形成，伦理委员会的教育培训工作也逐渐受到重视。但限于我国伦理委员会的建设起步较晚，相关制度还不够健全，在教育和培训方面也普遍比较欠缺。国内许多学者对这一情况进行过

---

[104]PRIM&R. The handbook of certification examination for IRB professionals ［EB/OL］.

相关的调研。

2007 年，中华医学会科技评审部在 WHO 资助下，由北京大学医学部李本富教授等主持的一项对我国医学伦理委员会组织与管理情况的调查发现[105]：在回复调查的 154 家三甲医疗机构、高等医药院校和生物医学研究机构中，设立机构伦理委员会的有 135 家，其中 14 家（10%）没有为伦理委员会成员提供教育培训机会。调查同时发现，各单位还不具备自我培训的能力，需要医疗机构、卫生行政部门与伦理学学术团体共同建立一个有效的培训机制，规范操作，加强监管。

针对当前对国内教育培训现状的调查结果，主要在以下四个方面与发达国家存在差距：

1. 培训组织和体制尚不确定　国内机构伦理委员会培训的组织主体比较杂乱，包括机构伦理委员会自身组织的培训、专业学会举办的培训、专业杂志组织的培训、医学院校开设的培训以及社会各部门组织的培训等。由于培训主体参差不齐，导致教育培训没有统一的标准；特别是在培训师资上，没有规范、统一的师资认定标准，师资力量不均衡，直接影响培训效果。

整体来看，目前机构伦理委员会的教育培训尚无明确的体制约束，这是导致其他问题存在的根源之一。现有培训活动以自发性为主，教育资源分散，没有设立强制性考试或学分制度，也无选拔、准入机制等，使得教育培训的效率不能得到最大化地发挥。

2. 接受培训的范围较小　教育培训的对象仍以伦理委员会内部成员为主，对普通医务人员、研究者以及社区的教育培训基本缺乏，培训常常不能满足培训对象的需求；这距离实践医院伦理审查的本质要求，培养相关群体的基本伦理意识还有一定距离。

王剑萍等人 2008 年对上海市设有医院伦理委员会的 33 所公立医院伦理委员会开展的调查结果显示，85% 以上的医院伦理委员会对其委员进行生命伦理的培训方式主要是内部培训；参与外部培训的主要是秘书，秘书参与外部培训后将学习资料印发给各委员；医院伦理委员会也会组织集体学习或向其他医院的伦理委员会学习，但此类培训不够系统，对实际工作的指导有限；不到半数的医院对院内职工进行过生命伦理培训，受试者或病人基本不知道医院伦理委员会的存在[106]。

3. 培训内容不尽完善　目前的培训内容尚不规范，科学性欠缺，缺乏规范性的统一教材和系统化的教育计划。培训的内容主要集中在知情同意、生命伦理原则、法规和伦理审核流程及申请要求。

2007～2008 年，一些学者对天津、山东等地的医学伦理学会的工作状况进行了调研，发现绝大多数委员具有较高的医学专业能力和管理能力，但缺乏必要的伦理审查工作所必

---

[105] 张利平，王莹莹，刘俊立. 我国医学伦理委员会组织与管理情况调查报告. 中国医学伦理学，2008，21（6）：128-130

[106] 王剑萍，张士珂，周萍等. 上海市医院伦理委员会日常运行管理现状分析［J］. 中国卫生资源，2008，11（4）：160-162

备的伦理知识和伦理审查技能，没有经过专业的伦理培训，各类关于伦理审查的继续教育也尚不普遍。因此，机构伦理委员会的教育培训还是以伦理法规、伦理审查方法和具体程序为主[107]～[108]。

4. 培训方式比较简单　总结机构伦理委员会现有的培训状况，目前的伦理教育培训主要有伦理委员会专职人员的系统培训、非专业委员因工作需要结合工作实践的自学、为应付上级检查而进行的突击学习以及为满足晋升要求而进行的形式化的学习等。

其中，接受培训班等系统培训的群体以机构伦理委员的专职秘书等为主；机构伦理委员会的委员们也会定期接受部分系统培训，但主要以为满足工作需求而自发进行的学习为主；还有很大一部分的培训实际为应付上级检查而突击进行。另外，部分医务工作者或研究人员认为医学伦理学作为一门在国内相对较新的学科而怀有兴趣地进行自学。

从具体方式来看，目前我国的伦理委员会教育培训的动机和需求多样化，但方式相对单一。以吴晓瑞、李义庭等对北京地区三级医院伦理审查委员会的调查为例，主要以参加培训班（讲座）和发放资料自学为主，并且培训方式相对临时，系统性和持续性较差，网络培训的利用率不高[109]。

（四）针对国内现状的建议

针对国内伦理委员会教育培训主体杂乱、培训体制不清晰的现状，相关管理部门应整合培训资源，对专项或综合的伦理教育培训项目的具体内容和方法进行改进与完善；同时规范培训师资的培养和选任，向具备一定条件或经过培训合格的人员颁发培训师资资格证书或统一纳入师资人才库，避免师资的良莠不齐。甚至在条件成熟的前提下，相关管理部门或专业协会可开发类似美国 CCIP 所提供的 IRB 专业资格鉴定考试的标准框架，创立相应的伦理审查职业教育体制。

在培训对象的范围上，机构伦理委员会在完善自身组织的同时，也应积极开展面向医务人员、研究者和社区群众的伦理知识宣传教育活动；在医院、研究机构等场所开展针对受试志愿者的相关教育。孙慕义在《医院伦理委员会的组织、功能与章程》[110] 中指出"委员会有责任对内部非医学伦理学人员进行生命伦理学理论和知识的教育；同时有针对性地、有计划地对医院管理、行政人员及全体医务工作者进行医学伦理学系统培训；并且适时地对病人与公众进行医学伦理学基本知识的宣传，结合经典案例分析，引起公众对生命伦理学问题的关注"。

在培训内容上，根据国内现有的伦理审查实践，借鉴美国等国外优秀的系统培训纲要，

---

[107] 田东霞. 中国伦理审查委员会的建构与机制. 天津：天津医科大学，2006

[108] 刘伟. 我国医学伦理委员会法定伦理审查机制研究. 山东：山东大学，2008

[109] 吴晓瑞，李义庭，赵学志等. 北京地区机构伦理审查委员会现状的调查分析. 医学与哲学（人文社会医学版），2010，31（400）：11-13

[110] 孙慕义. 医院伦理委员会的组织、功能与章程. 中国医学伦理学，2002，15（2）：12

形成科学规范的培训教材，以考察与检验委员会成员的基本伦理素质和伦理审查等实务技能，提高伦理教育培训的规范性和系统性。

在具体的培训方式上，各机构伦理委员会应充分利用现有资源，结合工作中发现的实际问题，形成对委员实行初始培训和继续培训的制度，定期组织委员开展内部学习讨论；也可依托有关学术机构、医学院校和医学科技团体等组织，通过开展伦理审查高级培训班、学术会议、邀请专家讲座等方式进行。同时，积极搭建院际、省际、国际学习交流的平台，如建立年会制度、建设专题网站等，加强伦理审查委员会之间的经验交流与合作；采用现代化的教育培训方式，如建立在线培训课程、资源信息库、分发教学光盘等，超越临床试验机构的环境与条件以及可获得资源的局限性，满足不同背景、不同阶段的成员的需求。

鉴于目前国内机构伦理审查委员会教育培训中存在的问题以及国外如美国的 CCIP 对伦理委员会教育培训的影响，我国有伦理专家拟建立地区/专业范围的伦理审查委员会资格鉴定体系，通过强制要求本地区伦理审查委员会参加所提供的教育培训来促进本地区伦理审查委员会对教育培训的重视，同时提高伦理委员的专业素质与审查技能。此设想对我国的伦理审查委员会教育培训的规范化发展无疑有积极的促进作用，但是在采用强制推行这一方式时，需要集合我国目前存在的环境弊端，考虑其可能造成的不良影响，注意避免教育培训最后流于形式，达不到预期的效果；建立地区/专业伦理审查委员会资格鉴定体系首先应充分考虑目前国际合作的需要，确立远期目标，打造国际认可的伦理审查委员会专业资格鉴定体系，形成在国际中的影响力；在决定推行教育培训方式的过程中，应对各种方式的利弊进行充分的分析，最后选择有利于实现远期目标的培训方式。

二、机构伦理委员会教育培训的必要性

（一）机构内开展伦理审查在国内尚属初期，教育培训意识有待提高

由于在机构内开展对临床试验等伦理审查是由外来引进的事物，在国内起步较晚，目前对于伦理审查的研究和相关的实践还不够深入，涉及的对象也不够全面。要想健全机构的伦理审查体系，很重要的一个方面就是提升重视程度，扩大公众对伦理审查的知晓度，与伦理审查有关的所有人员都能够对其有所了解，如伦理审查委员会委员、研究者、受试者、健康志愿者、申办者、临床医疗人员、医疗机构服务社区居民等有关人员。机构伦理委员会对这些人员的教育培训对于扩大伦理审查的影响程度，提高伦理审查质量，以及选择合格的伦理委员具有积极作用。

（二）适应开展国际多中心科学研究的需要

在全球化进程中，中国已成为临床研究的重要基地。一方面，随着合作性研究的日益增多和信息技术的发展，越来越多的共用研究平台也在不断构筑中，国际对临床研究质量和数据安全的要求，使得这些研究平台面临的伦理审查质量也面临双重标准的问题；另一方面，随着技术创新的进程，新的基因技术、生物工程迅猛发展，我国在生殖、新药研发、

器官移植等领域的研究和实验日益增多，对伦理审查的要求也日益迫切。

（三）防范市场趋利性研究行为的伦理风险

随着市场经济的发展，其趋利性给人们的精神信仰和价值观念带来前所未有的冲击，使人们过分关注眼前的、局部的经济利益，以追求利益最大化为目的的趋利性也渗透到临床研究领域，重视伦理教育培训，普及伦理知识，提高伦理审查质量可以有效防止临床试验中对受试者权益的损害，保障我国的伦理审查工作质量。

（四）提升从业人员的素质和地位，树立伦理学的专业权威

根据国家食品药品监督管理局的要求，机构伦理委员会要包括医学和非医学专业人员，法律专家和外单位人员，如社区代表。对于那些非专业人员来说，伦理委员良好的自身教育培训是其有效履行核心职责——进行高质量伦理审查，维护受试者权益的基本前提，是实现委员会其他职能及作用发挥的基本保证。教育培训能提高他们对医学伦理问题的鉴别、分析、处理能力，从而提高他们的专业性和地位，保证机构伦理审查的权威性。从个人角度来看，伦理培训有利于提高从业人员自身伦理修养，满足个人职业生涯发展需求，赋予个人事业成功感。从学科角度来看，有利于促进提升医学伦理学的学科地位和权威性，通过开展培训可使相关从业人员达到一定水平，通过建立准入机制和授予相应资质，从而确立本学科地位和扩大影响力。

（五）教育培训是机构伦理委员会正常运作的必然要求

伦理是人类有别于其他生物的重要标志。在对生物医学科研和临床试验进行伦理审查时必然涉及伦理问题，机构伦理委员会委员必须不断更新履行其职能所必备的伦理审查相关知识，提高分析处理伦理问题的技能，才能胜任其伦理监督的职责。为此伦理委员会成员不仅应接受国家相关政策法规及其形成背景的教育，而且要吸取历史上违背伦理道德的科学研究的经验教训，学习伦理委员会同仁与自身在伦理审查实践中的宝贵经验。没有进行相应的教育培训且教育培训没有实效的机构伦理委员会就不可能履行职责，也必然不能防范医学研究过程中违反伦理道德，特别是损害受试者的健康、尊严和权利等行为的发生。不懂伦理道德的机构伦理委员会是没有能力对医务人员和对患者等居民进行有效的伦理教育培训的。因此，机构伦理委员会的自我教育培训是其正常工作的必然要求。

（六）有利于制定统一的标准和相应的操作规程与指南

长期以来，由于国内伦理委员会缺乏统一规范的操作规程与指南，不同机构伦理审查标准不一，审查质量相差很大。在这一背景下，机构伦理委员会审查规范化与审查能力的提高，已成为确保我国临床研究符合科学和伦理标准的关键，是临床研究与国际接轨，研究结果被国际认可的关键。通过强调互相交流学习，借鉴国内外的先进经验，可以促进制定统一的标准操作规程与指南。其中最迫切需要的是伦理委员会委员和工作人员不断地继续教育，通过知识的积累和提高，来增强对伦理委员会工作职责的理解，提升在伦理审查实践中的运用能力。

对于机构 IRB 和所有研究者而言，伦理审查培训的另一个目的是要通过规章和纪律而实现行为约束，审查不通过或试验中止是有明确量化标准的，这些内容应当在培训中预先告知各参与方，以免引起法律纠纷。

（七）促进医学伦理和科研工作的和谐发展

确保研究的科学性和伦理合理性，确保受试者的权益和安全，既是科学领域的要求，同时蕴含着伦理方面的考虑，是生物医学研究责任各方（即政府、申办方、研究机构、伦理审查委员会、研究者和社区人员等）的共同职责。但由于长期的生物医学模式导致医务人员对医学的伦理性质与内涵认识不足，临床试验和科研相关人员对于伦理审查的重要性也认识不足。因此，要解决好伦理审查与科研的动态矛盾，对科研人员进行伦理培训和对伦理审查人员进行科研基本知识的培训是促使伦理审查实现协调与和谐的必要途径。通过教育培训，可以加强责任各方的交流和理解，明确自身的角色、职责，发挥多元化背景的优势，构建一个互相信任，彼此促进的合作模式，认识不同研究中的伦理问题以及它们在提高研究质量中的重要作用。

（八）促进形成培训机制，规范培训主体，使教育培训发挥更大的社会效应

对于目前国内伦理委员会的教育培训存在主体不明确，培训机制缺乏，不够规范和统一的现状，我们可以看到，各类伦理教育培训的效果其实并不显著。没有统一的教育培训机制，就无法将培训资源有效地整合，也无法确保培训的质量，这使得培训对象往往忽视培训的真正意义，更不能从心底认可它作为一项崇高的事业，从而积极主动地去宣传和推广，这反过来又制约了教育培训的主动性和广泛性。因此，创建健全的培训机制，明确培训主体，是机构伦理委员会发展教育和培训工作的关键。

第二节　伦理培训的实施

机构伦理委员会的宗旨是维护所有涉及人体的医学研究参与者的尊严、权益安全和福利。按照尊重、公正、有利、不伤害的原则，进行独立的伦理学审查。为了确保这一宗旨的实现，机构伦理委员会具有立范、审查、普德、咨询、监督的职能，这些职能的实现无不与受教育对象的培训方式和效果直接相关。

一、培训对象和方式选择

机构内医学伦理培训依照受训者参与范围可从广义和狭义两方面理解，其中狭义的伦理培训是指 IRB 委员的培训，目前国内培训现状多属于此类。而从广义来看，培训对象除应包括伦理委员会成员，还要扩大到临床医务人员，特别是研究者，受试者（包括患者和健康志愿者）本身和社会公众也应列入培训对象，必要时对实验申办方也要纳入伦理培训范围。同时，要特别关注师资的培训，培训教师的资质应有相应的要求。

鉴于培训对象医学伦理知识背景和接受能力的不同，在培训方式的选择上也要有所差异。总体来说，大致可分为自学式、研讨式、面授式、模拟式、广告式、案例研究式、岗位互换式、提供咨询式、标准示范式、师带徒进修式、视听多媒体教学式、远程网络式、集中与分散培训式等多种形式。

（一）关于伦理委员会成员的培训

对伦理委员的培训方式应当是单向性理论培训作为基础，适当突出互动式实践性培训方式，这样会有助于提高解决实际问题的能力。

IRB 成员多有一定社会地位和阅历，既包括医药护专家，也有非医疗背景的法律人士与社区代表，新老委员的程度不同，在培训方式上要层次多样。一方面必须包括伦理审查的基本步骤和内容的一般伦理知识培训，这种学习通常可以采取集中授课方式，系统介绍伦理审查相关的政策、伦理审查的发展历程基本理论和技能，以帮助所有委员确立从事对伦理审查涉及的必备基础知识，同时以小组讨论、标准示范、模拟审查或观摩的形式进行审查技能培训，让委员了解指导委员会审查活动的程序性问题和政策性问题重点难点；另一方面，为满足已经有多年伦理审查经验的委员提高伦理审查知识与技能的需求，还应当组织高级培训，通过案例分析，研讨会等传授有关研究伦理新进展、新问题的知识，并为伦理委员会成员参与国内、国际伦理学会议和论坛进行交流和学习提供机会。同时也可以邀请外国同仁来机构交流访问，分享双方的伦理审查经验。通过深入交流，可以促进委员开阔思路，发现不足，提升能力、责任感和工作兴趣。

（二）关于研究者的培训

由于研究者往往是临床试验中受试者或患者的利益主导，为了保护受试者或患者的安全、健康和权益，避免试验方案中有对受试者或患者权益等不利的设计，及时向他们宣教临床试验中伦理审查的重要作用与意义，引导研究者主动考虑受试者利益，主动思索并避免在临床试验中权益的损害。针对研究者，培训方式可以采用案例研究式、角色互换式、提供咨询、专项指导等方式，包括参加培训班、换位思考的案例教学、不良事件申报与查询等。这些方式有利于培养研究者逆向思维的习惯；角色互换有助于理解受试者承担的伦理风险，弥补受训人员的知识和感受缺陷；有利于研究者和受试者及 IRB 之间的工作配合。

（三）关于受试者（患者和健康志愿者）的培训

受试者是机构伦理委员会工作的重要保护对象。正确理解培训和知情同意的关系，知情同意书不应作为培训的内容和形式。培训重点应放在让受试者自愿主动参与科学研究，而不是被动参与。目前普遍侧重向受试者直接介绍实验方案，填写知情同意书，却缺乏必要的伦理培训，从而难以做到充分了解自身的权利和义务。专项培训不应当仅仅培训对设计方案的依从，重点应当放在了解科学研究的意义和维护自身权益的内容上。这项培训对象有时甚至应当扩大到家属和监护人。加强对受试者的培训，可以有效增强该人群自我保护意识。

对受试者培训时，建议有条件的机构委员会应当就一般的、普遍的受试者保护问题，制作一些简明易懂的宣传册，采取邀请参与旁听、开展视听培训、专题讲座、提供咨询、组织受试者活动沙龙等多种方式普及伦理知识。在普及医学常识的基础上，适当加入医学进步与临床试验、受试者保护、伦理委员会作用等相关知识和内容，其优点是简便易行、受众直接、经济高效，可以使之初步了解伦理审查概念，同时也有助于医患沟通，确立宽松、健康的医患关系。

（四）关于普通社会公众的培训

社会公众培训应基于单向的广告宣传普及式培训，辅以发放书面资料和提供咨询及维权援助等方式为宜。普通社会对于机构伦理审查的基本知识了解相对较少，没机会接触伦理审查，但是伦理审查离不开社会公众。只有在普通社会公众中普及了相关常识，才可以为机构伦理委员会的工作创造适宜的外部环境和舆论氛围，才可以平等的沟通和解决。鉴于社会公众人群范围广，对医疗机构特别是临床试验机构了解较少等特点，对于社会公众的培训更多的可采用公开宣传，通过临床试验机构与社区合作、与媒体合作，发放宣传资料，服务咨询等广告方式来进行。

（五）高度重视培训师资

师资是最重要的培训对象，师资直接决定培训效果，确保培训质量的根本保证是要对师资力量采取针对性的专业强化式训练，对于进行伦理教育的培训师须确保一定的资质要求。根据国内现有的伦理培训经验，机构伦理委员会应首先培训培训者。由权威性的师资资格评定机构来认定培训者的资格，在全国范围内挑选经过系统训练、有一定伦理审查实践经验、曾经担任培训讲师的人，进行强化训练和试讲，建立合格的、有资质的培训师资库和讲师库，大学师资、研究机构、境外培训机构等资深业内人士，都有可能成为潜在伦理培训师，但对这些人员在机构内开展培训的教材和教学大纲尚无统一要求，建议应由政府或学会统一组织，确保其培训的权威性。可借鉴美国人体试验委员会专业认证委员会（CCIP）对伦理委员从业人员的资质认证。政府在网上提供学习资料，供需要者自学。然后举行考试，通过者即可成为 certificated IRB professionals（CIP）。这是值得我们学习的。

（六）注意申办方培训

是否纳入培训对象和采取何种培训方式有待研究，因为此类人群在利益分配上起着重要作用，不除外逐利性的科研动机，境内外此类事件已有报道，有必要引起重视。

二、实施办法

培训对象和方式确立后，良好的组织实施，对于培训的效果也是至关重要的。在整理文献和总结实践工作的基础上，机构伦理委员会在进行教育培训时可以参考以下可能的步骤[111]：

（一）确立机构内的培训组织主体

目前各机构内部的伦理培训，依照伦理分委员会的归属和职能划分，多由党办、科研处、教育处、医务处等职能处室支持开展了不同程度的医学伦理、人文医学、职业道德、医患沟通等相关内容的培训。然而由于部门各自开展从而缺乏系统性、规范性、连续性。基于这种现状，笔者认为，由独立运作的机构伦理委员会担当主导作用实属很有必要，可整合教育培训资源，在医疗机构内部开展有系统的、针对性的伦理教育培训工作。

（二）选择和获取教育资源和材料

委员会主任委员应责成伦理办公室秘书或工作人员：①提请委员会注意在科学文献、生命伦理学相关期刊与通讯以及大众传媒中显示的最新发展动向和监测不良事件信息动态，以及政府部门新近颁布的相关政策法规；②定期制作简报传阅，摘录上述信息及其他方面的基本生命伦理学课题和问题；③创建方便用户使用的互联网系统，以便提供多种多样的参考材料；创办一个便于查阅、大小适中的网站，由它来保管不断更新的相关读物及音像制品目录以及早期出版物卷宗；④创建一个长期的档案信息中心，以便主席和委员在组织或参加伦理教育活动时方便查询。

如果伦理委员会能通过办公室秘书或工作人员获得与某个学会机构或相关法律机构的合作或支持，那么这些机构的支持服务也能为委员会提供有关的最新信息资料。

（三）制定实施培训的计划

在伦理办公室秘书从各方获取教育资料后，要针对委员、研究者、受试者、社区公众等不同对象，制定培训目标和分别选取的适当培训形式；列出不同培训对象所对应的重点培训内容、师资说明，形成课程进度列表。考虑到伦理委员及各类培训对象均为兼职，应尽可能采取分散与集中相结合的方式，弹性确定培训内容的时间，便于受训者的参与，提高培训的出勤率。如在每次会议审查前，可以专门辟出一个时段，结合审查项目重点进行培训。还应推介利用信息技术手段开展培训，如选择开辟机构伦理办公室专门网页，转载伦理培训相关资源或链接等，同时也可以将内部培训教材、教育培训课程安排上传至网页，方便大家查阅，提高自学效果。

（四）对培训进行反馈评估

运用质量管理理论 PDCA（plan-do-check-action）的要求，对培训的计划准备和培训结果进行评估并提出改进建议。通过实施评估对是否达到预期培训目标和效果等进行检验，摸清培训难点，有针对性的予以改进，从而保证培训质量和提升培训水平。值得注意的是

[111]联合国教科文组织科学与技术伦理司. 生命伦理委员会：教育与培训［EB/OL］. UNESCO：http://unesco.org/shs/ethics

应该量化评估手段，类似考试、培训后问卷调查表，邀请培训学员座谈等均不失为既简便易行，又行之有效的量化评估手段。

（五）其他可借鉴的实施办法

1. 内部交流　通常委员会成员有许多机会分享知识，尤其是从阅读生命伦理学期刊、科学报道、专题文件、媒体报道、互联网和在线文件以及委员之间的通讯等途径获得的知识。伦理委员会办公室应负责向委员们提示并提供最近生命伦理学出版物中出现的重要文章和通讯。如果伦理委员会办公室不及时报告相关信息来源，委员们就很有可能失去一个学习的机会。

伦理委员会应鼓励委员们借助宣传材料和其他廉价的教学手段作简要陈述。各委员会还可以选用扮演角色的学习方法和讨论纯粹假设的案例，而不是仅仅讨论正式提交伦理委员会的文件。尤其在委员会成立后的头一年，这种方法特别有用，因为许多委员希望在参加讨论实际案例或可能需要作出正式决定之前能够首先进行自我教育[112]。

2. 邀请伦理专家报告　邀请伦理专家报告伦理委员会可以主办或组织两三天的专题会议，让委员们得以参加密集的有关生命伦理学课题、问题和难题的强化研讨班及课程。

伦理委员会也可以邀请专家在选定的报告会传授经验和作报告（其中有些报告会可向公众开放）。有的时候应在专家作报告之前请他（她）提交一份专业证书，会后由委员会存档保管。主任委员可指定一位委员来主持关于演讲人报告的讨论。但无论在何种情况下都要留出时间让委员们发表评论意见，向专家提问并引发讨论。在报告会结束后，应请专家就演讲的题目提交一份正式论文（委员会可以决定将其编入日后的出版物）。委员会主任委员或指定的某位委员应与每位演讲专家保持联系，以备将来委员们可能决定邀请该演讲专家回来作补充陈述或提供更多的经验。在此期间，应让委员们意识到，最新的研究进展对那些与委员会的工作有关，且已由受邀演讲专家解释清楚的程序性的或实质性的问题所产生的影响。为了获得与委员会成员不同的观察问题的视角，委员会还可向公众征求口头和书面的意见。

参加这些培训会议的委员可在结束后向委员会全体汇报心得，以增进所有成员的教育。

三、完善培训体系

采用何种体制机制完成教育培训，对于实现教育培训的目标与效果具有重要意义，采用科学适当的机制能极大地提高教育培训成效，反之，则可能达不到应有的目标。针对我国临床试验机构伦理委员会普遍缺乏与临床试验伦理审查相关的专业人才，整个社会人文伦理教育培训较为缺乏的现状，我国机构伦理委员会应该不断创新培训机制，才能使教育

---

[112]关鑫，樊民胜. 我国伦理委员会建设和发展的若干思考［J］. 医学与哲学（人文社会医学版），2007，28（346）：1-3

培训工作制度化和法制化。

（一）强化的正规教育，完善培训体系

机构伦理委员会的教育培训从目前来看，多为继续教育，时间和内容都相对较为松散，约束性差。为了达到更理想的教育效果，建议强化正规教育，不断建立和完善伦理教育的体系。对于机构伦理委员会委员的培训，应当逐步建立和完善考试制度，尝试采取学分管理制度等。针对医务人员、研究者和全体委员的培训应具备一定的强制性。对研究者采取学分制管理，可以与其研究者身份相结合，将不通过伦理培训就不能从事涉及人体的医学研究作为基本原则，甚至可与其职称晋升等直接利益挂钩，促使其认真学习。对于伦理委员会成员，由于受训者有不同的专业背景、时间不易集中，也可以考虑提供网络学习课件，每个学员自由选取在线学习时间，获取相应的学分，只有达到规定的学分考核标准后，才能够入选机构委员会委员。我国的机构伦理委员会培训特别是高级专业师资的培育，应当积极地采取走出去与请进来相结合的方式，结合中国国情，借鉴和学习国际先进经验，走专业化培训的道路，建立严格的资格准入机制、认证制度。

（二）探讨试行会员制，建立网络社区，开展不定期沙龙

对于患者、社区公众等非强制培训人群，由于组成松散、成员各异，应通过网络调查，筛选出对于伦理学感兴趣的人群，利用互联网优势，扩大宣传和社会影响。对于这部分人群，可采取网络会员制，形成虚拟的网络社区，针对性的宣传工作包括给他们寄发机构伦理委员会网络期刊，开展和组织沙龙等，使之在活动过程中，增强兴趣，了解知识，相互切磋。在机构伦理委员会换届过程中，社区代表、律师等委员应尽量来源于这部分受过熏陶的人群。事实证明，只有对伦理真正感兴趣的人才能执行和参与好机构伦理委员会的工作，而这种兴趣是需要通过教育培训不断引导的。

第三节　伦理培训的目标和内容

教育培训的目标是教育培训活动的目的和预期达到的成果。制定培训目标的意义在于用可量化测量的标准衡量培训效果。

一、机构伦理委员会教育培训的目标

培训目标通常包括针对某个具体的培训阶段设置的短期目标和针对整个培训计划确定的长期目标。有了短期培训目标，机构伦理委员会才可以制定阶段性的具体的培训计划，通过逐步实现短期目标，最后达到远期目标的实现。有了具体的阶段性的教育培训目标，学习才会更加有效。所以，确定培训目标是实施教育培训不可缺少的环节。

培训目标的确定是以实践工作和培训对象双向的需求和特点为基础的。在确定培训目标前，需要事先评估机构伦理委员会的服务特点，教育培训现状，想要达到的长短期目标，

了解培训对象的基础水平，学习需求和群体特点等，了解实践工作的实际要求和现实条件，也要了解培训师资的教学模式和专业特长。只有将教育培训目标和实际工作综合考虑，才是提高培训效果的有效途径。简言之，确立培训目标的作用：①让老师了解学生的伦理基础和需求，从而针对弱点培训；②有了培训目标才能让受训者达到工作要求；③有了目标才能评价培训效果；④根据目标才能指导培训结果，有助于培训政策的制定。设定培训目标可以帮助受训者明确需要掌握的内容，与完成培训后需要达到的基本水平。

所以，培训目标一定要具体，不空泛，并有可操作性，同时针对不同专业背景的受训人员设立不同的培训目标，且目标要符合医学伦理的本质属性，符合伦理学要求与机构伦理委员会的工作要求。

伦理委员会的职责是保护受试者的权益。故伦理委员会需要审查试验方案的科学性和伦理合理性，因为不科学的东西就是违背伦理的；在此基础上，确保受试者在临床试验中的安全、健康和权益，即知情、自主、保密、不伤害，以及获得救助与补偿等的权利，要让受试者在承受一定风险之前知道风险的存在，并且有自主选择参加试验与否的权利，以及如果参加试验，对风险的防范和受试者将获得的补偿，并且还要相应地延伸考虑到群体或公众的收益，即如果试验药上市，对受试者所在的社区是否有益。

伦理委员会自身教育培训目标由其职责所决定。根据上述解释，培训的远期目标可以理解为是要达到维护受试者的生命健康权益以及人的尊严之目的。所以培训的阶段目标，根据受训者的专业教育背景，可归纳为以下几个部分：

对于机构伦理委员会成员而言，教育培训的目标为通过培训，一方面提高伦理委员会成员的伦理素养及科学素养，加深对伦理审查的目的、任务、职能的认识，提高委员会的伦理监督能力，切实保护受试者的权益，促进科学性且实施符合高伦理标准的科研；另一方面是提高对伦理审查中所遇到的问题进行研究分析的能力，并为国家或机构内有关政策及伦理指南的制订提供建议，促进伦理审查体系的完善；三是能够整合各种教育资源，为开展针对医疗、科研机构人员、患者/受试者、家属等社区大众的教育培训活动与咨询活动创造条件。

对于医务工作者而言，教育培训的目标则为通过教育培训能够使广大医务工作者广泛树立医疗伦理的观念，在制定研究方案时规避伦理风险，了解研究方案的科学性与伦理合理性的重要性，充分理解临床试验中对受试者保护的各项要求及意义，提高其在医务工作中保护受试者和患者权益的意识，促进对伦理审查决定的积极配合，从而提高临床试验的整体水平。

对于社会公众而言，普及性的伦理审查培训首先是增加社会公众对于医疗伦理基本知识的了解，能形成自愿主动参与研究的愿望；其次是使其对自身的权利有更进一步地理解，提高参加临床试验时的自我保护意识；此外，也可以通过培训教育，在伦理审查领域引入监督机制，从而使得伦理审查能够更加公正有效。

二、中国机构伦理委员会培训内容设计

机构伦理委员会的教育培训是为了进一步健全伦理委员会审查体系，便于伦理委员会有效地进行审查工作，普及临床试验伦理审查知识，引入监督力量，促进临床试验整体水平的提高。因此，教育培训的内容主要涉及医学伦理学、临床试验相关制度法规、伦理审查程序和审查重点、医疗规章制度等方面。培训的内容设计应该分层次（如初级培训与高级培训）、分主题，根据培训对象的基础水平与专业背景，制定符合受训者特定角色的培训目标和内容。

（一）对于机构伦理委员会成员的培训

1. 初级培训　对于新聘任的委员的目标设定应该是让委员清楚地知道自己的职责与义务，以及伦理办公室的职责，审查的保密和利益冲突的管理。培训这部分内容可以帮助委员尽快熟悉自己担任伦理委员所必须承担的义务与责任，在何种情况下需要回避伦理审查讨论，声明利益冲突，以及如何避免泄露受试者的隐私；此外，还需要让委员了解伦理审查的基本概念，临床试验国内国际的相关的制度法规、临床试验伦理学的历史背景以及研究设计的基本要求，伦理审查时需要关注的重点问题等，提高受训者对伦理审查的重视。具体的培训内容可以为伦理委员会工作制度，如伦理委员工作制度、委员的职责、办公室职责、需要签署的保密协议与利益冲突政策等；以及 GCP、ICH-GCP、赫尔辛基宣言、纽伦堡法典、我国药品注册管理办法等。

2. 高级培训　为接受过初级培训的新聘任委员与连任委员提供培训，目的是为了帮助伦理委员熟悉伦理审查的标准操作程序及审查中应该关注的重点问题，以期规范伦理审查流程，提高委员的伦理审查能力与技巧，提高伦理审查质量，更好地行使保护受试者的职责。培训内容不但需要包括医学人文、公民道德等伦理基础知识，还需要注重伦理审查程序和审查重点，新出台的伦理相关法律法规等，如《药品管理法》、《药品不良反应报告和监测管理办法》、《医疗器械注册管理办法》、《医疗技术临床应用管理办法》等。了解相关的政策法规可以有助于伦理委员在审查中界定风险等级、规避不符合相关政策要求的研究设计等。此外，对于各专业的临床审查，还需兼顾伦理审查委员会的自身定位即权限范围来调整自身教育培训具体内容的侧重点，需要分阶段、结合案例组织相关专业研究的伦理审查培训，如药物临床试验的伦理审查重点，临床科研的伦理审查重点培训（免除知情同意的条件与审查重点），医疗新技术的伦理审查培训，医疗器械的伦理审查重点，胚胎干细胞，基因与辅助生殖技术研究的伦理审查，以及临床前的动物试验的伦理问题。应特别指出的是，对于伦理委员的高级培训，应适当增加有关流行病学实验设计的基础知识培训，帮助委员们在权衡科学收益与伦理风险之间，最大限度的实现公正的独立判断。

医学伦理学是医学伦理知识的普及教育，主要涉及伦理学与医学发展的终极目的等方面的内容，其理论性较强。伦理委员应进一步了解以往数十年来，在生命伦理学这个学科

的专业发展过程中陆续涌现的大量新知识，如胚胎研究、干细胞研究等。这些知识不但为有关生命伦理学的决策提供了一个全球参照框架，而且通过借助国际交流纳入高级培训，对于了解最新的相关信息，适应国际多中心研究和使科学研究符合国际通行的文化、宗教和政策环境标准，从全球视角解释和讨论案例，这无疑对于伦理审查将具有重大意义。

（二）对医务工作者的伦理培训

1. 初级培训　为了达到使广大医务工作者（研究者）了解临床试验时的伦理要求，初级培训目标可以设定为了解国家相关法律法规对进行临床试验的要求。内容需要包括基本的国内及国际临床试验相关伦理制度法规，以及对研究方案的撰写要求，如《药物临床试验管理规范》（2003）、《医疗器械临床试验管理规范》（2004）、《涉及人的生物医学研究伦理审查办法（试行）》（卫生部2007）、《纽伦堡法典》、《赫尔辛基宣言》（2008）、国际生物制品注册技术要求协调会议药物临床试验质量管理规范（ICH-GCP，1996）等，促进研究者规范书写研究方案，特别是知情同意的内容，提高研究者对伦理审查要求的依从性。

2. 高级培训　为了加深研究者对临床试验中伦理审查的理解，进一步的培训需要对研究者进行临床试验中有悖伦理道德的历史与现实、悲剧性事件的教育（如二战中纳粹在集中营进行的人体试验、731试验、反应停事件以及美国于19世纪30～70年代进行的梅毒研究，2005年披露的韩国黄禹锡干细胞研究造假事件等），以及伦理审查的重点与知情同意需要涵盖内容的培训，让研究者充分理解伦理审查的目的是为了最大限度地保护受试者的权益，是为了使临床研究符合伦理道德的要求。同时，高级培训应当是国际水准的培训，应当有国际化培训内容的交流与共享，国际培训组织的参与。比如亚太地区伦理委员会论坛（FERCAP）、美国国立卫生研究院（NIH）、美国人体研究保护项目认证协会（AAHRPP）、WIRB等，通过交流为研究者传递如下信息：伦理审查不但是为了保护受试者，同时也是帮助研究者完善研究方案，使研究方案更合理科学，提高研究结果的科学性与合理性。通过上述培训，做到让研究者充分理解临床试验中对受试者保护的各项要求及意义，提高其在医务工作中保护受试者和患者权益的意识，促进对伦理审查决定的积极配合，从而提高临床试验的整体水平。

（三）对于社会公众的伦理培训

1. 初级培训　社会公众是医学研究的潜在受试者和研究对象，包括患者和健康志愿者，为了吸引社会公众对伦理审查的关注，短时间内帮助社会公众了解临床试验的科学意义和研究价值以及参与受试者的权益，首先需要利用有效的宣传手段向社区居民最大范围普及伦理知识（类似于公民义务献血的宣传力度），目的在于鼓励参与，告知社会大众参与涉及人体的医学研究是安全的，有伦理审查保障的，有知情权益和获益的。应介绍如果被邀请参加临床试验的基本程序，研究者需要对被邀请者（或者对公告的主动报名者）说明的具体内容，参加试验的人员应该得到的书面介绍或公示公告等内容。在临床试验中，患者与公众的作用，提高社区居民自身保护意识与社会责任感。

2. 高级培训 接受高级培训的对象应明确为受试者群体,在普及伦理审查职责的基础之上,更深一层的培训除增加医疗伦理基本知识外,特别要重视自愿参与研究和接受并签署书面《知情同意书》的知识培训,知情同意书中必须包括的信息应涵盖参加试验的风险与受益,可能发生的不良反应及处理措施、费用来源等;受试者如果同意参加试验时的权利与义务,如受试者应该遵循的治疗程序,受试者享有在任何时间无任何理由退出试验的权利,并且允许受试者有充分的时间考虑是否参加试验。进一步可以培训药物上市需要进行的临床试验步骤。还应将临床试验中要承担的风险明确作为培训内容,告知有悖伦理道德的历史、悲剧性事件、不良事件等,让社会大众充分理解伦理审查的目的是为了最大限度地保护受试者的权益,是为了使临床研究符合伦理道德的要求;帮助受试者了解伦理委员会的作用,促进受试者与医疗机构的和谐合作,同时促进在伦理审查领域引入监督机制,从而使得伦理审查能够更加公正有效。

案例

天坛医院伦理委员会准备认证及获得认证后的教育和培训

为了推动机构伦理委员会的发展,天坛医院医学伦理委员会于 2010 年获得 WHO 的 SIDCER/FERCAP 认证。

Strategic initiative for developing capacity in ethical review(SIDCER)是由 WHO 热带病研究培训特别项目署(TDR)发起的一个机构,目的是帮助伦理委员会持续提高伦理审查质量及透明度;以及确保其遵循国际、国家及当地的准则标准等[113]。亚太地区伦理委员会论坛(forum for ethical feview committees in asia and the western pacific,FERCAP)成立于 2000 年,是 SIDCER 下属的分支机构,由泰国、菲律宾、韩国、日本等多国研究者和保护受试者的伦理审查委员组成的组织。目的是促进亚太地区的伦理委员会之间的交流与合作;帮助伦理委员会制定并实施标准操作规程,为研究者、伦理委员、申办者等利益相关者提供培训与继续教育的机会;协调各伦理委员会之间,伦理委员会与 WHO 和其他国际伦理组织的交流与合作等。FERCAP 对于规范亚太地区的伦理审查程序、提高伦理审查水平起到了积极的促进作用,在国际上享有较高的声誉。

[113]Fercap-Sidcer. Introduction of SIDCER Recognition[EB/OL]. Fercap-sidcer webpage. http://fercap-sidcer. org/recog. php. (2010-10-06)

委员会获得认证后，需要每年向FERCAP递交年度工作总结与详细的工作汇报，并且在第3年将进行现场检查。如果3年内的伦理审查程序未按照制订的标准操作规程进行（SOP），或者审查质量不符合要求，将会取消对伦理委员会的认证。

简言之，SIDCER/FERCAP认证关注的焦点不仅是现行的伦理审查质量，更注重的是规范伦理审查流程，提供委员伦理审查知识与技巧，前瞻性地发现和降低临床试验设计中存在的风险，强调受试者的安全，避免受试者在临床试验中承担不必要的风险，为伦理委员会履行保护受试者权益这一职责创造更健全的体系。

根据SIDCER/FERCAP要求，我们在认证准备阶段，对委员与伦理委员会办公室工作人员进行了伦理审查相关的法律法规培训和伦理审查标准操作培训；通过SIDCER/FERCAP认证后，我们继续重视伦理审查的教育培训工作，并将培训计划与培训工作制度化，保证伦理审查培训工作的常态性，确保伦理审查质量与技巧的持续提高。

1. 培训目的与内容　培训委员与工作人员的目的主要是为了规范伦理审查流程，提高伦理审查质量，提高委员伦理审查的专业知识与技能，并规范伦理办公室工作流程，完善文件与档案管理。

为此，我们对委员进行了GCP培训与相关法律法规培训；并且根据新版的SOPs，定期对委员进行审查流程、审查重点培训，形式包括讲课，模拟审查和案例点评等，以提高委员的伦理审查技能。我们也重视与伦理同仁的交流学习，积极委派委员与工作人员参加国内外的伦理培训班，提高我们的伦理审查与伦理办公室的管理能力。具体培训方式如下：

2. 培训方式

（1）会前培训：在每次伦理审查会议前，根据即将审查项目特点，或前次审查时发现的问题，对委员进行有针对性的培训。这种方式的优点是可以节约委员时间，提高培训效果。

（2）参加外部培训班：通过选派委员参加外部培训班，可以增加委员的伦理审查知识，提高伦理审查质量；同时，委员也可以在培训班中与其他机构的委员进行沟通交流，学习他人的伦理审查中的具体操作技巧，进而改进我们的伦理审查工作。

（3）观摩其他机构的伦理审查会议：为了获得实际的伦理审查经验，提高会议审查效率与质量，我们曾组织委员去获得认证的兄弟医院观摩学习。通过观摩，学习他们的伦理审查的制度，如主审负责制，感受他们的伦理审查会议流程与审查氛围，为我们改进伦理审查工作提高参考。

（4）集中培训：每年组织委员集中培训至少2次，由参加外部培训的委员向其他委员介绍所学知识，以点带面，这种培训方式不但可以节约培训费用，而且还可以扩大参加外部培训的效果。在集中培训时，也可以组织委员进行案例讨论，帮助委员理解和体会伦理审查的本质，提高在实践中的应用能力。

（5）网上培训与互动：考虑到委员均为兼职，没有太多时间自己检索伦理相关资料，也不可能参加所有的伦理培训，为了扩大培训范围，我们充分利用网络系统，在医院网的首页创建了医学伦理委员会的链接，委员可以在线接受培训。同时我们也设有下载专栏，申办者与研究者可以上网浏览申请伦理审查的流程、费用、需要递交的文件并下载上述文件。

（王　晨　姚铁男　白彩珍　张　轶）

第十章　机构伦理委员会的管理

随着生命科学的发展，新技术、新方法、新药物的不断应用，涉及人类受试者的研究也在不断开展，如何正确评估研究的受益与风险，充分保障受试者的健康、福利和保健面临着更多的挑战。医学伦理委员会正是一个这样的组织，它适应了现实需要应运而生。机构伦理委员会是设置在医学研究机构内的，由多学科和多部门，涵盖相关专业领域的专家组成，以维护生物医学研究，公共卫生和临床医学活动参与者的尊严、权力、安全和福利为宗旨，对提议的基础研究、临床和公共卫生活动的伦理学问题进行独立、称职和及时的评审，并对已经得到同意并且正在进行的上述研究活动进行定期的伦理学评价[114]。加强和改进机构伦理委员会的管理具有重要的现实意义。

第一节　管理概论

美国可以说是世界上提出并建立医院伦理委员会最早的国家。1975 年，美国医生 Karen Teel 提出有关伦理委员会的思想。1976 年，美国新泽西州发生了著名的凯瑞·安·昆兰（Karen Ann Quinlan）案件，引起了当时美国人对医院伦理委员会更多的关注与思考[115]。1983 年美国医院协会（AHA）颁布了《关于生物医学伦理学的医院委员会的准则》。1984 年，美国医学会先后做出"支持在每一个医院建立特别委员会，研究病人家属和经治医生联合提出的停止使用维持生命器械的问题"决议和"每个医院建立一个生命伦理委员会"的决议，以"协商由于医学和疾病引起的生命伦理学的复杂问题"。1985 年还颁布了《美国医疗保健机构道德委员会准则》。20 世纪 60 年代西雅图的瑞典医院为处理肾透析等问题成立了两个委员会，一个是医疗委员会，根据临床标准负责挑选能够接受肾透析的病人；第二个是非医学委员会，主要由非医务人员组成。根据年龄、性别、婚姻状况、教育、职业、收入、情绪的稳定等社会条件，从第一个委员会提出的候选病人名单中作筛选，必须在医疗委员会提出的 17 人中去掉 7 个，相当于现在的医学伦理委员会[116]。这些事件的发生，极大地促进对美国医院伦理委员的产生。

---

[114]刘激扬，田勇泉. 提高生命科学研究中的伦理审查质量的思考. 医学与哲学（人文社会医学版），2007，28（12）：8–11

[115]孙幕义. 医院伦理学. 哈尔滨：教育出版社，1996

[116]何伦，施卫星. 现代医学伦理学. 杭州：教育出版社，1989

"和而不同——伦理的国际性和民族性"是全球伦理核心价值的基础。世界卫生组织、联合国教科文组织和其他国际机构及发达国家都制定了不少有关的伦理原则、准则、规范和宣言。国际很多公认的伦理准则，包括《纽伦堡公约》（1947）、《赫尔辛基宣言》（WMA1964～2008）、《涉及人的生物医学研究国际伦理准则》（CIOMS1982～2002）、《世界生命伦理与人权宣言》（UNESCODec. 2005）、《联合国教科组织—指南1建立生命伦理委员会；（UNESCO2005）、指南2生命伦理委员会的运作：程序与政策；（UNESCO2005）、指南3生命伦理委员会：教育与培训；（UNESCO2007）》、《联合国教科文组织国际生命伦理委员会关于同意的报告》（UNESCO/IBC2008）等。在制定我国的伦理准则和规范时也参照欧盟及其他国家的规范如欧盟、日本、美国国际协调会议（ICH）的临床试验管理规范（GCP），国际干细胞研究协会（ISSCR）及英国在胚胎干细胞方面的规范等。这些宣言、准则、规范为机构伦理委员会组织管理提供了理论基础。

我国也在结合医疗研究历史发展及现状的基础上制定和完善了伦理法规。国家食品药品监督管理局颁布了《药品临床试验管理规范（GCP）》、《医疗器械临床试验规定》、《疫苗临床试验技术指导原则》、《药物研究监督管理办法（试行）》、《药品注册管理办法》等法律法规；卫生部也先后制定《涉及人体的生物医学研究伦理审查办法（试行）》、《中华人民共和国执业医师法》、《特殊医疗技术临床应用管理办法》、《卫生部医院管理评价指南（试行）》等法律法规；科学技术部、卫生部2003年联合颁布了《人胚胎干细胞研究伦理指导原则》；国家中医药管理局颁布《中医临床诊疗技术整理与研究项目临床科研设计指导原则》等。这一系列法律、法规、办法、指南都明确规范了医学伦理委员会及其伦理审查功能。

《药品临床试验管理规范（GCP）》明确提出进行药物临床试验必须有充分的科学依据。在进行人体试验前，必须周密考虑该试验的目的及要解决的问题，应权衡对受试者和公众健康预期的受益及风险，预期的受益应超过可能出现的损害。选择临床试验方法必须符合科学和伦理要求。《涉及人的生物医学研究伦理审查办法（试行）》（2007）通过总则、伦理委员会、审查程序、监督管理四章内容对医学伦理委员会的建立和发展，委员的组成和管理，委员会的权限和职责，伦理审查程序，伦理监督管理办法等多方面做出了规定和规范。

根据《赫尔辛基宣言》、CIOMS和WHO共同制定的《涉及人的生物医学研究国际伦理准则》和我国《药物临床试验质量管理规范》、《涉及人的生物医学研究伦理审查办法（试行）》等文件的规定，在公正、独立、多元、透明的原则下，医学伦理委员会对科学研究和临床试验项目进行科学性审查和伦理性审查，保障受试者应有的尊严、权利、安全和福利。这些宣言、准则、规范、办法从客观上规范了医学伦理委员会的建立和发展，规范了伦理审查程序，促进了伦理审查水平的提高与工作的完善，有利于受试者权益的保障。

2009 年欧盟委员会发表专家报告《科学的全球管治》（global governance of science）[117]，指出管治包括在国家内和国家之间、在公共机构和私人公司内或在任何其他社会组织内的多重控制和管理的过程。《科学的全球管治》同时提出了伦理管治的概念，新的科学发现和新兴技术越来越引起公众的伦理关注，伦理学与处于社会之中的科学紧密相关，如辅助生殖技术、胚胎干细胞研究、转基因食品、监视技术、纳米技术、具有大规模杀伤性的化学、生物和核武器等相关问题十分复杂，既显现科学专家的局限，也显现伦理学家的局限，需要更多方面的参与，共同研讨这些伦理、法律和社会问题，提出政策、法律法规、管理方面的建议。

欧盟资助的"探讨再生医学和生殖医学伦理和管理问题"的中欧 BIONET 项目在 2009年 12 月发表了《中欧生物学和生物医学合作研究伦理管治最佳实践建议》[118]。建议中说，伦理管治（ethical governance）是一个值得追求的价值，它有下述要求：①法治，需要有管理框架；必须建立伦理机构；法律、条例和伦理准则必须得到实施；②透明，科学实践、医学应用、生物医学研究、研究转化于实践，资助程序均必须透明；③问责，明确建立问责制，包括对什么，在什么条件下，什么后果谁负责？④人权，在生物医学研究领域尊重病人和研究受试者的人权；⑤参与，公众参与决策过程；⑥反对腐败，在研究和医院环境内，在实施现存规则和获得研究资助中反对腐败。

随着医学的发展，社会的进步，受试者和患者的自主意识、权利意识日趋增强，医学研究和医疗保健领域中的伦理问题和伦理难题会越来越多，机构伦理委员会的组织管理理论也会不断地丰富和发展，进一步促进从上到下的伦理委员会体系不断完整，进一步促进科学技术的临床应用及发展。

第二节　管理主体和形式

根据 GCP 的要求，机构伦理委员会的职责为核查医学研究是否合乎道德，保护受试者的安全、健康和权益，维护公众利益。机构伦理委员会的组成和一切活动不应受临床试验组织和实施者的干扰和影响。无论是伦理审查法规的颁布和实施、伦理委员会档案管理、经费来源、日常工作的监督管理以及对机构伦理委员会违规行为的处理都离不开国家权力和卫生行政部门的干预。伦理审查体系完备的国家，政府以及卫生行政部门都发挥了主导作用。机构伦理委员会的管理形式也随着时代的发展而产生变化，不断朝着多学科、多元

[117]Ozolina Z，Mitcham C，Stilgoe J，et al. Global Governance of Science：Report of the Expert Group on Global Governance of Science to the Science，Economy and Society Directorate，Directorate-General for Research，European Commission. Brussels：European Commission，2009

[118]BIONET. Recommendations on best practice in the ethical governance of Sino-European biological and biomedical research collaboration. S. l. ：Bionet，2009

化的方向发展。

（一）政府部门监管，从上到下的伦理委员会体系

现在至少有 55 个国家有不同类型的国家级伦理委员会，瑞典、丹麦、赞比亚和乌兹别克斯坦通过法令建立了国家级伦理委员会，使它在政府内法律化，可以永久存在[119]。我国卫生部设立了医学伦理专家委员会，国家计划生育委员会设立了计划生育伦理委员会，中国疾病预防控制中心已设立了艾滋病伦理委员会。从国家高度关注医学科学研究的社会后果以及其研究成果对人类社会和人类生存环境的影响，为国家重大医学科学研究作决策咨询和伦理评估，就医学伦理问题提出政策性建议[120]。

2004 年，瑞典出台了 LVFS2003：6，该法规从政府监管的角度出发，涵盖了人体试验的各方面[121]。同年，瑞典修订并发布了《伦理审查法案》，该法案最重要的一个变化是确立了一个独立的中央伦理审查机构及六个地方伦理审查机构。在瑞典，对伦理委员会的任命过程同于政府部门的任命过程，其成员由政府直接任命，这将确保伦理审查的独立性及质量。每项研究，涉及人体试验，至少由两个独立的组织，伦理委员会及政府监管部门同时进行审查，且双方不存在上下级关系，而是由公开的权威人士，各自独立地进行审查工作，这一措施更进一步加强了民众的信任和信心。

我国 2000 年成立了卫生部医学伦理专家委员会，其具体任务是：①咨询：对卫生部提出的重大医学伦理问题，提供咨询性建议，以作为卫生部科学决策的依据；②审查：对重大的国际合作或卫生部资金资助的涉及人体试验的科研项目进行伦理审查；③指导：对地方和单位的医学伦理工作，进行有针对性的业务指导、信息提供和人员的培训；④研讨：对医疗、预防及生物医学研究前沿可能发生的医学伦理学问题进行前瞻性研讨，向卫生部提出相应建议。该委员会于 2001 年 10 月提交了《人体的生物医学研究伦理审查办法（草稿）》，后期提交了《人类胚胎干细胞研究的伦理原则和管理建议（讨论稿）》。

在我国药物临床试验发展的规范化进程中，全国各级医学院校、医药研究机构以及药理临床试验基地开始普遍设立伦理审查委员会。伦理审查委员会，或称机构审查委员会（institutional review board，IRB），是根据国家食品药品监督管理局《药物临床试验质量管理规范》（GCP）的有关规定，以及《赫尔辛基宣言》为指导原则而建立的，其宗旨是保护受试者的权益、安全和健康。2000 年卫生部医学伦理专家委员会正式成立。十年来，我国由卫生部、科技部、国家食品药品管理总局等相继制定和发布了一系列的国家伦理准则、规范或条例[122]。

[119]联合国教育、科学及文化组织科学与技术伦理司. 指南 1 建立生命伦理委员会. 法国巴黎：联合国教育、科学及文化组织，2005
[120]胡庆澧，陈仁彪，沈铭贤等. 关于设立国家生命伦理委员会的建议. 中国医学伦理学，2005，18（2）：25-26
[121]田冬霞. 中国伦理审查委员会的建构与机制. 天津：天津医科大学，2006
[122]胡林英. 对伦理审查委员会（IRB）监管体制的分析与思考. 中国医学伦理学，2006，19（2）：17-19

我国机构伦理审查委员会实际上受双重管理[123]。按照《涉及人的生物医学研究伦理审查办法》第五条规定，卫生部和省级卫生行政部门都要设立伦理委员会，这些委员会是"医学伦理专家咨询组织，主要针对重大伦理问题进行研究讨论，提出政策咨询意见，必要时可组织对重大科研项目的伦理审查；对辖区内机构伦理委员会的伦理审查工作进行指导、监督。"同时，按照第十三条规定，"（机构）伦理委员会接受本行政区域和国家卫生行政部门的监督和管理。"关于伦理委员会的监督管理，第二十四条规定"监督管理涉及人的生物医学研究伦理审查工作应当纳入各级卫生行政部门科研管理工作范畴。"在第二十五条则规定"卫生部对全国的伦理委员会实行宏观管理，建立健全伦理审查规章制度，研究制订有关政策。省级的卫生行政部门对本行政区域内的伦理委员会的伦理审查工作负有监督管理的责任。"

（二）组织形式

从时限上，伦理委员会有常设性、期限性与临时性三种类型。针对具有普遍性意义，影响长远，须长期考虑的议题，应成立常设机构。常设机构便于人才、资源与公信力的累积，所以世界各国普遍设立常设机构。美国国家生命伦理委员会大多属于期限性机构，创立时都明确了其到期时间。处理突发性事件，或影响短期的事件，设立临时机构或期限性机构。

从性质上，伦理委员会可分为两类：①咨询性质的伦理委员会，如卫生部，卫生厅设立的伦理委员会。其主要任务包括：主要针对重大伦理问题进行研究讨论；提出政策咨询意见必要时可组织对重大科研项目的伦理审查；对辖区内机构伦理委员会的伦理审查工作进行指导、监督；②审查性质的机构伦理委员会，其主要任务包括：主要承担伦理审查任务，对本机构或所属机构涉及人的生物医学研究和相关技术应用项目进行伦理审查和监督；根据社会需要，受理委托审查组织开展相关伦理培训。

在组织形态上，各国采取了不同的方式。目前美国、法国主要采取集中式，而英国采用分散式的形态。集中式的优点在于方便进行整体规划与协调，但缺乏灵活性。分散式往往针对特定的主题设立不同的委员会，分工明确，效率高，但是存在各机构之间能否进行很好的职权区分及协调的问题，在一些影响范围广的问题上缺少能全面审查的机构。

委员会的规模与结构至关重要，如委员会成员的人数，哪些成员组成和各方面成员的比例，委员会人员的任期及产生等。2003年6月4日经国家食品药品监督管理局审议通过的《药物临床试验质量管理规范》第九条规定："为确保临床试验中受试者的权益，须成立独立的伦理委员会，并向国家食品药品监督管理局备案。伦理委员会应有从事医药相关专业人员、非医药专业人员、法律专家及来自其他单位的人员，至少5人组成，并有不同

---

[123]张利平，王莹莹，刘俊立. 我国医学伦理委员会组织与管理情况调查报告. 中国医学伦理学，2008，21（6）：128–130

性别的委员。伦理委员会的组成和工作不应受任何参与试验者的影响。"第十、十一、十二条分别规定了伦理委员会对临床试验方案、试验过程进行审查的意义、方式和其他事项。该委员会的组成和一切活动不应受临床试验组织和实施者的干扰或影响。

一般来说，机构伦理委员会的委员由设立该伦理委员会的部门或者机构在广泛征求意见的基础上，从生物医学领域和管理学、伦理学、法学、社会学等社会学科领域的专家中推荐产生，人数不得少于 5 人，并且应当有不同性别的委员。少数民族地区应考虑少数民族委员。

医院伦理委员会的成员应该包括医院管理者、有一定医学伦理学基础并具有丰富实践经验的医护人员（一般为具有副高以上技术职称的医学、药学、护理专业人员）、医学伦理学研究人员、非医学专业人员［代表社区利益（公众利益）的人员］和法律专家、外单位人员。我国医院伦理委员会委员一般均为兼职。人员数额一般不得少于 5 人。医院伦理委员会的成员有一定的任期，并保持相对稳定。医院伦理委员会应制定自己的章程和规章制度，标准操作流程和工作程序。委员会的活动可以采用定期与不定期结合的方式，根据需要召开医院伦理委员会的专科会议或全体会议。对复杂问题的讨论要预先作好准备，然后提交伦理委员会讨论，委员们可以各抒己见，对需要作出决议的问题，要经过充分讨论，取得多数委员的同意。

第三节　管理内容

我国目前机构伦理委员会的建立和审查工作已初步走上正轨，而且随着日益增多的国内、国际科研伦理培训项目的展开，其审查能力和工作水准得到了较大提高。在目前的机构伦理委员会管理中，我们依据的是国际上的相关原则标准，国内尚缺乏统一规范的准入和认证体系，对机构伦理委员会的监管体制的相对滞后，已经越来越无法满足伦理审查体系完善和规范化发展的需要。我国《药物临床试验质量管理规范》曾对伦理审查委员会的设立、组成、审查内容，以及审查规程都进行了明确的规定；在实践中也及时否决了某些违反伦理准则的研究方案，保护了受试者的权益，但总的来看，国内伦理审查委员会在实际操作过程中还存在诸多问题，如缺乏客观的审查程序和标准；对于研究者和伦理审查委员会委员的利益冲突问题，缺乏有效的控制手段；信息反馈和后续审查不完善；文书纪录和文件保管不规范；研究者和伦理审查委员会委员科研伦理培训和教育的资源和途径欠缺等。这在很大程度上限制了伦理审查委员会自身审查能力的提高。鉴于在生物医学科技发展全球化的大背景下，各国在人体试验人类受试者保护方面的有关问题与挑战具有共性、相似性[124]。研究发达国家机构伦理委员会的组织管理，对我国机构伦理委员会准入与认证

[124]田冬霞. 中美伦理审查委员会管理机制之比较与分析. 中国卫生事业管理，2009，（09）：642-644

体系的建立，委员资格与任命、场所与资料管理具有借鉴意义。

一、准入和认证

美国目前监管 IRB（institutional review board）的机构是美国卫生与人类服务部（U. S. department of health and human services，DHHS）隶属机构：FDA 和人体 OHRP（office for human research protection）。只要机构或组织建立了 IRB 或私立营利性质的 IRB 就应该向 OHRP 提交 IRB 的注册表。没有建立其自己的 IRB 而依靠其他单位的 IRB 的机构则不需进行 IRB 注册。注册的有效期是 3 年。注册申请表中需提供：

1. 建立 IRB 机构的一般信息（如机构名称、所在地、联系地址等）。
2. 运作 IRB 机构领导人的一般信息。
3. 填写与提交注册表负责人的信息。
4. 所需初次注册、修正、更新注册 IRB 的信息　如：初次注册 IRB 的个数及名称，修正或更新注册 IRB 的个数及 IRB 编号等。标明注册 IRB 及其所在单位的是否被认证情况，IRB 主任的个人详细信息，IRB 成员的相关信息，IRB 所进行初始审查研究方案的数目，标明由 DHHS 及其下属部门，其他联邦机构及部门所资助的研究项目的数目，审查 FDA 权限下新药物、器械、生物制品开发的项目等。

注册表可通过邮寄、传真、电子邮件发给 OHRP。OHRP 根据不同的地区设有专人负责进行注册。申请机构可在 OHRP 网上查询与了解其机构 IRB 的注册进程，一旦注册表处理毕，则该机构 IRB 名称也会在 OHRP 网站公布。在伦理审查委员会正式成立前，伦理审查委员会所在的机构还必须向人体研究保护办公室提出联邦担保（FEDERALW IDE ASSURANCE）的申请，承诺遵守联邦法律 45CFR part46 关于保护受试者权益的规定。只有获得了人体研究保护办公室的注册批准和联邦担保，伦理审查委员会才能正式设立。

与美国 IRB 管理机制比较，我国机构伦理委员会的备案制度相当于美国的 IRB 注册制度，但这一注册范围仅属于药物临床试验的机构伦理委员会，而辅助生殖型机构伦理委员会则由卫生部科教司主管，而有些进行生物医学研究的审查工作的伦理审查委员会则要么因审查药物临床试验在药监局备案，要么处于自行照管或无人照管状态。临床试验主要研究者声明有点类似于美国的承诺书制度，但我国药监局仅对研究者作此要求，而对在机构的管理者（主管科研的负责人）没有作出要求。

此外，美国对于研究人员及 IRB 成员等相关人员的伦理教育合格鉴定则在法规做出要求，委托于相关有能力的且已具备这一职能的相关行业协会等机构或组织承担。在这一方面，我国药监局提供地有关临床药物试验的培训课程中含有研究伦理学的内容（如伦理审查委员会、知情同意等），但这一课程并非强制性且包含的伦理知识内容不够全面，相关医学伦理科研中心提供的研究伦理培训内容较为全面，但针对的对象大多是学者，离广泛深入到机构伦理委员会成员及研究人员的目标尚存在非常大的差距；对研究人员、IRB 成员等相关人员的伦理教育无合格鉴定的规定。正由于在此方面的管理机制有不足因而直接导致了我国机构伦理委员会注册准入制度不完善。

近年来，一些国家和地区正在探索与制定评价机构伦理委员会运作与质量的方法[125]。特别是一些国家根据机构伦理委员会的章程、标准操作规程和工作，纷纷筹备建立伦理委员会认证体系，如亚洲及西太平洋地区伦理委员会论坛（FERCAP）、加拿大和美国的机构审查委员会（IRB）/研究伦理委员会（REB）论坛（FOCUS）等[126]。在伦理审查制度较为成熟的国家，如美国依靠权威的非官方的伦理审查监管组织 AAHRPP 对伦理委员会进行资格认证，美国医学与研究公共责任组织（PRIM&R）、美国医学院协会、美国大学联合会、国际实验生物学协会、社会科学协会联盟 5 家组织共同筹办了美国的人体研究保护项目认可协会（association for the accreditation of human research protection program, Inc., AAHRPP），成功打造了美国伦理审查委员会（Institutional review board, IRB）认证体系，该组织在美国有着伦理审查方面的权威性，可以确保整个监管过程独立、公开、透明和有效力，对推动 IRB 高质量、高水准的伦理审查起到了重要作用，并节省了政府对 IRB 运作监管的成本。2001 年 5 月 23 日，AAHRPP 作为一个新型非营利的认证机构正式建立。一个充分完整的人体研究项目（HRPP）由五个组件构成：科研机构（organization）、研究审查机构，包括 IRB（research review unit, including IRBs）、研究者（investigator）、资助研究（sponsored research）和受试者教育（participant outreach）。AAHRPP 认证标准结构也由相应的五部分组成，这五个部分基本上涵括了在一个 HRPP 中各个组件应必须明确落实的职责。AAHRPP 采用了以自愿（voluntary）、同行驱动（peer driven）、教育为基础（educationally based）的认证模式。认证体系采用一套客观标准来评估一个研究机构对保护受试者所采取措施的质量与水平，通过认证评估，研究机构可为受试者提供最为系统、全面的保护，展示其研究项目优质程度。受试者与申请机构均会受益于认证。在认证过程中，首先是申请认证的机构进行彻底的自我评价，使申请机构自己发现和纠正不足之处，并将内部评估结果作为认知申请的内容递交给 AAHRPP；然后 AAHRPP 的现场访问者审核申请并进行自己的全面评估，这也包括了现场评估[127]。

二、成员管理

世界卫生组织（WHO）2000 年发布的生物医学研究审查伦理委员会操作指南中对机构伦理委员会的管理作出了说明。伦理委员会应建立公开的标准操作程序，注明伦理委员会

[125]WHO. 考查和评价伦理审查实践——生物医学研究伦理审查委员会运作准则的一个补充准则（2002）[Z]. CMB 资助科研伦理项目，生物医学研究伦理文献选编：2

[126]关健，罗林枝. 加强伦理委员会职能 促进医院临床研究健康发展. 徐苓中华医学科研管理杂志，2006，19（2）：105-107

[127]AAHRPP. AAHRPP Accreditation Procedures [R]. USA：AAHRPP, 2004

的主管部门、伦理委员会的功能和职责、成员资格的要求、任期、任职的条件、办公室、秘书处的结构、内部程序和法定到会人数的要求。伦理委员会应按既定的操作程序工作。伦理委员会应该以定期（年度）报告的形式总结伦理委员会的工作。

（一）成员资格

应建立筛选和招募伦理委员会成员的明确程序，应拟订候选人资格的规定，包括伦理委员会成员义务和职责的要点。应建立包括以下各点的成员资格要求：①负责任命机构的名称；②成员选择的程序，包括任命成员的方法（如一致同意、多数表决通过、直接任命）；③任命时应避免利益冲突，如不能避免，关于这类利益应该透明；成员轮转制应考虑保证伦理委员会成员的连续性、专业知识的发展和维持，并不断吸收新的观点和方法。

（二）任期

应确定任期，包括以下几点：①任职期限；②连任的规定；③取消资格的程序；④辞职的程序；⑤替换的程序。

（三）任命的条件

任命条件的陈述包括以下几点：①成员应同意公开他/她的完整姓名、职业和隶属关系；②伦理委员会内部和有关的工作报酬和其他开支，应该有记录，并能应要求公布于众；③成员应签署一项有关会议审议、申请、受试者信息和相关事宜的保密协议；伦理委员会的所有行政工作人员也应签署类似的保密协议。

（五）法定人数的规定

伦理委员会应确定审查和批准一项申请所需法定人数的明确规定。这些要求包括：①构成法定人数所需的最少的到会成员人数（例如，超过半数成员）；②专业资格的要求（例如医生、律师、统计学家、医疗辅助人员、非专业人士），以及法定人数中专业资格分布的要求；法定人数中不能完全由某一专业或某一种性别的人组成；法定人数中至少应有一名成员的主要技术专长是非科学领域，并至少有一名成员独立于机构/研究场所。

（六）独立顾问

伦理委员会可以聘请或委任常任独立顾问，他们可以就所提议的研究方案向伦理委员会提供专门的意见。这些顾问可以是伦理或法律方面的、特定疾病或方法学的专家，或者也可以是社区、病人或特定利益团体的代表。应规定独立顾问的授权范围。

（七）伦理委员会成员的教育

伦理委员会成员需要有关生物医学研究的伦理道德和科学方面的初始培训和继续教育。任命条件应规定伦理委员会成员有接受伦理委员会工作的初始培训和继续培训的机会，以提高他们伦理审查能力。任命条件中还应包括初始培训和继续教育的要求和预期目标。这种教育可以与同地区、国家和领域内的其他伦理委员会合作安排，以及与针对伦理委员会成员初始和继续教育的其他机会相联系。

我国于1999年颁布的《药品临床试验管理规范》（GCP）首次规定："应在参加临床试

验的医疗机构内成立伦理委员会"，2003年国家食品药品监督管理局会同卫生部对GCP进行了重新修改，进一步强调了伦理委员会的独立性，并就伦理委员会的组成和伦理审查的重点制定了相关规定。虽然新修订的GCP没有对伦理委员会的设置做出强制要求，但是由于我国伦理委员会起步较晚，发展不平衡，基本设立于医疗机构或医学院校中，伦理委员会的成员大多为医疗机构或医学院校的行政或（和）专业负责人，缺乏统一规范的操作指南，在对委员的资格审查、任命、教育和培训等方面，不同的机构伦理委员会标准各一。加强机构伦理委员会委员自身能力建设，提高伦理委员会审查质量和能力，已成为确保我国生物医学研究符合科学和伦理标准的关键。建立符合我国国情的机构伦理委员会委员资格审查、任命、教育和培训的标准体系，将有效提高我国机构伦理委员会的伦理审查能力，更好地与医学科学发展相匹配。

三、档案管理

随着医学科学的发展，需要受试者参与的研究逐渐增多，涉及人体的生物医学研究项目数量也逐年上升。健全档案管理制度，是促进伦理审查工作规范管理的关键。为加强对临床研究中的规范操作的审查和督查，切实保护受试者知情同意权等伦理权利，对机构伦理委员会档案的管理工作也提出了越来越高的要求，档案管理日趋规范化、系统化、信息化、专业化。

（一）档案管理的内容

国家食品药品监督管理局2003年8月6日印发的《药物临床试验质量管理规范》（局令第3号）文件和卫生部2007年印发了《涉及人的生物医学研究伦理审查办法（试行）》中均提到了在伦理审查中需要提供的有关材料。国家食品药品监督管理局在2010年颁布了《药物临床试验伦理审查工作指导原则》（国食药监注〔2010〕436号），在原则中明确提出伦理委员会存档的文件包括管理类和项目审查类两类文件，其中管理文件类包括：伦理委员会工作制度与人员职责；伦理委员会委员专业履历、任命文件；伦理委员会委员的培训文件；伦理审查申请指南；伦理委员会标准操作规程；临床试验主要伦理问题审查的技术指南；经费管理文件与记录；年度工作计划与工作总结等8类。项目审查文件类包括：申请人提交的审查材料；受理通知书；伦理委员会审查工作表格；伦理委员会会议议程；伦理委员会会议签到表；伦理委员会的投票单；伦理委员会的会议记录；伦理审查意见/伦理审查批件；伦理审查申请人责任声明；伦理委员会与申请人或其他有关人员就申请、审查和跟踪审查问题的往来信件；跟踪审查的相关文件等11类。

（二）档案管理的要求

《涉及人的生物医学研究伦理审查办法（试行）》中明确提出机构伦理委员会的伦理审查应当独立、客观、公正和透明。档案管理规范化是机构伦理委员会组织建设系统化的重要前提和保障。加强档案管理工作需要硬件和软件一起抓，硬件需要有独立或相对独立的机构伦理委员会办公室，有条件的还需要建立单独的档案资料室，配备防虫、防潮、防火、防盗安全设施。硬件还包括文件柜、档案盒、计算机、复印机、传真机、扫描仪、粉碎机等档案管理基本设备。软件则包括完善的档案管理制度，指派专人管理，确保档案管理及时、高效、真实、可靠。

机构伦理委员会应该根据《伦理委员会药物临床试验伦理审查工作指导原则》进一步完善规章制度，伦理委员会必须包含管理类及项目审查类文件。

管理类文件包括：国际及国内伦理审查指导原则、法律法规、工作制度、人员资料、会议资料、标准操作规程等。人员资料包括机构伦理委员会委员（包括独立顾问）名单、履历、签名字样、培训记录、保密和利益冲突协议、委员的聘书等。培训记录包括委员们进行伦理培训的一切证据，讲义材料、照片、视频、文字记录等。委员履历的基本个人信息（工作单位、职称、职务、联系方式等）应该及时予以更新。会议资料包含会议议程、会议签到表、会议内容、会议照片、会议记录、会议决议以及其他与会议相关的材料。

项目审查类文件则主要包括批准的方案（含摘要）；知情同意书（注明版本和日期，相关负责人签名认可）；主要研究者及参加试验的研究者的简历；招募材料；组长单位伦理审查意见等相关材料。机构伦理委员会秘书按照标准操作规程初审材料，检查材料的完整性，如符合条件则按照相应的顺应整理成册，做成统一文件夹提交伦理委员会核查，通过后将提交资料标号作为在研项目初步归档。在伦理审查过程中产生的相关材料，如审查意见、投票、批件、反馈意见及回复、沟通记录、严重不良事件报告表、方案的增补、持续审查情况、总结报告等资料均应该及时予以登记、整理、入册。

档案管理应该执行严格的登记、签名、移交、核查与借阅制度。机构伦理委员会秘书组有责任保证所有文档在准备、维护、递送和归档过程中的完整性、连续性、有序性、保密性。档案管理日趋专业化、信息化，美国西部伦理委员会、香港城市科技大学等工作卓越的伦理委员会都已建立伦理委员会信息化评审、管理平台[128]。信息管理系统具有强大的检索功能、方便、快捷、高效等优点，将每个项目的伦理审查信息录入管理的数据库，可以有效提高工作效率。

四、经费管理

机构伦理委员会正常开展工作需要有必要的经费保障。在经费管理方面，美国、英国等都由专门的部门负责[129]。美国人类健康服务部为机构伦理委员会提供赞助，并且通过终止赞助、暂停赞助、列入记录等手段来处罚其违规行为；英国卫生行政部门不仅负责伦理委员会的设立及组成成员的任命，而且还负责伦理委员会的经费预算、人员培训等事务。

[128]柴怡，张馥敏，孙宁生等. 浅谈药物临床试验伦理审查中的文件管理. 中国药物警戒，2011，8（7）：413-415
[129]滕黎，蒲川，国外伦理委员会的监管对我国的启示. 医学与哲学（人文社会医学版）. 2010，（06）：27-29

　　由于我国机构伦理委员会发展较慢，目前尚无一部明确规范机构伦理委员会经费管理的法规。张利平等在 2007 年通过对 154 家单位 199 个机构伦理委员会调查[130]发现，199 个伦理委员会中 91 个（46%）没有经费支持，80 个（40%）对成员没有补助，其他有的仅对外单位成员补助，有的部分提供补助。机构伦理委员会经费来源主要是项目审查收费，部分委员会有单位拨款。绝大多数机构伦理委员会不设置伦理委员会专项经费预算。项目审查收费一般挂靠在所属单位财务处，主要用于支付评审委员的餐费、交通费以及办公费等。单纯依靠项目审查收费不利于维护伦理审查的独立性。机构伦理委员会的经费管理需要尽快得到加强和改善。

　　结合我国国情，参照国际伦理审查的先进经验，逐步建立较完善的机构伦理委员会准入和认证体系，开展质量评估和质量促进项目，建立规范化的伦理委员会的档案管理和经费管理工作指南，系统性的开展伦理委员会委员的培训，是我国机构伦理委员会完善自身，不断发展的重要方向。

（马小龙　江　欢）

[130]张利平，王莹莹，刘俊立. 我国医学伦理委员会组织与管理情况调查报告［J］. 中国医学伦理学，2008，（06）：128–130

第十一章　机构伦理委员会监督

我国伦理审查委员会的建立和审查工作正在逐步走上正轨，但是伦理审查的监督体系相对滞后，如何借鉴国际上的成功经验，结合我国伦理审查委员会监管中遇到的主要问题，构建完善成熟的伦理审查委员会监管体制，已经成为国家药监部门以及伦理研究者关注的重点。

对机构伦理委员会进行监督，有助于伦理委员会检查与评价自身运作，向伦理委员会职能范围内有合法权益的各方提供相关信息，向公众保证研究的伦理审查是依照公认的标准进行的，避免由于监督人员与研究机构存在各类利益联系而产生的监督结果的不公正性。

第一节　行政主管部门对机构伦理委员会的监督

目前，我国卫生部设立了医学伦理专家委员会，对全国的伦理委员会实行宏观管理，建立健全伦理审查规章制度，研究制定有关政策。省级卫生行政部门设立本行政区域的伦理审查指导咨询组织。

卫生部和省级卫生行政部门设立的委员会是医学伦理专家咨询组织，主要针对重大伦理问题进行研究讨论，提出政策咨询意见，必要时可组织对重大科研项目的伦理审查，同时对辖区内机构伦理委员会的伦理审查工作进行指导、监督和管理。机构伦理委员会需接受本行政区域和国家卫生行政部门的监督和管理。

从事涉及人的生物医学研究（包括临床试验）的单位成立机构伦理委员会后，应向省市伦理委员会和（或）省市卫生局科教处注册：主任和（或）副主任委员、委员名单（性别、年龄、职务、职称、专业）均应在省市卫生行政部门网站公布[131]。境外机构或个人在中国境内进行涉及人的生物医学研究，其研究已经过所在国家或者地区的伦理委员会审查的，还应当向我国的伦理委员会申请审核。

监督和检查可通过年度报告；考查、评价结果；不定期检查；接待、处理举报；独立视察员等措施来实施，主要监督机构伦理委员会是否按照伦理审查原则实施伦理审查；伦理审查内容和程序是否符合要求；伦理审查结果执行情况；有无争议等情况。

机构伦理委员会每年12月31日前向省市伦理委员会和（或）卫生局科教处递交一份

---

[131]邱仁宗. 机构伦理审查委员会的管治. 科学，2010，62（3）：33-37

年度报告。报告只陈述事实，不做解释。

报告内容应包括以下方面：1 年内审查研究方案例数；同意例数、作必要的修正后同意的例数、作必要的修正后重审的例数、不同意例数、终止或暂停已经批准的临床试验的例数；不同意或要求修改的理由；审查中发现的问题；知情同意过程、同意书的问题；描述在研究过程中的监督情况；是否发生不良事件，何种不良事件；有无利益冲突，何种利益冲突；其他认为需要报告的事情或问题。

对伦理学研究人员应加强培训，以便能运用伦理学理论和方法更好地解决生物医学研究中提出的伦理问题，医学科研伦理管理的骨干力量能够更好地担任伦理管理工作。对伦理委员会委员的培训，可分普及和高级两类。同时，建立有效的考评制度是监督和审查机构伦理委员会的伦理审查质量的有效手段。考评方式可以自评，也可以由高一级伦理委员会进行考评。既可独立进行，也可以与其他考评方式结合。各省市和部级卫生行政部门及省市和部级伦理委员会可在考评基础上举办伦理审查和伦理委员会的经验交流会。

制定详细的考评指标是保证考评有效性的前提，考评指标包括以下方面：①委员是否经过培训；②审查数量方面：同意例数，作必要的修正后同意的例数，作必要的修正后重审的例数，不同意例数，终止或暂停已经批准的临床试验的例数，是否按照国家法律法规和国际准则的要求进行伦理审查工作，独立性如何，单位领导有无干预、施加不当影响，单位领导在行政和财务上支持力度如何；③审查内容方面：是否只进行科学审查，是否只进行伦理审查，或两者均审查，有哪些问题，设置对照组及使用安慰剂情况，入选和排除标准如何，对风险和受益的评价如何，对知情同意过程和同意书的审查如何，有无弱势群体参与，有无标准化操作规程（SOP），现行的 SOP 作用如何，如何改进，有无不良反应和事件，是否及时报告，如何处理，委员的评审费用如何解决，经费状况如何，委员会活动的记录、文档保管情况，委员会活动是否在网站公布，有无投诉。

任何个人或者单位均有权利和义务向卫生行政部门反映生物医学研究中违反伦理或违反法律法规的问题。如果发现研究人员出现违反伦理原则的行为，研究项目负责人所属单位以及卫生行政部门均有权给予相应处罚，并进行公开批评，取消获得奖励的资格，视情节轻重中止科研项目的实施、取消相关资格等，触犯国家法律的，移交司法机关处理。

伦理委员会违反相关的规定及法律法规，各级卫生行政部门均有权给予相应的处理，包括公开批评、提出警告、责令整改（部分改组委员会或全部改组委员会）等；情节严重者取消该伦理委员会的审查资格。

第二节　监督的方式与内容

一、自我监督

机构伦理委员会应加强组织管理和制度建设，按照制定的各项标准工作程序、工作制度或要求对照检查自身的工作情况，及时发现和纠正存在的问题。通过自我评估和外部评估不断完善自我管理，保证对自身的运行实施有效的监督。同时，机构伦理委员会应对其成员的职业道德、遵守伦理委员会章程和相关纪律的情况及伦理审查能力进行考核并建立考核档案。

机构伦理委员会应主动听取、征求各方面的意见，也可邀请卫生行政主管部门对伦理委员会的工作进行考查和评价，同时接受受试者、发起和筹备组建伦理委员会的机构与人员以及媒体的监督。

二、外部监督

（一）监督前工作

为了确保监督过程的系统性和实效性，形成完整、封闭的伦理审查工作的质量控制机制，监督前需要进行以下几个方面的工作：

1. 建立伦理审查监督评价的标准化操作规程　检查监督前应制定视察与评价伦理审查工作的标准操作规程，标准操作规程通常根据国家卫生或行政管理部门发布的法律法规来制定。标准操作规程应在预先确定的视察与评价伦理审查体系的计划和（或）特定的伦理委员会的实际运作的基础上，对任命独立视察员，与利益冲突和保密有关的程序，拟定视察计划，审查文件，以及书面评价报告及其发布的要求提供详细的指导。该计划应规定负责视察与评价伦理委员会的机构，以及在何种情况下进行检查及检查的频度。

2. 任命独立视察员或视察机构　任命的独立视察员或视察机构应符合地区、国家、地方或特定伦理审查体系的标准操作规程规定的资格，经过适当的培训，具有质量评价的工作经验，特别是在伦理审查体系内的工作经验。独立视察员应该精通伦理委员会的要求、操作与需要，通晓被视察的伦理委员会所处工作环境下的法律与行政管理。

视察员的独立性是视察与评价结果有效性的基本保证。独立视察员若有任何实际的或潜在的利益冲突，应在检查活动开始前向负责任命独立视察员的机构和伦理委员会声明。利益冲突可能包括经济上、研究上涉及独立视察员与向伦理委员会提交申请的机构或个人，或独立视察员与伦理委员会之间的直接利益冲突。如果确定存在实质性的利益冲突，则应撤销任命。

独立视察员应在任何与视察有关的活动开始前签订一份保密协定，以防止泄露有关患者/研究受试者、受试群体、研究者、申办者，或伦理委员会自身的被认为是机密的信息。与视察和评价过程有关的信函与资料，包括总结报告不应含有机密信息。只有负责视察与评价的机构事先规定或独立视察员和伦理委员会商定的有关方面才可以获知检查结果和总结报告。

3. 制定视察计划　每次检查活动前应制定视察计划，并事先与伦理委员会协商达成一致。计划应符合视察与评价伦理审查工作的标准操作规程，一般应包括以下内容：独立视察员的身份与所在地；伦理委员会以及视察与评价期间伦理委员会代表的身份与所在地；独立视察员准备访谈的人员的身份；视察与评价的理由；视察与评价的目的与范围；每项视察与评价活动的预期时间与持续时间；视察与评价的日期与场所；独立视察员与伦理委员会举行会议的时间表与会议议题；保密要求与保密声明；准备检查的伦理委员会的文件（例如章程、标准操作规程、会议记录、有关信函）；视察与评价中预计的跟踪视察；视察与评价预期的完成日期。

（二）监督内容

伦理委员会的视察与评价应按照双方商定的视察计划实施，包括以下内容：

1. 首次会议　视察与评价始于独立视察员与伦理委员会代表的首次会议。代表们应根据伦理委员会的标准操作规程或由伦理委员会主席来选定，应请 1 名行政人员（如主席、副主席或秘书）出席首次会议。

首次会议的议题包括以下内容：审议视察与评价的目的和范围；审议视察计划；讨论准备审查的文件；讨论伦理委员会的现行工作；讨论影响伦理委员会工作的有关法律、行政管理要求或指导原则等事项；说明视察与评价期间与伦理委员会代表们联系的安排；确认闭幕会议的时间和日期。

2. 文件的审查　独立视察员应审查伦理委员会应用的标准、规则、指南、章程和（或）方案的具体要求。审查的文件一般应包括以下方面：

关于伦理委员会组织方面的文件：伦理委员会所隶属的部门；伦理委员会的声明；其运作所依据的有关的法律、行政管理要求，以及国内、国际指导原则。

关于伦理委员会成员资格的文件：成员资格的要求；任命伦理委员会成员的条件与程序；任命的方式；伦理委员会现任和既往的成员名单；伦理委员会现任与既往的成员的简历；说明设立伦理委员会办公室的必备条件；说明伦理委员会办公室的职责与义务；法定人数的要求。

伦理委员会审查申请的文件：向伦理委员会提交审查申请的公开的指南；申请中应包含的文件；申请的登记程序；和申请有关的信息交流记录；审查程序的时间安排。

伦理委员会审查程序的文件：会议议程；关于伦理委员会加快审查与决定的规定与条件；对申请进行审查的要素；决定程序；传达决定的程序；跟踪审查；文件管理与归档的程序。

伦理委员会运作的文件：申请者提交的材料；与申请、决定和跟踪审查有关的信函往来；伦理委员会的收支记录；伦理委员会会议的议程；伦理委员会的会议记录；决定以及对申请者的建议；跟踪审查的中期与年度报告；完成或提前中止研究的通知；研究总结报告和摘要；伦理委员会的定期年度报告。

独立视察员还应审查文件归档与存储的方式，包括伦理委员会章程和（或）标准操作规程最初的版本。

3. 视察报告　所有的视察结果应记录成文。独立视察员应分析视察结果，以清晰简明的方式记录成文，递交评价报告。

4. 闭幕会议　视察与评价结束时，应举行由独立视察员与伦理委员会参加的会议，讨论视察结果。

5. 总结报告　独立视察员应提交一份包括最终的视察结果和综合评价的总结报告，并附有客观证据。总结报告应提交给开展视察与评价的机构，以及由国家法律所界定的或由视察机构与伦理委员会双方商定的其他部门。独立视察员与伦理委员会都应保留同一时期的报告，伦理委员会保存记录要点。

报告至少应包含下列项目：独立视察员的身份；伦理委员会及其代表的身份；视察与评价的目的与范围；视察计划；所访视机构、人员以及审查文件的标识；视察结果；独立视察员基于视察结果做出的评价；与实际工作的改进措施或需修订部分有关的观察资料与建议；报告发送清单；独立视察员的签名与日期。

6. 视察结果的处理　报告中提出的视察结果与评价所需的处理，由伦理委员会负责判定、启动与完成。伦理委员会在收到报告后，应将这些处理措施与完成的期限告知独立视察员。对于可能需要进行跟踪审查与评价的方案，独立视察员应准备一份跟踪审查计划，并得到伦理委员会的认可。

第三节　研究方案的跟踪审查与评价

为了进一步确保受试者的安全和权益，需要对整个研究进展过程进行跟踪审查。通常情况下，研究方案的跟踪审查一般不适宜快速审查的方式，但是如果该项目的原始审查符合并采用了快速审查流程；或研究已变更，且变更后的内容符合快速审查的标准也可适用于快速审查。

机构伦理委员会在发出伦理审查通知后应根据审查时的情况及时制定后续跟踪检查的计划，在下发的伦理审查批准文件上，应写明有关跟踪审查的提示及跟踪审查要求的条款，以加强研究者跟踪审查的意识。伦理委员会审查每年不应少于1次，也可根据受试者风险程度、研究的性质、受试者本身的健康状况和研究持续时间等调整审查的频率。对接到投诉的研究应及时进行检查，发现存在问题的试验应加大检查的频度和检查的范围。

检查计划应包括从试验开始到试验结束为止进行全过程的跟踪检查。跟踪审查应着重检查知情同意书是否与批准的知情同意书一致；获得知情同意的过程是否恰当，是否出现伦理问题和纠纷；是否发生过严重不良事件；是否有损害受试者利益的其他事项等。

伦理委员会在跟踪检查中发现存在问题的，应及时采取措施予以处理，并将发现的问题和采取的措施报告相应的卫生行政主管部门或监督管理部门。伦理委员会在收到申请人试验完全结束的通知和试验总结报告后，应对试验过程和结果做出评估、写出跟踪检查总结报告后方可终结跟踪检查。当研究已经不再招募新的受试者、所有的受试者已经完成了与研究相关的干预措施、或受试者可识别的隐私信息的收集和分析已经完成时即可以停止跟踪审查。

一、跟踪审查的流程

伦理委员会秘书应该在伦理委员会跟踪审查前至少 20 个工作日，以电话或电子邮件的方式提醒主要研究者跟踪审查事宜。主要研究者/申办者在研究方案到期时没有提供相应的文件材料，应必须停止所有的研究活动，但不能忽略对受试者的照顾责任。如果研究在审查有效期内全部完成，研究负责人需要向委员会递交研究结题报告。当伦理委员会发现重要的安全问题或伦理问题，而受试者继续参加研究才能保证获得最佳利益时，主要研究者可以请求研究活动继续进行，但研究者必须立即通知伦理委员会。

研究方案的跟踪审查时，伦理委员会委员应该在实施跟踪审查之前的 3 个工作日从主要研究者或申办者那里收集到相关材料，包括方案、现用的知情同意材料、任何新提议的知情同意材料、研究进展报告和严重不良事件，并审查研究方案的进展情况、严重不良事件、受试者入选的速度、知情同意书，确认这些信息的正确性。审查结束后，伦理委员会应书写一份跟踪审查情况的报告并做出决定。决议包括同意继续开展、作必要的修正后同意继续开展、中止研究或终止研究。为了决定是否批准研究继续进行，伦理委员会必须考虑以下方面：

1. 风险和利益比是否仍然合理。

2. 对风险是否有保护措施，研究计划中是否仍然制定足够的条款来监督数据的收集，保证受试者的安全。

3. 提供给潜在受试者（或者他们的家庭成员、监护人和法定代理人）的信息是否仍然完全、易懂，且获得知情同意的方法是否仍然恰当。

4. 研究者的资质、能力、经验是否达到要求。

5. 受试者是否得到适当的经济补偿，如果在试验中受到伤害或死亡，治疗和经济补偿是否合适。

6. 受试者数据保密的措施是否依然适用。

7. 入选和排除标准是否仍然合适和公正。

8. 研究方案对受试者的风险是否仍然最小化　设计合理，不让受试者承受不必要的风险，无论何时依照方案执行，对受试者的诊断和治疗都适用。

9. 是否清楚告诉受试者享有的权利，包括无条件退出试验不会遭到惩罚。

10. 是否仍然有指定人员负责处理知情同意相关事务及受试者安全。

11. 研究者与受试者之间是否存在利益冲突。

二、跟踪审查方式与评价

跟踪审查方式包括常规跟踪审查、受试者申诉受理、试验中心实地访查、总结报告审查、试验中止或终止审查。

常规跟踪审查是指根据研究的风险程度和可能发生的不良事件，在批准研究时指定跟踪审查计划，确定跟踪审查的频率。对于试验风险超过医疗常规治疗风险的研究，跟踪审查频率要求更高，甚至逐例报告，包括（但不限于）：新药Ⅰ期临床试验；有重大风险的第三类医疗器械的临床试验；健康受试者参加没有个人受益的、涉及使用麻醉剂或镇静剂的研究；几乎没有来自外部的数据和安全视察的研究；涉及转基因、异种器官移植的研究。

受试者申诉的受理适用于当受试者对其自身权益或福利有疑虑时。研究者及研究人员定期给受试者发放意见收集表，收集受试者对试验的疑问和诉求等意见，受试者也可随时提出自己对试验的疑问和诉求。研究者及研究人员需认真耐心地解答受试者的疑问，并积极解决受试者提出的问题。伦理委员会的主任或副主任委员有责任与受试者就权益问题进行沟通，可以书面的形式指派伦理委员会的其他委员与其沟通，但不得指派非伦理委员会的人员。

试验中心实地访查适用于机构伦理委员会审查批准的研究方案中确认的进行研究的任何场地或实验室。伦理委员会负责执行或指派合格代表对研究项目进行试验中心实地访查。伦理委员会的委员或秘书在与主任委员讨论后，应该依个案或惯例安排试验中心实地访查活动。

1. 总结报告的审查　每项研究项目的总结报告都必须有伦理审查记录。每一个研究方案负责人都必须提供完整的书面总结报告给伦理委员会。研究者可填写伦理委员会提供的总结报告表，也可使用其他形式的报告表，如信件格式，申办者提供的表格等。伦理委员会的秘书负责在委员会开会前确认报告的完整性，并为会议准备复印件。

2. 研究方案中止或终止的审查　下列情况伦理委员会可以开会做出"中止或终止已批准的试验"的决定：研究方案没有依计划完成前即停止受试者入组或随访；研究过程中出现严重不良事件，研究项目不再满足或难以确定是否继续满足人类受试者研究批准标准；经人体试验伦理委员会批准的研究方案中受试者的安全性或利益有风险；涉及受试者或其他人风险的非预期重大问题；情节严重或持续性违背研究方案。情节严重的违背研究方案是指可能影响受试者安全，影响受试者参加研究意愿的违背方案。紧急情况下，伦理委员会可以不通过会议，由伦理委员会主席或其授权者做出"中止或终止已批准的试验"决定，之后再召开会议讨论决定的合理性。

伦理委员会做出是否中止或终止研究的决定时需要考虑：事件的性质；中止或终止研究是否会给受试者带来风险；有序终止研究的程序，以保护受试者的安全和健康，包括（但不限于）：药量递减；最后的随访、实验室检查等跟踪措施；安排受试者主治医师继续治疗或推荐相应的治疗；告知受试者的信息以及告知方式，可采用书面或电话方式告知。

三、研究方案修正

临床试验中，所有经伦理委员会批准的研究方案如确有需要，可以按照规定程序对试验方案作修正，但应在实施前报告伦理委员会，在获得批准后方可实施，危及受试者生命的情况下必需的修改除外。伦理委员会必须评估是否有必要进行这些改动，以保护受试者的安全和权益。研究者或申办者需要递交的材料包括递交材料清单；伦理审查申请表；修改之处的清单列表；修改后的病例报告表和原始病历；修改后的知情同意文件；修改后的招募广告和其他招募材料；修改后的其他材料。

伦理委员会秘书负责处理研究方案修正案。研究方案修正案的审查可经快速审查或伦理委员会全体会议审查两种途径进行。对研究方案较小的修改可以通过快速审查程序来审查，例如不大于最小风险；没有实质性的改变研究的设计或执行，例如纠正错别字等或新增研究工作人员姓名、实验室等；没有影响伦理委员会的审批标准的其他情况。在审查所作修改的过程中可能对受试者造成负面影响的任何情况都应该通知受试者。在通知函中，记录了伦理委员会的审批决定：同意、作必要的修正后同意、作必要的修正后重审、不同意、终止或暂停已经批准的临床试验。通知函会递送给研究者或申办者。

四、跟踪审查中不良事件及严重不良事件的处理

不良事件是指病人或临床试验受试者接受一种药品后出现的不良医学事件，但并不一定与治疗有因果关系。

严重不良事件是指临床试验过程中发生需住院治疗、延长住院时间、伤残、影响工作能力、危及生命或死亡、导致先天畸形等事件。

1. 建立严格的报告制度　在临床试验研究中，一旦发生严重不良事件，必须立即报告申办者，尽快报告伦理委员会、合作牵头单位和合作研究者。24 小时之内报告监督管理部门，并按相关规定报告当地行政机构等。

2. 启动严重不良事件紧急处理预案　在临床试验研究中，一旦发生严重不良事件，应立即启动严重不良事件紧急处理预案。一方面研究者对受试者采取适当的保护、治疗措施，另一方面立即组织有关专家对事件的发生原因进行分析研究，做出与试验相关的医疗决策和治疗方案，确保受试者的安全。

不良事件需要药物治疗时，如果该病人必须使用研究方案中被排除的药物，则该病人从研究中退出。使用的药物，包括剂量、给药途径、治疗时间和理由等详情均需记录在病历报告中。

3. 及时记录不良事件　对任何可能与不良事件有关的所有医学文件或其他数据资料，包括化验单、心电图、检查结果报告、抢救用药情况及何时、以何种方式（如电话、传真

或书面），向谁报告了严重不良事件等都应认真收集，并及时记录在原始文件中。

不良事件的记录应包括以下方面：所有相关症状的描述；发生的时间及持续时间；严重程度；因不良事件所做的检查和治疗；不良事件的最终结果；判断不良事件是否与试验用药有关。不良事件的严重程度分轻、中、重度。轻度是指很容易耐受的症状和体征；中度是指症状或体征引起不适，影响日常活动；重度是指致残或不能从事日常生活或工作。

对不良事件采取的措施主要包括未采取措施、调整试验用药剂量/暂时中断研究、由不良事件发生永久性停用试验用药物、服用伴随药物、采用非药物治疗以及住院/延长住院时间。

4. 不良事件的追踪　不良事件发生后，需进一步随访直到不良事件消失或达到研究者及申办者可以接受的稳定状态。应建立健全信息报告网络体系，确保突发事件应急报告信息畅通。临床试验中发生受试者损害及突发事件，及时报告机构办公室。如发生严重不良事件，应立即采取适当治疗措施，并在 24 小时内报告伦理委员会、申办方、卫生行政部门或药品监督管理部门。

任何科室和个人对突发事件不得隐瞒、漏报、谎报，否则依法追究法律责任。

五、研究方案中临床试验数据和安全的跟踪审查

对临床试验数据和安全进行视察的目的是保证受试者的安全，避免未知的不良反应，保证数据的有效性。研究方案中试验数据和安全视察计划应指定监查的负责人，描述如何监查数据以及伦理委员会审查视察结果的频率。当证实已经获得明显的受益或发生风险时，或试验不可能得出结论时，适时中止试验，保护受试者不必要地长时间接受疗效较差的治疗。

最小风险等级的研究不需要进行数据和安全视察。当风险大于最小风险时，应制定临床试验数据和安全视察计划。最小风险至低风险研究，一般只需要年度审查；中度风险至高危干预措施试验，可能需要季审、月审或甚至更频繁的审查。安全视察的强度应该与试验风险的等级相当，涉及大样本量的研究、多中心研究、危险方案的研究以及研究中止可能性大的研究这些必要情况时可要建立数据和安全视察委员会进行审查。

1. 试验风险级别的评估[132]　临床试验的风险一般分为四级：最小风险；低风险；中等度风险；高风险。

最小风险是指试验预期伤害或不适的可能性和程度不大于日常生活或者进行常规体格检查和心理测试时所遇到的风险。如不涉及危险性程序的非干预措施研究、抽血、营养评估、行为学调查等；实验标本的二次使用；不使用镇静剂的影像学检查；心电图，步态评估，调查问卷等。

[132]汪秀琴，熊宁宁，刘芳，等. 临床试验的风险评估与安全监察. 中国新药杂志，2005，14（5）：520-522

低风险是指试验风险稍大于最小风险，发生可逆性的、轻度不良事件（如活动引起的肌肉/关节疼痛或扭伤）的可能性增加，如内镜检查、口服糖耐量试验、皮肤或肌肉活检、鼻腔清洗、腰穿、骨髓活检、使用镇静剂的影像学检查等；非治疗性干预措施研究，如行为学研究、精神病学调查、营养性治疗等；涉及已知可能有安全性问题的制剂，但获准在本适应证和人群使用的治疗性试验。

中等度风险是指试验风险大于低风险，但概率不是非常高，发生可逆的、中度不良事件（如低血糖反应、支气管痉挛或感染）的可能性增加，但有充分的监督和保护措施使得其后果最小，严重伤害的可能性非常小到几乎没有。既往有明确的人体安全性数据，提示为适度的、可接受的治疗或干预相关风险的Ⅰ期或Ⅱ期临床试验，如静脉糖耐量试验，器官活检等；涉及弱势群体的低风险试验；有较小的不可逆改变可能性的、涉及健康志愿者的研究。

高风险是指试验风险大于中等度风险，发生严重而持续的、与试验相关不良事件的可能性增加；或者关于不良事件的性质等因素的不确定性增大。如涉及新的化学药品或器械，在人体几乎没有或完全没有毒性数据的试验；有已知潜在风险的涉及干预或侵入性措施的试验；病人的基础疾病可能会产生与试验治疗有关的严重不良事件；涉及集成电路设备的植入；基因治疗；Ⅰ期临床试验，Ⅲ期多中心对照临床试验。

2. 安全视察强度的审查　安全视察的强度应该与试验风险的等级相当。对于处于二者之间的风险等级，应该就高一级的风险等级进行监督。研究者负责对于每一不良事件的发生、持续时间、程度、所需治疗、结果以及需要早期中止干预措施的情况提供文件证明，判断不良事件与试验干预措施的相关性，及时向伦理委员会、申办者和药品监督管理部门报告非预期不良事件或严重不良事件。主要研究者负责定期对所有不良事件进行累积性审查，负责提交临床试验年度报告，内容包括：预期不良事件与非预期不良事件发生率；不良事件等级和归因比例；不良事件处理的说明；受试者退出试验数及其原因的说明；违背方案数及其处理的说明。双盲临床试验的视察要在盲态下进行，有可疑病例的揭盲程序。

最小强度视察是指与试验干预有关的所有不良事件将被详细记录在受试者的医疗文件和病例报告中，并且进入试验机构数据库。

低强度视察包括上述最小强度的视察行为，辅以视察员的额外视察，定期召开研究会议，如果试验的风险出现改变，应及时通知伦理委员会。

中等强度视察包括上述低强度的视察行为以及下列试验的视察，如主要研究者对不良事件进行实时视察；研究护士在试验干预后的规定时间内随访病人，评估干预后出现的任何身体或临床情况的变化，包括新症状的出现以及已有状况的恶化；受试者出院时给予其自身视察指南，并要求他们出现任何相关症状体征时立即与研究者电话联系。试验方案应规定增加试验药物剂量的明确标准；最大耐受剂量的限定标准；中止试验或者终止受试者继续试验的标准。

　　高强度视察包括上述中等强度的视察行为。所有试验数据实时进入试验数据视察系统，如按观察的随访时点进入电子 CRF 系统或寄送书面 CRF。建立紧急情况下受试者的呼救系统以及与研究者的有效联系方式。研究者或指定的安全视察员实时跟踪所有试验受试者以发现不良事件和试验终点，并保证按事先规定的 SOP 报告所有不良事件。

　　大多数高风险临床试验还需要有数据和安全视察委员会，包括（但不限于）：高危、双盲临床试验；预防或推迟致命的或致残后果的随机对照试验；大于最小风险的多中心 Ⅲ 期临床试验；涉及转基因或基因治疗的临床试验。

　　3. 数据和安全视察计划的审查　为了保证研究受到密切监控，以早期发现不良事件，申办者或主要研究者需指定一个人负责，对认为需要改善的不良事件监测系统或知情同意过程、乃至对终止研究提出建议。

　　负责视察的人员或组织的职责包括保护受试者避免以往未知的不良反应；避免不必要地长时间接受疗效不佳的治疗；通过对有关干预效应的数据进行中期分析，以保证研究性治疗一旦被证明有效，试验就不再继续进行；通常在一个随机化对照试验开始时，已建立了提前终止的标准。

（李玉梅　崔　丹　盛艾娟）

附录　机构伦理委员会资料

纽伦堡法典
（1946 年）

1. 受试者的自愿同意绝对必要　这意味着接受试验的人有同意的合法权力；应该处于有选择自由的地位，不受任何势力的干涉、欺瞒、蒙蔽、挟持，哄骗或者其他某种隐蔽形式的压制或强迫；对于试验的项目有充分的知识和理解，足以作出肯定决定之前，必须让他知道试验的性质、期限和目的；试验方法及采取的手段；可以预料得到的不便和危险，对其健康或可能参与实验的人的影响。

确保同意的质量的义务和责任，落在每个发起、指导和从事这个实验的个人身上。这只是一种个人的义务和责任，并不是代表别人，自己却可以逍遥法外。

2. 实验应该收到对社会有利的富有成效的结果，用其他研究方法或手段是无法达到的，在性质上不是轻率和不必要的。

3. 实验应该立足于动物实验取得结果，对疾病的自然历史和别的问题有所了解的基础上经过研究，参加实验的结果将证实原来的实验是正确的。

4. 实验进行必须力求避免在肉体上和精神上的痛苦和创伤。

5. 事先就有理由相信会发生死亡或残疾的实验一律不得进行，除了实验的医生自己也成为受试者的实验不在此限。

6. 实验的危险性，不能超过实验所解决问题的人道主义的重要性。

7. 必须作好充分准备和有足够能力保护受试者排除哪怕是微之又微的创伤、残疾和死亡的可能性。

8. 实验只能由科学上合格的人进行。进行实验的人员，在实验的每一阶段都需要有极高的技术和管理。

9. 当受试者在实验过程中，已经到达这样的肉体与精神状态，即继续进行已经不可能的时候，完全有停止实验的自由。

10. 在实验过程中，主持实验的科学工作者，如果他有充分理由相信即使操作是诚心诚意的，技术也是高超的，判断是审慎的，但是实验继续进行，受试者照样还要出现创伤、残疾和死亡的时候，必须随时中断实验。

赫尔辛基宣言
——涉及人类受试者的医学研究伦理原则（2008 年修订版）

一、前言

1. 世界医学会（WMA）制定《赫尔辛基宣言》，是作为关于涉及人类受试者的医学研究，包括对可确定的人体材料和数据的研究，有关伦理原则的一项声明。

本宣言应整体阅读，其每一段落应在顾及所有其他相关段落到情况下方可运用。

2. 尽管本宣言主要针对医生，世界医学大会鼓励涉及人类受试者的其他医学研究参与者接受这些原则。

3. 促进和保护患者的健康，包括那些参与医学研究的患者，是医生的责任。医生的知识和良心奉献于实现这一责任。

4. 世界医学会的《日内瓦宣言》用下列词语约束医生，"我患者的健康为我最首先要考虑的。"《国际医学伦理标准》宣告，"医生在提供医护时应从患者的最佳利益出发。"

5. 医学进步是以最终必须包括涉及人类受试者的研究为基础的。应为那些在医学研究没有涉及的人群提供机会，使他们参与到研究之中。

6. 在涉及人类受试者的医学研究中，个体研究受试者的福祉必须高于所有其他利益。

7. 涉及人类受试者的医学研究的基本目的，是了解疾病起因、发展和影响，并改进预防、诊断和治疗干预措施（方法、操作和治疗）。即使对当前最佳干预措施也必须不断通过研究，对其安全性、有效性、可及性和质量给予评估。

8. 在医学实践和医学研究中，大多干预措施具有危险，会造成负担。

9. 医学研究要符合促进尊重所有人类受试者、保护他们健康和权利的伦理标准。一些研究涉及的人群尤其脆弱，需要特别保护。这包括那些自己不能给予或拒绝同意意见的人群和那些有可能被强迫或受到不正当影响的人群。

l0. 医生在开展涉及人类受试者的研究时应不仅考虑本国的伦理的、法律的和规定的规范和标准，也要考虑适用的国际规范和标准。国家的伦理的、法律的和规定的要求不应减少或排除本宣言制定的对研究受试者的任何保护条款。

二、所有医学研究适用的原则

1. 参与医学研究的医生有责任保护研究受试者的生命、健康、尊严、公正、自我决定的权利、隐私和个人信息的保密。

2. 涉及人类受试者的医学研究应符合普遍认可的科学原则，以科学文献、其他适宜信息、足够实验信息和适宜动物实验信息的充分了解为基础。实验用动物的福利应给予尊重。

3. 开展有可能损害环境的试验时应适当谨慎。

4. 每个涉及人类受试者的研究项目的设计和操作，应在研究方案中有明确的描述。研究方案应包括一项关于伦理考虑的表达，应表明本宣言中原则是如何得到体现的。研究方案应包括有关资金来源、申办者、组织隶属单位、其他潜在利益冲突、对研究受试者的激励措施，以及参与研究造成伤害的治疗和（或）补偿条款等。研究方案应描述研究项目结束后研究受试者可以得到有利于研究受试者的干预措施安排，或可以得到其他适宜医护或好处的安排。

5. 在研究开始前，研究方案必须提交给研究伦理委员会，供其考虑、评论、指导和同意。该委员会必须独立于研究人员、申办者和任何不正当影响之外。该委员会必须考虑到研究项目开展国家或各国的法律和规定，以及适用的国际规范和标准，但是这些决不允许减少或消除本宣言为研究受试者制定的保护条款。该委员会必须有权监督研究的开展。研究人员必须向该委员会提供监督的信息，特别是关于严重负面事件的信息。未经该委员会的考虑和批准，不可对研究方案进行修改。

6. 涉及人类受试者的医学研究必须仅限受过适当科学培训和具备资格的人员来开展。对患者或健康志愿者的研究要求由一名胜任的、符合资格的医生负责监督管理。保护研究受试者的责任必须总是属于这名医生或其他卫生保健专业人员，决不能属于研究受试者，即使他们同意。

7. 涉及弱势或脆弱人群或社区的医学研究，只有在研究是有关这类人群或社区的健康需要、是他们的优先权益时，以及有理由相信这类人群或社区可能从该研究结果中获得益处时，方可开展。

8. 每个涉及人类受试者的医学研究项目在开展前，必须对其可预见的对参与研究的个人和社区造成的危险和负担，做出谨慎的评估，与可预见的对他们或其他受研究影响的个人或社区的好处进行对比。

9. 每次临床试验在征用第一个研究对象前，必须在公众可及的数据库登记。

10. 医生不可参与涉及人类受试者的医学研究，除非他们有信心相信对可能造成的危险已做过足够的评估，并可以得到令人满意的管理。当医生发现一项研究的危险会大于潜在益处，或当已得到研究的正面和有益结论性证明后，必须立即停止该项研究。

11. 涉及人类受试者的医学研究仅可以在目的重要性高于对研究受试者的内在危险和负担的情况下才能开展。

12. 合格的个人作为受试者参与医学研究必须是自愿的。尽管可能与家人或社区负责人商议是适当的，但是即使是合格的个人也不可被招募用于研究项目，除非他/她自由表达同意。

13. 必须采取一切措施保护研究受试者的隐私和为个人信息保密，并使研究最低限度对他们的身体、精神和社会地位造成影响。

14. 涉及合格的人类受试者的医学研究，每位潜在受试者必须得到足够的有关研究目的、方法、资金来源、任何可能的利益冲突、研究人员的组织隶属、研究期望的好处和潜在危险、研究可能造成的不适，以及任何其他相关方面的信息。潜在研究受试者必须被告知其可以拒绝参加研究的权利，或在研究过程中任何时间推翻同意意见而退出并不会被报复的权利。特别应注意为潜在研究受试者个人提供他们需的具体信息，以及使其了解提供信息的方法。在确保潜在研究受试者理解了信息后，医生或其他一位适当的有资格的人必须寻求潜在研究受试者自由表达的知情同意，最好为书面形式。如果同意的意见不能用书面表达，非书面同意意见应被正式记录并有证人目击。

15. 对于使用可确认的人体材料或数据的医学研究，医生通常必须寻求对采集、分析、存放和（或）再使用的同意意见。为这些研究获得同意可能会有不可能、不现实或对研究的有效性造成威胁的情况。在这些情况下，只有在一个研究伦理委员会的考虑和同意后，研究方可进行。

16. 在寻求参与研究项目的知情同意时，如果潜在受试者与医生有依赖关系，或可能会被迫表示同意，医生应特别谨慎。在这些情况下，应该由一个适当的有资格且完全独立于这种关系之外的人来寻求知情同意。

17. 如果潜在研究受试者不具备能力，医生必须寻求法律上被授权的代表的知情同意。这些不具备能力的潜在研究受试者决不能被介入到对他们没有益处可能的研究中，除非研究项目的目的是促进该潜在受试者所代表人群的健康，而且研究又缺少具备能力人员的参与，而且研究只会使潜在受试者承受最低限度的危险和最小的负担。

18. 当一个被认为不具备能力的潜在研究受试者实际有能力做出同意参与研究的决定时，医生应除寻求法律上被授权的代表的同意外，还必须寻求研究受试者的同意。潜在受试者做出的不同意的意见应予尊重。

19. 研究涉及那些身体上或精神上不具备做出同意意见的能力时，比如无意识的患者，应只有在阻碍给予知情同意意见的身体或精神状况正式被研究人群的一个必要特点时才可以开展。在这种情况下，医生应寻求法律上被授权的代表的知情同意。如果缺少此类代表，研究又不能延误时，或者参与研究的受试者处在无法给予知情同意的状况下这些具体理由已在研究规程中陈述，且该研究已得到研究伦理委员会的批准，研究项目可以在没有知情同意的情况下开展。但是，同意继续参与研究的意见应尽早从研究受试者或法律上被授权的代表那里获得。

20. 作者、编辑和出版者对于出版研究成果都有伦理义务。作者有责任公开他们涉及人类受试者的研究成果并对其报告的完整和准确性负责。他们应遵守已被接受的伦理报告准则。阴性和非结论性结果应同阳性结果一样被发表，或通过其他途径使公众可以得到。资金来源、机构隶属以及利益冲突等应在出版物上宣布。不遵守本宣言原则的研究报告不应被接受发表。

三、有关与医护相结合的医学研究的其他原则

1. 只有当研究潜在的预防、诊断或治疗的价值足以说明研究的必要性，而且医生有充分理由相信参与研究不会对作为研究受试者的患者的健康带来负面影响时，医生才可以把医学研究与医疗保健措施相结合。

2. 一种新干预措施的益处、危险、负担、有效性等，必须与当前被证明最佳干预措施进行对照试验，除非在下列情况下：

在当前没有被证明有效的干预措施情况下，研究中使用安慰剂，或无治疗处理，是可以接受的。

出于不得不和科学上得当的方法学理由，必须使用安慰剂以确定一种干预措施的功效或安全性，而且使用安慰剂或无治疗处理的患者不会受到任何严重或不可逆转伤害的危险的情况下。对这种选择必须极其谨慎以避免滥用。

3. 在研究项目结束时，参与研究的患者有权得知研究的结果并分享由此产生的所有益处，比如有权接受研究中确认有效的干预措施或其他适当的医疗保健或益处。

4. 医生必须向患者全面通报医疗保健的哪些方面与研究项目有关。患者拒绝参与研究或决定退出研究，绝不能妨碍医患关系。

5. 在治疗一名患者时，当已经证明的有效的干预措施不存在或无效时，如果根据医生判断，一个干预措施有希望挽救生命、重建健康或减少痛苦，医生在寻求专家意见，并得到患者或其法定代表人的知情同意后，可以使用尚未证明有效的干预措施。在可能情况下，这个干预措施应作为研究的目的，通过设计来评价具安全性和有效性。在所有情况下，新信息必须记录，并在适当时予以发表。

世界人类基因组与人权宣言

（1997 年 11 月 11 日联合国教科文组织大会第二十九届会议通过）

联合国教育、科学及文化组织大会，

教科文组织《组织法》前言援引"人类尊严、平等与相互尊重等民主原则"，并摈弃"人类与种族之不平等主义"。它明确规定，"文化之广泛传播以及为争取正义、自由与和平对人类进行之教育为维护人类尊严不可缺少之举措，亦为一切国家关切互助之精神，必须履行之神圣义务"。它宣布，"和平尚必须奠基于人类理性与道德上之团结"。它指出，本组织应尽力"通过世界各国人民间教育、科学及文化联系，促进实现联合国据以建立并为其宪章所宣告之国际和平与人类共同福利之宗旨"。

1948 年 12 月 10 日的《世界人权宣言》和联合国 1966 年 12 月 16 日的两个国际盟约（《经济、社会、文化权利国际盟约》以及《公民权利和政治权利国际盟约》）、1948 年 12 月 9 日的《联合国防止及惩办灭绝种族罪公约》、1965 年 12 月 21 日的《联合国消除一切形式种族歧视国际公约》、1971 年 12 月 20 日的《联合国智力迟钝者权利宣言》、1975 年 12 月 9 日的《联合国残疾人权利宣言》、1979 年 12 月 18 日的《联合国消除对妇女一切形式歧视公约》、1985 年 11 月 29 日的《联合国为罪行和滥用权力行为受害者取得公理的基本原则宣言》、1989 年 11 月 20 日的《联合国儿童权利公约》、1993 年 12 月 20 日的《联合国残疾人机会均等标准规则》、1971 年 12 月 16 日的《关于禁止发展、生产和储存细菌（生物）及毒素武器和销毁此种武器的公约》、1960 年 12 月 14 日教科文组织的《反对教育歧视公约》、1966 年 11 月 4 日教科文组织的《国际文化合作原则宣言》、1974 年 11 月 20 日教科文组织的《关于科学研究人员地位的建议》、1978 年 11 月 27 日教科文组织的《关于种族和种族偏见的宣言》、1958 年 6 月 25 日国际劳工组织的《关于就业和职业歧视的公约》（第 111 号）及 1989 年 6 月 27 日国际劳工组织的《关于独立国家土著和部落民族的公约》（第 169 号）。以上公约确认了人权普遍原则。

考虑到在无损于其任何条款规定的情况下有可能涉及知识产权领域之遗传学应用的国际文件，尤其是 1886 年 9 月 9 日的《伯尔尼保护文学艺术作品公约》，1952 年 9 月 6 日通过并于 1971 年 7 月 24 日在巴黎最后修订的教科文组织《世界版权公约》，1883 年 3 月 20 日通过并于 1967 年 7 月 14 日在斯德哥尔摩最后修订的《巴黎保护工业产权公约》，1977 年 4 月 28 日世界知识产权组织关于国际承认为专利程序存放微生物的《布达佩斯条约》以及 1995 年 1 月 1 日开始生效的成立世界贸易组织之协议附件的《关于涉及贸易的知识产权方面的协议》（ADPIC）。

亦考虑到 1992 年 6 月 5 日的《联合国生物多样性公约》，并就此强调指出，根据《世界人权宣言》的前言，承认人类遗传的多样性不应导致任何可能危害"人类家庭所有成员的固有尊严及其平等的和不移的权利"的社会或政治方面的解释，以及其决议 22C/13.1 、 23C/13.1 、24C/13.1 、25C/5.2 、25C/7.3 、27C/5.15 、28C/0.12 、28C/2.1 和 28C/ 2.2 ，这些决议表明教科文组织决心从尊重人权和基本自由的角度，就生物学和遗传学领域中科技进步的后果，促进并开展伦理探讨及与其有关的活动，承认对人类基因组的研究及其应用为改善个人及全人类的健康状况开辟了广阔的前景，但强调指出，它们同时应充分尊重人的尊严、自由和权利，并禁止基于遗传特点的一切形式的歧视，宣布下述原则并通过本宣言。

A. 人的尊严与人类基因组

第 1 条

人类基因组意味着人类家庭所有成员在根本上是统一的，也意味着对其固有的尊严和多样性的承认。象征性地说，它是人类的遗产。

第 2 条

1. 每个人都有权使其尊严和权利受到尊重，不管其具有什么样的遗传特征。

2. 这种尊严要求不能把个人简单地归结为其遗传特征，并要求尊重其独一无二的特点和多样性。

第 3 条

具有演变性的人类基因组易发生突变。它包含着一些因每个人的自然和社会环境，尤其是健康状况、生活条件、营养与教育不同而表现形式不同的潜能。

第 4 条

自然状态的人类基因组不应产生经济效益。

B. 有关人员的权利

第 5 条

1. 只有在对有关的潜在危险和好处进行严格的事先评估后，并根据国家法律的其他各项规定，才能进行针对某个人的基因组的研究、治疗或诊断。

2. 在各种情况下，均应得到有关人员的事先、自愿和明确同意。如有关人员不能表态，则应由法律从其最高利益出发予以同意或授权。

3. 每个人均有权决定是否要知道一项遗传学检查的结果及其影响，这种权利应受到尊重。

4. 在进行研究的情况下，应根据这方面实行的国家和国际准则或指导方针，对研究方案进行事先评价。

5. 按法律规定，如有关个人不具备表示同意的能力，除法律授权和规定的保护措施外，只有在对其健康直接有益的情况下，才能对其基因组进行研究。一项无法预计对有关人员的健康是否直接有益的研究只有在特殊情况下才能十分谨慎地进行，而且要注意使有关人员冒最小的风险、受最少的限制，但条件是这项研究应有利于属于同一年龄组或具有相同遗传条件的其他人的健康，而且符合法律规定的条件及保护有关人员个人权利的原则。

第6条

任何人都不应因其遗传特征而受到歧视，因此类歧视的目的或作用均危及他的人权和基本自由以及对其尊严的承认。

第7条

为研究或其他任何目的而保存或处理的与可识别之个人有关的遗传数据应按法律规定的条件予以保密。

第8条

任何人都有权根据国际法和国内法对直接和主要因对其基因组施行手术而受到的任何损失要求公正合理的赔偿。

第9条

为了保护人权和基本自由，只能由法律根据迫切需要并在国际公法和国际人权法的范围内，对同意和保密原则予以限制。

C.　人类基因组的研究

第10条

任何有关人类基因组及其应用方面的研究，尤其是生物学、遗传学和医学方面的研究，都必须以尊重个人的或在某种情况下尊重有关群体的人权、基本自由和人的尊严为前提。

第11条

违背人的尊严的一些做法，如用克隆技术繁殖人的做法，是不能允许的。要求各国和各有关国际组织进行合作，以便根据本《宣言》所陈述的原则，鉴别这些做法，并在国家或国际一级采取各种必要的措施。

第12条

1. 每个人都应本着尊重其尊严和权利的精神，利用生物学、遗传学和医学在人类基因组方面的进步。

2. 知识进步所必需的研究自由取决于思想自由。有关人类基因组研究的应用，特别是在生物学、遗传学和医学方面的应用，均应以减轻每个人及全人类的痛苦和改善其健康状况为目的。

D.　从事科学活动的条件

第13条

鉴于对人类基因组进行研究的伦理和社会影响，在从事这一研究的范围内，应特别注意研究人员从事活动所固有的职责，尤其是在进行研究及介绍和利用其研究成果时的严格、谨慎、诚实和正直态度。公立和私立部门科学政策方面的决策者在这方面也负有特殊的责任。

第 14 条

各国均应采取适当的措施，以便在本《宣言》所规定的原则范围内，促成有利于自由从事人类基因组研究活动的精神和物质条件，并考虑这些研究会产生的伦理、法律、社会和经济影响。

第 15 条

各国均应采取适当的措施，确定在遵守本《宣言》所规定之原则的情况下，自由从事人类基因组研究活动的范围，以确保尊重人权、基本自由和人的尊严，以及维护公众的健康。各国应努力确保这些研究的成果不用于非和平目的。

第 16 条

各国应承认在有关各级促使建立有利于独立的、多学科和多元化的伦理委员会有利于对人类基因组研究及其应用所造成的伦理、法律和社会问题进行评估。

E.　团结互助与国际合作

第 17 条

各国应尊重和促进对那些特别易患或已患遗传性疾病或残疾的个人、家庭或居民积极履行团结互助的义务。各国特别应鼓励进行旨在鉴别、预防和治疗遗传性疾病或受遗传影响的疾病，尤其是罕见病和使全世界许多人感到痛苦不安的地方病的研究工作。

第 18 条

各国应在遵守本《宣言》所规定之原则的情况下，努力继续促进在国际上传播关于人类基因组、人的多样性和遗传学研究方面的科学知识，并促进这方面的科学文化合作，尤其是工业化国家和发展中国家之间的合作。

第 19 条

1. 在与发展中国家进行国际合作的范围内，各国应鼓励采取以下措施：

（1）对为所欲为的行为进行预防，对人类基因组研究的危险和好处进行评估；

（2）根据发展中国家的具体问题，扩大和提高其进行人类生物学和遗传学研究的能力；

（3）发展中国家利用科学技术研究成果，促进有利于所有人的经济和社会进步；

（4）自由交流生物学、遗传学和医学领域的科学知识与信息。

2. 各有关国际组织应支持和鼓励各国为上述目的所采取的措施。

F.　宣传《宣言》的各项原则

第 20 条

各国应采取适当措施，通过教育和各种相关的手段，尤其通过在若干跨学科领域中的研究和培训，以及促进各级生物伦理学教育，特别是面向科学政策负责人的生物伦理学教育，来宣传《宣言》中阐述的各项原则。

第 21 条

各国应采取适当措施，鼓励开展其他各种研究、培训和信息传播活动，进一步提高整个社会及其每个成员面对生物学、遗传学和医学领域的研究及其应用可能提出的维护人的尊严的各种根本问题而应承担的责任的认识。各国还应就该问题促进在国际上开展广泛的辩论，确保各种社会、文化、宗教和哲学思潮的自由表达。

G. 《宣言》的实施

第 22 条

各国应努力宣传《宣言》中阐述的各项原则，并采取一切适当措施促进这些原则的实施。

第 23 条

各国应采取适当措施，通过教育、培训和信息传播，促使人们尊重、承认和有效执行上述各项原则。各国还应鼓励现有的、独立的伦理学委员会之间的交流联网，以促进它们之间的合作。

第 24 条

教科文组织国际生物伦理学委员会应努力传播本《宣言》所述原则和深入研究由于这些原则的执行和有关技术的变化而提出的各种问题。它应组织与有关方面，如与各个易受伤害群体有益的磋商。它应根据教科文组织的法定程序向大会提出建议，并就《宣言》的落实工作，特别是就鉴别那些可能违背人的尊严的做法，如对生殖细胞系进行干预的做法提出意见。

第 25 条

本《宣言》中的任何一条规定都不能被解释为可由某一国家、团体或个人以某种方式用来开展违反人权和基本自由，包括违反本《宣言》所述原则的某项活动或行动。

基因工程安全管理办法

（中华人民共和国科技部 1993 年 12 月 24 日）

第一章　总　则

第一条　为了促进我国生物技术的研究与开发，加强基因工程工作的安全管理，保障公众和基因工程工作人员的健康，防止环境污染，维护生态平衡，制定本办法。

第二条　本办法所称基因工程，包括利用载体系统的重组体 DNA 技术，以及利用物理或者化学方法把异源 DNA 直接导入有机体的技术。但不包括下列遗传操作：

（一）细胞融合技术，原生质体融合技术；

（二）传统杂交繁殖技术；

（三）诱变技术，体外受精技术，细胞培养或者胚胎培养技术。

第三条　本办法适用于在中华人民共和国境内进行的一切基因工程工作，包括实验研究、中间试验、工业化生产以及遗传工程体释放和遗传工程产品使用等。

从国外进口遗传工程体，在中国境内进行基因工程工作的，应当遵守本办法。

第四条　国家科学技术委员会主管全国基因工程安全工作，成立全国基因工程安全委员会，负责基因工程安全监督和协调。

国务院有关行政主管部门依照有关规定，在各自的职责范围内对基因工程工作进行安全管理。

第五条　基因工程工作安全管理实行安全等级控制、分类归口审批制度。

第二章　安全等级和安全性评价

第六条　按照潜在危险程度，将基因工程工作分为四个安全等级：

安全等级 I　该类基因工程工作对人类健康和生态环境尚不存在危险；

安全等级 II　该类基因工程工作对人类健康和生态环境具有低度危险；

安全等级 III　该类基因工程工作对人类健康和生态环境具有中度危险；

安全等级 IV　该类基因工程工作对人类健康和生态环境具有高度危险。

第七条　各类基因工程工作的安全等级的技术标准和环境标准，由国务院有关行政主管部门制定，并报全国基因工程安全委员会备案。

第八条　从事基因工程工作的单位，应当进行安全性评价，评估潜在危险，确定安全等级，制定安全控制方法和措施。

第九条　从事基因工程实验研究，应当对 DNA 供体、载体、宿主及遗传工程体进行安全性评价。安全性评价重点是目的基因、载体、宿主和遗传工程体的致病性、致癌性、抗药性、转移性和生态环境效应，以及确定生物控制和物理控制等级。

第十条 从事基因工程中间试验或者工业化生产，应当根据所用遗传工程体的安全性评价，对培养、发酵、分离和纯化工艺过程的设备和设施的物理屏障进行安全性鉴定，确定中间试验或者工业化生产的安全等级。

第十一条 从事遗传工程体释放，应当对遗传工程体安全性、释放目的、释放地区的生态环境、释放方式、监测方法和控制措施进行评价，确定释放工作的安全等级。

第十二条 遗传工程产品的使用，应当经过生物学安全检验，进行安全性评价，确定遗传工程产品对公众健康和生态环境可能产生的影响。

第三章 申报和审批

第十三条 从事基因工程工作的单位，应当依据遗传工程产品适用性质和安全等级，分类分级进行申报，经审批同意后方能进行。

第十四条 基因工程实验研究，属于安全等级Ⅰ和Ⅱ的工作，由本单位行政负责人批准；属于安全等级Ⅲ的工作，由本单位行政负责人审查，报国务院有关行政主管部门批准；属于安全等级Ⅳ的工作，经国务院有关行政主管部门审查，报全国基因工程安全委员会批准。

第十五条 基因工程中间试验，属于安全等级Ⅰ的工作，由本单位行政负责人批准；属于安全等级Ⅱ的工作，报国务院有关行政主管部门批准；属于安全等级Ⅲ的工作，由国务院有关行政主管部门审批；并报全国基因工程安全委员会备案；属于安全等级Ⅳ的工作，由国务院有关行政主管部门审查，报全国基因工程安全委员会批准。

第十六条 基因工程工业化生产、遗传工程体释放和遗传工程产品使用，属于安全等级Ⅰ至Ⅲ的工作，由国务院有关行政主管部门审批，并报全国基因工程安全委员会备案；属于安全等级Ⅳ的工作，由国务院有关行政主管部门审查，报全国基因工程安全委员会批准。

第十七条 从事基因工程工作的单位应当履行下列申报手续：

（一）项目负责人对从事的基因工程工作进行安全性评价，并填报申请书；

（二）本单位学术委员会对申报资料进行技术审查；

（三）上报申请书及提交有关技术资料。

第十八条 凡符合下列各项条件的基因工程工作，应当予以批准，并签发证明文件：

（一）不存在对申报的基因工程工作安全性评价的可靠性产生怀疑的事实；

（二）保证所申报的基因工程工作按照安全等级的要求，采取与现有科学技术水平相适应的安全控制措施，判断不会对公众健康和生态环境造成严重危害；

（三）项目负责人和工作人员具备从事基因工程工作所必需的专业知识和安全操作知识，能承担本办法规定的义务；

（四）符合国家有关法律、法规规定。

第四章　安全控制措施

第十九条　从事基因工程工作的单位，应当根据安全等级，确定安全控制方法，制定安全操作规则。

第二十条　从事基因工程工作的单位，应当根据安全等级，制定相应治理废弃物的安全措施。排放之前应当采取措施使残留遗传工程体灭活，以防止扩散和污染环境。

第二十一条　从事基因工程工作的单位，应当制定预防事故的应急措施，并将其列入安全操作规则。

第二十二条　遗传工程体应当贮存在特定设备内。贮放场所的物理控制应当与安全等级相适应。

安全等级Ⅳ的遗传工程体贮放场所，应当指定专人管理。

从事基因工程工作的单位应当编制遗传工程体的贮存目录清单，以备核查。

第二十三条　转移或者运输的遗传工程体应当放置在与其安全等级相适应的容器内，严格遵守国家有关运输或者邮寄生物材料的规定。

第二十四条　从事基因工程工作的单位和个人必须认真做好安全监督记录。安全监督记录保存期不得少于十年，以备核查。

第二十五条　因基因工程工作发生损害公众健康或者环境污染事故的单位，必须及时采取措施，控制损害的扩大，并向有关主管部门报告。

第五章　法律责任

第二十六条　有下列情况之一的，由有关主管部门视情节轻重分别给予警告、责令停止工作、停止资助经费、没收非法所得的处罚：

（一）未经审批，擅自进行基因工程工作的；

（二）使用不符合规定的装置、仪器、试验室等设施的；

（三）违反基因工程工作安全操作规则的；

（四）违反本办法其他规定的。

第二十七条　审批机关工作人员玩忽职守、徇私舞弊，由所在单位或者其上级主管部门对直接责任人员给予行政处分。情节严重，构成犯罪的，依法追究刑事责任。

第二十八条　违反本办法的规定，造成下列情况之一的。负有责任的单位必须立即停止损害行为，并负责治理污染、赔偿有关损失；情节严重，构成犯罪的，依法追究直接责任人员的刑事责任：

（一）严重污染环境的；

（二）损害或者影响公众健康的；

（三）严重破坏生态资源、影响生态平衡的。

第二十九条　审批机构的工作人员和参与审查的专家负有为申报者保守技术秘密的责任。

第六章　附　则

第三十条　本办法所用术语的含义是：

（一）DNA，系脱氧核糖核酸的英文名词缩写，是贮存生物遗传信息的遗传物质。

（二）基因，系控制生物性状的遗传物质的功能和结构单位，是具有遗传信息的 DNA 片段。

（三）目的基因，系指以修饰宿主细胞遗传组成并表达其遗传效应为目的异源 DNA 片段。

（四）载体，系指具有运载异源 DNA 进入宿主细胞和自我复制能力的 DNA 分子。

（五）宿主细胞，系指被导入重组 DNA 分子的细胞。宿主细胞又称受体细胞。

（六）重组 DNA 分子，系指由异源 DNA 与载体 DNA 组成的杂种 DNA 分子。

（七）有机体，系指能够繁殖或者能够传递遗传物质的活细胞或者生物体。

（八）重组体，系指因自然因素或者用人工方法导入异源 DNA 改造其遗传组成的机体。

（九）变异体，系指因自然或者人工因素导致其遗传物质变化的有机体。

（十）重组体 DNA 技术，系指利用载体系统人工修饰有机体遗传组成的技术，即在体外通过酶的作用将异源 DNA 与载体 DNA 重组，并将该重组 DNA 分子导入宿主细胞内，以扩增异源 DNA 并实现其功能表达的技术。

（十一）遗传工程体，系指利用基因工程的遗传操作获得的有机体，包括遗传工程动物、遗传工程植物和遗传工程微生物。

下列变异体和重组体不属于本办法所称遗传工程体：用细胞融合或者原生质体融合技术获得的生物；传统杂交繁殖技术获得的动物和植物；物理化学因素诱变技术其遗传组成的生物；以及染色体结构畸变和数目畸变的生物。

（十二）遗传工程产品，系指含有遗传工程体、遗传工程体成分或者遗传工程体目的基因表达产物的产品。

（十三）基因工程实验研究，系指在控制系统内进行的实验室规模的基因工程研究工作。

（十四）基因工程中间试验，系指把基因工程实验研究成果和遗传工程体应用于工业化生产（生产定型和鉴定）之前，旨在验证、补充相关数据，确定、完善技术规范（产品标准和工艺规程）或者解决扩大生产关键技术，在控制系统内进行的试验或者试生产。

（十五）基因工程工业化生产，系指利用遗传工程体，在控制系统内进行医药、农药、兽药、饲料、肥料、食品、添加剂、化工原料等商业化规模生产，亦包括利用遗传工程进行冶金、采油和处理废物的工艺过程。

（十六）遗传工程体释放，系指遗传工程体在开放系统内进行研究、生产和应用，包括将遗传工程体施用于田间、牧场、森林、矿床和水域等自然生态系统中。

（十七）遗传工程产品使用，系指遗传工程产品投放市场销售或者供人们应用。

（十八）控制系统，系指通过物理控制和生物控制建立的操作体系。

物理控制，系指利用设备的严密封闭、设施的特殊设计和安全操作，使有潜在危险的 DNA 供体、载体和宿主细胞或者遗传工程体向环境扩散减少到最低限度。

生物控制，系指利用遗传修饰，使有潜在危险的载体和宿主细胞在控制系统外的存活、繁殖和转移能力降低到最低限度。

不具备上述控制条件的操作体系，称为开放系统。

第三十一条 国务院有关行政主管部门按照本办法的规定，在各自的职责范围内制定实施细则。

第三十二条 本办法由国家科学技术委员会解释。

第三十三条 本办法自发布之日起施行。

人类遗传资源管理暂行办法

（1998 年 6 月 10 日经国务院同意，国务院办公厅转发施行）

第一章　总　则

第一条　为了有效保护和合理利用我国的人类遗传资源，加强人类基因的研究与开发，促进平等互利的国际合作和交流，制定本办法。

第二条　本办法所称人类遗传资源是指含有人体基因组、基因及其产物的器官、组织、细胞、血液、制备物、重组脱氧核糖核酸（DNA）构建体等遗传材料及相关的信息资料。

第三条　凡从事涉及我国人类遗传资源的采集、收集、研究、开发、买卖、出口、出境等活动，必须遵守本办法。

第四条　国家对重要遗传家系和特定地区遗传资源实行申报登记制度，发现和持有重要遗传家系和特定地区遗传资源的单位或个人，应及时向有关部门报告。未经许可，任何单位和个人不得擅自采集、收集、买卖、出口、出境或以其他形式对外提供。

第五条　人类遗传资源及有关信息、资料，属于国家科学技术秘密的，必须遵守《科学技术保密规定》。

第二章　管理机构

第六条　国家对人类遗传资源实行分级管理，统一审批制度。

第七条　国务院科学技术行政主管部门和卫生行政主管部门共同负责管理全国人类遗传资源，联合成立中国人类遗传资源管理办公室，负责日常工作。

第八条　中国人类遗传资源管理办公室暂设在国务院科学技术行政主管部门。在国务院科学技术和卫生行政主管部门领导下，中国人类遗传资源管理办公室行使以下职责：

（一）起草有关的实施细则和文件，经批准后发布施行，协调和监督本办法的实施；

（二）负责重要遗传家系和特定地区遗传资源的登记和管理；

（三）组织审核涉及人类遗传资源的国际合作项目；

（四）受理人类遗传资源出口、出境的申请，办理出口、出境证明；

（五）与人类遗传资源管理有关的其他工作。

第九条　中国人类遗传资源管理办公室聘请有关专家组成专家组，参与拟定研究规划，协助审核国际合作项目，进行有关的技术评估和提供技术咨询。

第十条　各省、自治区、直辖市科学技术行政主管部门和卫生行政主管部门（以下简称地方主管部门）负责本地区的人类遗传资源管理工作。

国务院有关部门负责本部门的人类遗传资源管理工作。

第三章　申报与审批

第十一条　凡涉及我国人类遗传资源的国际合作项目,须由中方合作单位办理报批手续。中央所属单位按隶属关系报国务院有关部门,地方所属单位及无上级主管部门或隶属关系的单位报该单位所在地的地方主管部门,审查同意后,向中国人类遗传资源管理办公室提出申请,经审核批准后方可正式签约。

国务院有关部门和地方主管部门在审查国际合作项目申请时,应当征询人类遗传资源采集地的地方主管部门的意见。

本办法施行前已进行但尚未完成的国际合作项目须按规定补办报批手续。

第十二条　办理涉及我国人类遗传资源的国际合作项目的报批手续,须填写申请书,并附以下材料:

(一)人类遗传资源材料提供者及其亲属的知情同意证明材料;

(二)合同文本草案;

(三)审批机关要求的其他材料。

第十三条　依本办法第十二条提出的申请,有下列情况之一的,不予批准:

(一)缺乏明确的工作目的和方向;

(二)外方合作单位无较强的研究开发实力和优势;

(三)中方合作单位不具备合作研究的基础和条件;

(四)知识产权归属和分享的安排不合理、不明确;

(五)工作范围过宽,合作期限过长;

(六)无人类遗传资源提供者及其亲属的知情同意证明材料;

(七)违反我国有关法律、法规的规定。

第十四条　重要人类遗传资源严格控制出口、出境和对外提供。

已审核批准的国际合作项目中,列出人类遗传资源材料出口、出境计划的,需填写申报表,直接由中国人类遗传资源管理办公室办理出口、出境证明。

因其他特殊情况,确需临时对外提供人类遗传资源材料的,须填写申报表,经地方主管部门或国务院有关部门审查同意后,报中国人类遗传资源管理办公室,经批准后核发出口、出境证明。

第十五条　中国人类遗传资源管理办公室对国际合作项目和人类遗传资源材料的出口、出境申请每季度审理一次。对于符合本办法要求的,核发批准文件,办理出口、出境证明,并注明《商品名称及编码协调制度》中相对应的编码;不符合本办法要求的,不予批准;对于申请文件不完备的,退回补正,补正后可重新申请。

第十六条　携带、邮寄、运输人类遗传资源出口、出境时,应如实向海关申报,海关凭中国人类遗传资源管理办公室核发的出口、出境证明予以放行。

第四章　知识产权

第十七条　我国境内的人类遗传资源信息，包括重要遗传家系和特定地区遗传资源及其数据、资料、样本等，我国研究开发机构享有专属持有权，未经许可，不得向其他单位转让。获得上述信息的外方合作单位和个人未经许可不得公开、发表、申请专利或以其他形式向他人披露。

第十八条　有关人类遗传资源的国际合作项目应当遵循平等互利、诚实信用、共同参与、共享成果的原则，明确各方应享有的权利和承担的义务，充分、有效地保护知识产权。

第十九条　中外机构就我国人类遗传资源进行合作研究开发，其知识产权按下列原则处理：

（一）合作研究开发成果属于专利保护范围的，应由双方共同申请专利，专利权归双方共有。双方可根据协议共同实施或分别在本国境内实施该项专利，但向第三方转让或者许可第三方实施，必须经过双方同意，所获利益按双方贡献大小分享。

（二）合作研究开发产生的其他科技成果，其使用权、转让权和利益分享办法由双方通过合作协议约定。协议没有约定的，双方都有使用的权利，但向第三方转让须经双方同意，所获利益按双方贡献大小分享。

第五章　奖励与处罚

第二十条　对于发现和报告重要遗传家系和资源信息的单位或个人，给予表彰和奖励；对于揭发违法行为的，给于奖励和保护。

第二十一条　我国单位和个人违反本办法的规定，未经批准，私自携带、邮寄、运输人类遗传资源材料出口、出境的，由海关没收其携带、邮寄、运输的人类遗传资源材料，视情节轻重，给予行政处罚直至移送司法机关处理；未经批准擅自向外方机构或者个人提供人类遗传资源材料的，没收所提供的人类遗传资源材料并处以罚款；情节严重的，给予行政处罚直至追究法律责任。

第二十二条　国（境）外单位和个人违反本办法的规定，未经批准，私自采集、收集、买卖我国人类遗传资源材料的，没收其所持有的人类遗传资源材料并处以罚款；情节严重的，依照我国有关法律追究其法律责任。私自携带、邮寄、运输我国人类遗传资源材料出口、出境的，由海关没收其携带、邮寄、运输的人类遗传资源材料，视情节轻重，给予处罚或移送司法机关处理。

第二十三条　管理部门的工作人员和参与审核的专家负有为申报者保守技术秘密的责任。玩忽职守、徇私舞弊，造成技术秘密泄露或人类遗传资源流失的，视情节给予行政处罚直至追究法律责任。

第六章　附　则

第二十四条　军队系统可根据本办法的规定，制定本系统的实施细则，报中国人类遗传资源管理办公室备案。武警部队按照本办法的规定执行。

第二十五条　本办法由国务院科学技术行政主管部门、卫生行政主管部门负责解释。

第二十六条　本办法自发布之日起施行。

人类辅助生殖技术和人类精子库伦理原则

（中华人民共和国卫生部　卫科教发［2003］176号）

一、人类辅助生殖技术伦理原则

人类辅助生殖技术是治疗不育症的一种医疗手段。为安全、有效、合理地实施人类辅助生殖技术，保障个人、家庭以及后代的健康和利益，维护社会公益，特制定以下伦理原则。

（一）有利于患者的原则

1. 综合考虑患者病理、生理、心理及社会因素，医务人员有义务告诉患者目前可供选择的治疗手段、利弊及其所承担的风险，在患者充分知情的情况下，提出有医学指征的选择和最有利于患者的治疗方案。

2. 禁止以多胎和商业化供卵为目的的促排卵。

3. 不育夫妇对实施人类辅助生殖技术过程中获得的配子、胚胎拥有其选择处理方式的权利，技术服务机构必须对此有详细的记录，并获得夫、妇或双方的书面知情同意。

4. 患者的配子和胚胎在未征得其知情同意情况下，不得进行任何处理，更不得进行买卖。

（二）知情同意的原则

1. 人类辅助生殖技术必须在夫妇双方自愿同意并签署书面知情同意书后方可实施。

2. 医务人员对人类辅助生殖技术适应证的夫妇，须使其了解：实施该技术的必要性、实施程序、可能承受的风险以及为降低这些风险所采取的措施、该机构稳定的成功率、每周期大致的总费用及进口、国产药物选择等与患者作出合理选择相关的实质性信息。

3. 接受人类辅助生殖技术的夫妇在任何时候都有权提出中止该技术的实施，并且不会影响对其今后的治疗。

4. 医务人员必须告知接受人类辅助生殖技术的夫妇及其已出生的孩子随访的必要性。

5. 医务人员有义务告知捐赠者对其进行健康检查的必要性，并获取书面知情同意书。

（三）保护后代的原则

1. 医务人员有义务告知受者通过人类辅助生殖技术出生的后代与自然受孕分娩的后代享有同样的法律权利和义务，包括后代的继承权、受教育权、赡养父母的义务、父母离异时对孩子监护权的裁定等。

2. 医务人员有义务告知接受人类辅助生殖技术治疗的夫妇，他们通过对该技术出生的孩子（包括对有出生缺陷的孩子）负有伦理、道德和法律上的权利和义务。

3. 如果有证据表明实施人类辅助生殖技术将会对后代产生严重的生理、心理和社会损害，医务人员有义务停止该技术的实施。

4．医务人员不得对近亲间及任何不符合伦理、道德原则的精子和卵子实施人类辅助生殖技术。

5．医务人员不得实施代孕技术。

6．医务人员不得实施胚胎赠送助孕技术。

7．在尚未解决人卵胞浆移植和人卵核移植技术安全性问题之前，医务人员不得实施以治疗不育为目的的人卵胞浆移植和人卵核移植技术。

8．同一供者的精子、卵子最多只能使5名妇女受孕。

9．医务人员不得实施以生育为目的的嵌合体胚胎技术。

（四）社会公益原则

1．医务人员必须严格贯彻国家人口和计划生育法律法规，不得对不符合国家人口和计划生育法规和条例规定的夫妇和单身妇女实施人类辅助生殖技术。

2．根据《母婴保健法》，医务人员不得实施非医学需要的性别选择。

3．医务人员不得实施生殖性克隆技术。

4．医务人员不得将异种配子和胚胎用于人类辅助生殖技术。

5．医务人员不得进行各种违反伦理、道德原则的配子和胚胎实验研究及临床工作。

（五）保密原则

1．互盲原则　凡使用供精实施的人类辅助生殖技术，供方与受方夫妇应保持互盲、供方与实施人类辅助生殖技术的医务人员应保持互盲、供方与后代保持互盲。

2．机构和医务人员对使用人类辅助生殖技术的所有参与者（如卵子捐赠者和受者）有实行匿名和保密的义务。匿名是藏匿供体的身份；保密是藏匿受体参与配子捐赠的事实以及对受者有关信息的保密。

3．医务人员有义务告知捐赠者不可查询受者及其后代的一切信息，并签署书面知情同意书。

（六）严防商业化的原则

机构和医务人员对要求实施人类辅助生殖技术的夫妇，要严格掌握适应证，不能受经济利益驱动而滥用人类辅助生殖技术。

供精、供卵只能是以捐赠助人为目的，禁止买卖，但是可以给予捐赠者必要的误工、交通和医疗补偿。

（七）伦理监督的原则

1．为确保以上原则的实施，实施人类辅助生殖技术的机构应建立生殖医学伦理委员会，并接受其指导和监督。

2．生殖医学伦理委员会应由医学伦理学、心理学、社会学、法学、生殖医学、护理学专家和群众代表等组成。

3．生殖医学伦理委员会应依据上述原则对人类辅助生殖技术的全过程和有关研究进行监督，开展生殖医学伦理宣传教育，并对实施中遇到的伦理问题进行审查、咨询、论证和建议。

二、人类精子库的伦理原则

为了促进人类精子库安全、有效、合理地采集、保存和提供精子，保障供精者和受者个人、家庭、后代的健康和权益，维护社会公益，特制定以下伦理原则。

（一）有利于供受者的原则

1．严格对供精者进行筛查，精液必须经过检疫方可使用，以避免或减少出生缺陷，防止性传播疾病的传播和蔓延。

2．严禁用商业广告形式募集供精者，要采取社会能够接受、文明的形式和方法，应尽可能扩大供精者群体，建立完善的供精者体貌特征表，尊重受者夫妇的选择权。

3．应配备相应的心理咨询服务，为供精者和自冻精者解决可能出现的心理障碍。

4．应充分理解和尊重供精者和自冻精者在精液采集过程中可能遇到的困难，并给予最大可能的帮助。

（二）知情同意的原则

1．供精者应是完全自愿地参加供精，并有权知道其精液的用途及限制供精次数的必要性（防止后代血亲通婚），应签署书面知情同意书。

2．供精者在心理、生理不适或其他情况下，有权终止供精，同时在适当补偿精子库筛查和冷冻费用后，有权要求终止使用已被冷冻保存的精液。

3．需进行自精冷冻保存者，也应在签署知情同意书后，方可实施自精冷冻保存。医务人员有义务告知自精冷冻保存者采用该项技术的必要性、目前的冷冻复苏率和最终可能的治疗结果。

4．精子库不得采集、检测、保存和使用未签署知情同意书者的精液。

（三）保护后代的原则

1．医务人员有义务告知供精者，对其供精出生的后代无任何的权利和义务。

2．建立完善的供精使用管理体系，精子库有义务在匿名的情况下，为未来人工授精后代提供有关医学信息的婚姻咨询服务。

（四）社会公益原则

1．建立完善的供精者管理机制，严禁同一供精者多处供精并使五名以上妇女受孕。

2．不得实施无医学指征的 X、Y 精子筛选。

（五）保密原则

1．为保护供精者和受者夫妇及所出生后代的权益，供者和受者夫妇应保持互盲，供者和实施人类辅助生殖技术的医务人员应保持互盲，供者和后代应保持互盲。

2. 精子库的医务人员有义务为供者、受者及其后代保密，精子库应建立严格的保密制度并确保实施，包括冷冻精液被使用时应一律用代码表示，冷冻精液的受者身份对精子库隐匿等措施。

3. 受者夫妇以及实施人类辅助生殖技术机构的医务人员均无权查阅供精者证实身份的信息资料，供精者无权查阅受者及其后代的一切身份信息资料。

（六）严防商业化的原则

1. 禁止以盈利为目的的供精行为。供精是自愿的人道主义行为，精子库仅可以对供者给予必要的误工、交通和其所承担的医疗风险补偿。

2. 人类精子库只能向已经获得卫生部人类辅助生殖技术批准证书的机构提供符合国家技术规范要求的冷冻精液。

3. 禁止买卖精子，精子库的精子不得作为商品进行市场交易。

4. 人类精子库不得为追求高额回报降低供精质量。

（七）伦理监督的原则

1. 为确保以上原则的实施，精子库应接受由医学伦理学、心理学、社会学、法学和生殖医学、护理、群众代表等专家组成的生殖医学伦理委员会的指导、监督和审查。

2. 生殖医学伦理委员会应依据上述原则对精子库进行监督，并开展必要的伦理宣传和教育，对实施中遇到的伦理问题进行审查、咨询、论证和建议。

药物临床试验质量管理规范
（国家食品药品监督管理局令【2003】第3号）

第一章　总　则

第一条　为保证药物临床试验过程规范，结果科学可靠，保护受试者的权益并保障其安全，根据《中华人民共和国药品管理法》、《中华人民共和国药品管理法实施条例》，参照国际公认原则，制定本规范。

第二条　药物临床试验质量管理规范是临床试验全过程的标准规定，包括方案设计、组织实施、监查、稽查、记录、分析总结和报告。

第三条　凡进行各期临床试验、人体生物利用度或生物等效性试验，均须按本规范执行。

第四条　所有以人为对象的研究必须符合《世界医学大会赫尔辛基宣言》（附录1），即公正、尊重人格、力求使受试者最大程度受益和尽可能避免伤害。

第二章　临床试验前的准备与必要条件

第五条　进行药物临床试验必须有充分的科学依据。在进行人体试验前，必须周密考虑该试验的目的及要解决的问题，应权衡对受试者和公众健康预期的受益及风险，预期的受益应超过可能出现的损害。选择临床试验方法必须符合科学和伦理要求。

第六条　临床试验用药品由申办者准备和提供。进行临床试验前，申办者必须提供试验药物的临床前研究资料，包括处方组成、制造工艺和质量检验结果。所提供的临床前资料必须符合进行相应各期临床试验的要求，同时还应提供试验药物已完成和其他地区正在进行与临床试验有关的有效性和安全性资料。临床试验药物的制备，应当符合《药品生产质量管理规范》。

第七条　药物临床试验机构的设施与条件应满足安全有效地进行临床试验的需要。所有研究者都应具备承担该项临床试验的专业特长、资格和能力，并经过培训。临床试验开始前，研究者和申办者应就试验方案、试验的监查、稽查和标准操作规程以及试验中的职责分工等达成书面协议。

第三章　受试者的权益保障

第八条　在药物临床试验的过程中，必须对受试者的个人权益给予充分的保障，并确保试验的科学性和可靠性。受试者的权益、安全和健康必须高于对科学和社会利益的考虑。伦理委员会与知情同意书是保障受试者权益的主要措施。

第九条 为确保临床试验中受试者的权益，须成立独立的伦理委员会，并向国家食品药品监督管理局备案。伦理委员会应有从事医药相关专业人员、非医药专业人员、法律专家及来自其他单位的人员，至少5人组成，并有不同性别的委员。伦理委员会的组成和工作不应受任何参与试验者的影响。

第十条 试验方案需经伦理委员会审议同意并签署批准意见后方可实施。在试验进行期间，试验方案的任何修改均应经伦理委员会批准；试验中发生严重不良事件，应及时向伦理委员会报告。

第十一条 伦理委员会对临床试验方案的审查意见应在讨论后以投票方式作出决定，参与该临床试验的委员应当回避。因工作需要可邀请非委员的专家出席会议，但不投票。伦理委员会应建立工作程序，所有会议及其决议均应有书面记录，记录保存至临床试验结束后五年。

第十二条 伦理委员会应从保障受试者权益的角度严格按下列各项审议试验方案：

（一）研究者的资格、经验、是否有充分的时间参加临床试验，人员配备及设备条件等是否符合试验要求。

（二）试验方案是否充分考虑了伦理原则，包括研究目的、受试者及其他人员可能遭受的风险和受益及试验设计的科学性。

（三）受试者入选的方法，向受试者（或其家属、监护人、法定代理人）提供有关本试验的信息资料是否完整易懂，获取知情同意书的方法是否适当。

（四）受试者因参加临床试验而受到损害甚至发生死亡时，给予的治疗和（或）保险措施。

（五）对试验方案提出的修正意见是否可接受。

（六）定期审查临床试验进行中受试者的风险程度。

第十三条 伦理委员会接到申请后应及时召开会议，审阅讨论，签发书面意见，并附出席会议的委员名单、专业情况及本人签名。伦理委员会的意见可以是：

（一）同意。

（二）作必要的修正后同意。

（三）不同意。

（四）终止或暂停已批准的试验。

第十四条 研究者或其指定的代表必须向受试者说明有关临床试验的详细情况：

（一）受试者参加试验应是自愿的，而且有权在试验的任何阶段随时退出试验而不会遭到歧视或报复，其医疗待遇与权益不会受到影响。

（二）必须使受试者了解，参加试验及在试验中的个人资料均属保密。必要时，药品监督管理部门、伦理委员会或申办者，按规定可以查阅参加试验的受试者资料。

（三）试验目的、试验的过程与期限、检查操作、受试者预期可能的受益和风险，告知受试者可能被分配到试验的不同组别。

（四）必须给受试者充分的时间以便考虑是否愿意参加试验，对无能力表达同意的受试者，应向其法定代理人提供上述介绍与说明。知情同意过程应采用受试者或法定代理人能理解的语言和文字，试验期间，受试者可随时了解与其有关的信息资料。

（五）如发生与试验相关的损害时，受试者可以获得治疗和相应的补偿。

第十五条　经充分和详细解释试验的情况后获得知情同意书：

（一）由受试者或其法定代理人在知情同意书上签字并注明日期，执行知情同意过程的研究者也需在知情同意书上签署姓名和日期。

（二）对无行为能力的受试者，如果伦理委员会原则上同意、研究者认为受试者参加试验符合其本身利益时，则这些病人也可以进入试验，同时应经其法定监护人同意并签名及注明日期。

（三）儿童作为受试者，必须征得其法定监护人的知情同意并签署知情同意书，当儿童能做出同意参加研究的决定时，还必须征得其本人同意。

（四）在紧急情况下，无法取得本人及其合法代表人的知情同意书，如缺乏已被证实有效的治疗方法，而试验药物有望挽救生命，恢复健康，或减轻病痛，可考虑作为受试者，但需要在试验方案和有关文件中清楚说明接受这些受试者的方法，并事先取得伦理委员会同意。

（五）如发现涉及试验药物的重要新资料则必须将知情同意书作书面修改送伦理委员会批准后，再次取得受试者同意。

第四章　试验方案

第十六条　临床试验开始前应制定试验方案，该方案应由研究者与申办者共同商定并签字，报伦理委员会审批后实施。

第十七条　临床试验方案应包括以下内容：

（一）试验题目。

（二）试验目的，试验背景，临床前研究中有临床意义的发现和与该试验有关的临床试验结果、已知对人体的可能危险与受益，及试验药物存在人种差异的可能。

（三）申办者的名称和地址，进行试验的场所，研究者的姓名、资格和地址。

（四）试验设计的类型，随机化分组方法及设盲的水平。

（五）受试者的入选标准，排除标准和剔除标准，选择受试者的步骤，受试者分配的方法。

（六）根据统计学原理计算要达到试验预期目的所需的病例数。

（七）试验用药品的剂型、剂量、给药途径、给药方法、给药次数、疗程和有关合并用药的规定，以及对包装和标签的说明。

（八）拟进行临床和实验室检查的项目、测定的次数和药代动力学分析等。

（九）试验用药品的登记与使用记录、递送、分发方式及储藏条件。

（十）临床观察、随访和保证受试者依从性的措施。

（十一）中止临床试验的标准，结束临床试验的规定。

（十二）疗效评定标准，包括评定参数的方法、观察时间、记录与分析。

（十三）受试者的编码、随机数字表及病例报告表的保存手续。

（十四）不良事件的记录要求和严重不良事件的报告方法、处理措施、随访的方式、时间和转归。

（十五）试验用药品编码的建立和保存，揭盲方法和紧急情况下破盲的规定。

（十六）统计分析计划，统计分析数据集的定义和选择。

（十七）数据管理和数据可溯源性的规定。

（十八）临床试验的质量控制与质量保证。

（十九）试验相关的伦理学。

（二十）临床试验预期的进度和完成日期。

（二十一）试验结束后的随访和医疗措施。

（二十二）各方承担的职责及其他有关规定。

（二十三）参考文献。

第十八条 临床试验中，若确有需要，可以按规定程序对试验方案作修正。

第五章 研究者的职责

第十九条 负责临床试验的研究者应具备下列条件：

（一）在医疗机构中具有相应专业技术职务任职和行医资格。

（二）具有试验方案中所要求的专业知识和经验。

（三）对临床试验方法具有丰富经验或者能得到本单位有经验的研究者在学术上的指导。

（四）熟悉申办者所提供的与临床试验有关的资料与文献。

（五）有权支配参与该项试验的人员和使用该项试验所需的设备。

第二十条 研究者必须详细阅读和了解试验方案的内容，并严格按照方案执行。

第二十一条 研究者应了解并熟悉试验药物的性质、作用、疗效及安全性（包括该药物临床前研究的有关资料），同时也应掌握临床试验进行期间发现的所有与该药物有关的新信息。

第二十二条 研究者必须在有良好医疗设施、实验室设备、人员配备的医疗机构进行临床试验，该机构应具备处理紧急情况的一切设施，以确保受试者的安全。实验室检查结果应准确可靠。

第二十三条　研究者应获得所在医疗机构或主管单位的同意，保证有充分的时间在方案规定的期限内负责和完成临床试验。研究者须向参加临床试验的所有工作人员说明有关试验的资料、规定和职责，确保有足够数量并符合试验方案的受试者进入临床试验。

第二十四条　研究者应向受试者说明经伦理委员会同意的有关试验的详细情况，并取得知情同意书。

第二十五条　研究者负责作出与临床试验相关的医疗决定，保证受试者在试验期间出现不良事件时得到适当的治疗。

第二十六条　研究者有义务采取必要的措施以保障受试者的安全，并记录在案。在临床试验过程中如发生严重不良事件，研究者应立即对受试者采取适当的治疗措施，同时报告药品监督管理部门、卫生行政部门、申办者和伦理委员会，并在报告上签名及注明日期。

第二十七条　研究者应保证将数据真实、准确、完整、及时、合法地载入病历和病例报告表。

第二十八条　研究者应接受申办者派遣的监查员或稽查员的监查和稽查及药品监督管理部门的稽查和视察，确保临床试验的质量。

第二十九条　研究者应与申办者商定有关临床试验的费用，并在合同中写明。研究者在临床试验过程中，不得向受试者收取试验用药所需的费用。

第三十条　临床试验完成后，研究者必须写出总结报告，签名并注明日期后送申办者。

第三十一条　研究者中止一项临床试验必须通知受试者、申办者、伦理委员会和药品监督管理部门，并阐明理由。

第六章　申办者的职责

第三十二条　申办者负责发起、申请、组织、监查和稽查一项临床试验，并提供试验经费。申办者按国家法律、法规等有关规定，向国家食品药品监督管理局递交临床试验的申请，也可委托合同研究组织执行临床试验中的某些工作和任务。

第三十三条　申办者选择临床试验的机构和研究者，认可其资格及条件以保证试验的完成。

第三十四条　申办者提供研究者手册，其内容包括试验药物的化学、药学、毒理学、药理学和临床的（包括以前的和正在进行的试验）资料和数据。

第三十五条　申办者在获得国家食品药品监督管理局批准并取得伦理委员会批准件后方可按方案组织临床试验。

第三十六条　申办者、研究者共同设计临床试验方案，述明在方案实施、数据管理、统计分析、结果报告、发表论文方式等方面职责及分工。签署双方同意的试验方案及合同。

第三十七条　申办者向研究者提供具有易于识别、正确编码并贴有特殊标签的试验药物、标准品、对照药品或安慰剂，并保证质量合格。试验用药品应按试验方案的需要进行适当包装、保存。申办者应建立试验用药品的管理制度和记录系统。

第三十八条 申办者任命合格的监查员，并为研究者所接受。

第三十九条 申办者应建立对临床试验的质量控制和质量保证系统，可组织对临床试验的稽查以保证质量。

第四十条 申办者应与研究者迅速研究所发生的严重不良事件，采取必要的措施以保证受试者的安全和权益，并及时向药品监督管理部门和卫生行政部门报告，同时向涉及同一药物的临床试验的其他研究者通报。

第四十一条 申办者中止一项临床试验前，须通知研究者、伦理委员会和国家食品药品监督管理局，并述明理由。

第四十二条 申办者负责向国家食品药品监督管理局递交试验的总结报告。

第四十三条 申办者应对参加临床试验的受试者提供保险，对于发生与试验相关的损害或死亡的受试者承担治疗的费用及相应的经济补偿。申办者应向研究者提供法律上与经济上的担保，但由医疗事故所致者除外。

第四十四条 研究者不遵从已批准的方案或有关法规进行临床试验时，申办者应指出以求纠正，如情况严重或坚持不改，则应终止研究者参加临床试验并向药品监督管理部门报告。

第七章 监查员的职责

第四十五条 监查的目的是为了保证临床试验中受试者的权益受到保障，试验记录与报告的数据准确、完整无误，保证试验遵循已批准的方案和有关法规。

第四十六条 监查员是申办者与研究者之间的主要联系人。其人数及访视的次数取决于临床试验的复杂程度和参与试验的医疗机构的数目。监查员应有适当的医学、药学或相关专业学历，并经过必要的训练，熟悉药品管理有关法规，熟悉有关试验药物的临床前和临床方面的信息以及临床试验方案及其相关的文件。

第四十七条 监查员应遵循标准操作规程，督促临床试验的进行，以保证临床试验按方案执行。具体内容包括：

（一）在试验前确认试验承担单位已具有适当的条件，包括人员配备与培训情况，实验室设备齐全、运转良好，具备各种与试验有关的检查条件，估计有足够数量的受试者，参与研究人员熟悉试验方案中的要求。

（二）在试验过程中监查研究者对试验方案的执行情况，确认在试验前取得所有受试者的知情同意书，了解受试者的入选率及试验的进展状况，确认入选的受试者合格。

（三）确认所有数据的记录与报告正确完整，所有病例报告表填写正确，并与原始资料一致。所有错误或遗漏均已改正或注明，经研究者签名并注明日期。每一受试者的剂量改变、治疗变更、合并用药、间发疾病、失访、检查遗漏等均应确认并记录。核实入选受试者的退出与失访已在病例报告表中予以说明。

（四）确认所有不良事件均记录在案，严重不良事件在规定时间内作出报告并记录在案。

（五）核实试验用药品按照有关法规进行供应、储藏、分发、收回，并做相应的记录。

（六）协助研究者进行必要的通知及申请事宜，向申办者报告试验数据和结果。

（七）应清楚如实记录研究者未能做到的随访、未进行的试验、未做的检查，以及是否对错误、遗漏作出纠正。

（八）每次访视后作一书面报告递送申办者，报告应述明监查日期、时间、监查员姓名、监查的发现等。

第八章　记录与报告

第四十八条　病历作为临床试验的原始文件，应完整保存。病例报告表中的数据来自原始文件并与原始文件一致，试验中的任何观察、检查结果均应及时、准确、完整、规范、真实地记录十病历和正确地填写至病例报告表中，不得随意更改，确因填写错误，作任何更正时应保持原记录清晰可辨，由更正者签署姓名和时间。

第四十九条　临床试验中各种实验室数据均应记录或将原始报告复印件粘贴在病例报告表上，在正常范围内的数据也应具体记录。对显著偏离或在临床可接受范围以外的数据须加以核实。检测项目必须注明所采用的计量单位。

第五十条　为保护受试者隐私，病例报告表上不应出现受试者的姓名。研究者应按受试者的代码确认其身份并记录。

第五十一条　临床试验总结报告内容应与试验方案要求一致，包括：

（一）随机进入各组的实际病例数，脱落和剔除的病例及其理由。

（二）不同组间的基线特征比较，以确定可比性。

（三）对所有疗效评价指标进行统计分析和临床意义分析。统计结果的解释应着重考虑其临床意义。

（四）安全性评价应有临床不良事件和实验室指标合理的统计分析，对严重不良事件应详细描述和评价。

（五）多中心试验评价疗效，应考虑中心间存在的差异及其影响。

（六）对试验药物的疗效和安全性以及风险和受益之间的关系作出简要概述和讨论。

第五十二条　临床试验中的资料均须按规定保存（附录2）及管理。研究者应保存临床试验资料至临床试验终止后5年。申办者应保存临床试验资料至试验药物被批准上市后5年。

第九章　数据管理与统计分析

第五十三条　数据管理的目的在于把试验数据迅速、完整、无误地纳入报告，所有涉及数据管理的各种步骤均需记录在案，以便对数据质量及试验实施进行检查。用适当的程序保证数据库的保密性，应具有计算机数据库的维护和支持程序。

第五十四条 临床试验中受试者分配必须按试验设计确定的随机分配方案进行，每名受试者的处理分组编码应作为盲底由申办者和研究者分别保存。设盲试验应在方案中规定揭盲的条件和执行揭盲的程序，并配有相应处理编码的应急信件。在紧急情况下，允许对个别受试者紧急破盲而了解其所接受的治疗，但必须在病例报告表上述明理由。

第五十五条 临床试验资料的统计分析过程及其结果的表达必须采用规范的统计学方法。临床试验各阶段均需有生物统计学专业人员参与。临床试验方案中需有统计分析计划，并在正式统计分析前加以确认和细化。若需作中期分析，应说明理由及操作规程。对治疗作用的评价应将可信区间与假设检验的结果一并考虑。所选用统计分析数据集需加以说明。对于遗漏、未用或多余的资料须加以说明，临床试验的统计报告必须与临床试验总结报告相符。

第十章 试验用药品的管理

第五十六条 临床试验用药品不得销售。

第五十七条 申办者负责对临床试验用药品作适当的包装与标签，并标明为临床试验专用。在双盲临床试验中，试验药物与对照药品或安慰剂在外形、气味、包装、标签和其他特征上均应一致。

第五十八条 试验用药品的使用记录应包括数量、装运、递送、接受、分配、应用后剩余药物的回收与销毁等方面的信息。

第五十九条 试验用药品的使用由研究者负责，研究者必须保证所有试验用药品仅用于该临床试验的受试者，其剂量与用法应遵照试验方案，剩余的试验用药品退回申办者，上述过程需由专人负责并记录在案，试验用药品须有专人管理。研究者不得把试验用药品转交任何非临床试验参加者。

第六十条 试验用药品的供给、使用、储藏及剩余药物的处理过程应接受相关人员的检查。

第十一章 质量保证

第六十一条 申办者及研究者均应履行各自职责，并严格遵循临床试验方案，采用标准操作规程，以保证临床试验的质量控制和质量保证系统的实施。

第六十二条 临床试验中有关所有观察结果和发现都应加以核实，在数据处理的每一阶段必须进行质量控制，以保证数据完整、准确、真实、可靠。

第六十三条 药品监督管理部门、申办者可委托稽查人员对临床试验相关活动和文件进行系统性检查，以评价试验是否按照试验方案、标准操作规程以及相关法规要求进行，试验数据是否及时、真实、准确、完整地记录。稽查应由不直接涉及该临床试验的人员执行。

第六十四条　药品监督管理部门应对研究者与申办者在实施试验中各自的任务与执行状况进行视察。参加临床试验的医疗机构和实验室的有关资料及文件（包括病历）均应接受药品监督管理部门的视察。

第十二章　多中心试验

第六十五条　多中心试验是由多位研究者按同一试验方案在不同地点和单位同时进行的临床试验。各中心同期开始与结束试验。多中心试验由一位主要研究者总负责，并作为临床试验各中心间的协调研究者。

第六十六条　多中心试验的计划和组织实施要考虑以下各点：

（一）试验方案由各中心的主要研究者与申办者共同讨论认定，伦理委员会批准后执行。

（二）在临床试验开始时及进行的中期应组织研究者会议。

（三）各中心同期进行临床试验。

（四）各中心临床试验样本大小及中心间的分配应符合统计分析的要求。

（五）保证在不同中心以相同程序管理试验用药品，包括分发和储藏。

（六）根据同一试验方案培训参加该试验的研究者。

（七）建立标准化的评价方法，试验中所采用的实验室和临床评价方法均应有统一的质量控制，实验室检查也可由中心实验室进行。

（八）数据资料应集中管理与分析，应建立数据传递、管理、核查与查询程序。

（九）保证各试验中心研究者遵从试验方案，包括在违背方案时终止其参加试验。

第六十七条　多中心试验应当根据参加试验的中心数目和试验的要求，以及对试验用药品的了解程度建立管理系统，协调研究者负责整个试验的实施。

第十三章　附　则

第六十八条　本规范下列用语的含义是：

临床试验（clinical trial），指任何在人体（病人或健康志愿者）进行药物的系统性研究，以证实或揭示试验药物的作用、不良反应及（或）试验药物的吸收、分布、代谢和排泄，目的是确定试验药物的疗效与安全性。

试验方案（protocol），叙述试验的背景、理论基础和目的，试验设计、方法和组织，包括统计学考虑、试验执行和完成的条件。方案必须由参加试验的主要研究者、研究机构和申办者签章并注明日期。

研究者手册（investigator's brochure），是有关试验药物在进行人体研究时已有的临床与非临床研究资料。

知情同意（informed consent），指向受试者告知一项试验的各方面情况后，受试者自愿确认其同意参加该项临床试验的过程，须以签名和注明日期的知情同意书作为文件证明。

知情同意书（informed consent form），是每位受试者表示自愿参加某一试验的文件证明。研究者需向受试者说明试验性质、试验目的、可能的受益和风险、可供选用的其他治疗方法以及符合《赫尔辛基宣言》规定的受试者的权利和义务等，使受试者充分了解后表达其同意。

伦理委员会（ethics committee），由医学专业人员、法律专家及非医务人员组成的独立组织，其职责为核查临床试验方案及附件是否合乎道德，并为之提供公众保证，确保受试者的安全、健康和权益受到保护。该委员会的组成和一切活动不应受临床试验组织和实施者的干扰或影响。

研究者（investigator），实施临床试验并对临床试验的质量及受试者安全和权益的负责者。研究者必须经过资格审查，具有临床试验的专业特长、资格和能力。

协调研究者（coordinating investigator），在多中心临床试验中负责协调参加各中心研究者工作的一名研究者。

申办者（sponsor），发起一项临床试验，并对该试验的启动、管理、财务和监查负责的公司、机构或组织。

监查员（monitor），由申办者任命并对申办者负责的具备相关知识的人员，其任务是监查和报告试验的进行情况和核实数据。

稽查（audit），指由不直接涉及试验的人员所进行的一种系统性检查，以评价试验的实施、数据的记录和分析是否与试验方案、标准操作规程以及药物临床试验相关法规要求相符。

视察（inspection），药品监督管理部门对一项临床试验的有关文件、设施、记录和其他方面进行官方审阅，视察可以在试验单位、申办者所在地或合同研究组织所在地进行。

病例报告表（case report form，CRF），指按试验方案所规定设计的一种文件，用以记录每一名受试者在试验过程中的数据。

试验用药品（investigational product），用于临床试验中的试验药物、对照药品或安慰剂。

不良事件（adverse event），病人或临床试验受试者接受一种药品后出现的不良医学事件，但并不一定与治疗有因果关系。

严重不良事件（serious adverse event），临床试验过程中发生需住院治疗、延长住院时间、伤残、影响工作能力、危及生命或死亡、导致先天畸形等事件。

标准操作规程（standard operating procedure，SOP），为有效地实施和完成某一临床试验中每项工作所拟定的标准和详细的书面规程。

设盲（blinding/masking），临床试验中使一方或多方不知道受试者治疗分配的程序。单盲指受试者不知，双盲指受试者、研究者、监查员或数据分析者均不知治疗分配。

合同研究组织（contract research organization，CRO），一种学术性或商业性的科学机构。申办者可委托其执行临床试验中的某些工作和任务，此种委托必须作出书面规定。

第六十九条 本规范由国家食品药品监督管理局负责解释。

第七十条 本规范自 2003 年 9 月 1 日起施行，原国家药品监督管理局 1999 年 9 月 1 日发布的《药品临床试验管理规范》同时废止。

人胚胎干细胞研究伦理指导原则

（中华人民共和国科学技术部、卫生部国科发字【2003】460号）

第一条　为了使我国生物医学领域人胚胎干细胞研究符合生命伦理规范，保证国际公认的生命伦理准则和我国的相关规定得到尊重和遵守，促进人胚胎干细胞研究的健康发展，制定本指导原则。

第二条　本指导原则所称的人胚胎干细胞包括人胚胎来源的干细胞、生殖细胞起源的干细胞和通过核移植所获得的干细胞。

第三条　凡在中华人民共和国境内从事涉及人胚胎干细胞的研究活动，必须遵守本指导原则。

第四条　禁止进行生殖性克隆人的任何研究。

第五条　用于研究的人胚胎干细胞只能通过下列方式获得：

（一）体外受精时多余的配子或囊胚。

（二）自然或自愿选择流产的胎儿细胞。

（三）体细胞核移植技术所获得的囊胚和单性分裂囊胚。

（四）自愿捐献的生殖细胞。

第六条　进行人胚胎干细胞研究，必须遵守以下行为规范：

（一）利用体外受精、体细胞核移植、单性复制技术或遗传修饰获得的囊胚，其体外培养期限自受精或核移植开始不得超过14天。

（二）不得将前款中获得的已用于研究的人囊胚植入人或任何其他动物的生殖系统。

（三）不得将人的生殖细胞与其他物种的生殖细胞结合。

第七条　禁止买卖人类配子、受精卵、胚胎或胎儿组织。

第八条　进行人胚胎干细胞研究，必须认真贯彻知情同意与知情选择原则，签署知情同意书，保护受试者的隐私。

前款所指的知情同意和知情选择是指研究人员应当在实验前，用准确、清晰、通俗的语言向受试者如实告知有关实验的预期目的和可能产生的后果和风险，获得他们的同意并签署知情同意书。

第九条　从事人胚胎干细胞的研究单位应成立包括生物学、医学、法律或社会学等有关方面的研究和管理人员组成的伦理委员会，其职责是对人胚胎干细胞研究的伦理学及学性进行综合审查、咨询与监督。

第十条　从事人胚胎干细胞的研究单位应根据本指导原则制定本单位相应的实施细则或管理规程。

第十一条　本指导原则由国务院科学技术行政主管部门、卫生行政主管部门负责解释。

第十二条　本指导原则自发布之日起施行。

人体器官移植条例

(2007 年 3 月 21 日国务院第 171 次常务会议通过，自 2007 年 5 月 1 日起施行)

第一章 总 则

第一条 为了规范人体器官移植，保证医疗质量，保障人体健康，维护公民的合法权益，制定本条例。

第二条 在中华人民共和国境内从事人体器官移植，适用本条例；从事人体细胞和角膜、骨髓等人体组织移植，不适用本条例。

本条例所称人体器官移植，是指摘取人体器官捐献人具有特定功能的心脏、肺脏、肝脏、肾脏或者胰腺等器官的全部或者部分，将其植入接受人身体以代替其病损器官的过程。

第三条 任何组织或者个人不得以任何形式买卖人体器官，不得从事与买卖人体器官有关的活动。

第四条 国务院卫生主管部门负责全国人体器官移植的监督管理工作。县级以上地方人民政府卫生主管部门负责本行政区域人体器官移植的监督管理工作。

各级红十字会依法参与人体器官捐献的宣传等工作。

第五条 任何组织或者个人对违反本条例规定的行为，有权向卫生主管部门和其他有关部门举报；对卫生主管部门和其他有关部门未依法履行监督管理职责的行为，有权向本级人民政府、上级人民政府有关部门举报。接到举报的人民政府、卫生主管部门和其他有关部门对举报应当及时核实、处理，并将处理结果向举报人通报。

第六条 国家通过建立人体器官移植工作体系，开展人体器官捐献的宣传、推动工作，确定人体器官移植预约者名单，组织协调人体器官的使用。

第二章 人体器官的捐献

第七条 人体器官捐献应当遵循自愿、无偿的原则。

公民享有捐献或者不捐献其人体器官的权利；任何组织或者个人不得强迫、欺骗或者利诱他人捐献人体器官。

第八条 捐献人体器官的公民应当具有完全民事行为能力。公民捐献其人体器官应当有书面形式的捐献意愿，对已经表示捐献其人体器官的意愿，有权予以撤销。

公民生前表示不同意捐献其人体器官的，任何组织或者个人不得捐献、摘取该公民的人体器官；公民生前未表示不同意捐献其人体器官的，该公民死亡后，其配偶、成年子女、父母可以以书面形式共同表示同意捐献该公民人体器官的意愿。

第九条 任何组织或者个人不得摘取未满 18 周岁公民的活体器官用于移植。

第十条　活体器官的接受人限于活体器官捐献人的配偶、直系血亲或者三代以内旁系血亲，或者有证据证明与活体器官捐献人存在因帮扶等形成亲情关系的人员。

第三章　人体器官的移植

第十一条　医疗机构从事人体器官移植，应当依照《医疗机构管理条例》的规定，向所在地省、自治区、直辖市人民政府卫生主管部门申请办理人体器官移植诊疗科目登记。

医疗机构从事人体器官移植，应当具备下列条件：

（一）有与从事人体器官移植相适应的执业医师和其他医务人员。

（二）有满足人体器官移植所需要的设备、设施。

（三）有由医学、法学、伦理学等方面专家组成的人体器官移植技术临床应用与伦理委员会，该委员会中从事人体器官移植的医学专家不超过委员人数的1/4。

（四）有完善的人体器官移植质量监控等管理制度。

第十二条　省、自治区、直辖市人民政府卫生主管部门进行人体器官移植诊疗科目登记，除依据本条例第十一条规定的条件外，还应当考虑本行政区域人体器官移植的医疗需求和合法的人体器官来源情况。

省、自治区、直辖市人民政府卫生主管部门应当及时公布已经办理人体器官移植诊疗科目登记的医疗机构名单。

第十三条　已经办理人体器官移植诊疗科目登记的医疗机构不再具备本条例第十一条规定条件的，应当停止从事人体器官移植，并向原登记部门报告。原登记部门应当自收到报告之日起2日内注销该医疗机构的人体器官移植诊疗科目登记，并予以公布。

第十四条　省级以上人民政府卫生主管部门应当定期组织专家根据人体器官移植手术成功率、植入的人体器官和术后患者的长期存活率，对医疗机构的人体器官移植临床应用能力进行评估，并及时公布评估结果；对评估不合格的，由原登记部门撤销人体器官移植诊疗科目登记。具体办法由国务院卫生主管部门制订。

第十五条　医疗机构及其医务人员从事人体器官移植，应当遵守伦理原则和人体器官移植技术管理规范。

第十六条　实施人体器官移植手术的医疗机构及其医务人员应当对人体器官捐献人进行医学检查，对接受人因人体器官移植感染疾病的风险进行评估，并采取措施，降低风险。

第十七条　在摘取活体器官前或者尸体器官捐献人死亡前，负责人体器官移植的执业医师应当向所在医疗机构的人体器官移植技术临床应用与伦理委员会提出摘取人体器官审查申请。

人体器官移植技术临床应用与伦理委员会不同意摘取人体器官的，医疗机构不得做出摘取人体器官的决定，医务人员不得摘取人体器官。

第十八条　人体器官移植技术临床应用与伦理委员会收到摘取人体器官审查申请后，

应当对下列事项进行审查，并出具同意或者不同意的书面意见：

（一）人体器官捐献人的捐献意愿是否真实。

（二）有无买卖或者变相买卖人体器官的情形。

（三）人体器官的配型和接受人的适应证是否符合伦理原则和人体器官移植技术管理规范。

经 2/3 以上委员同意，人体器官移植技术临床应用与伦理委员会方可出具同意摘取人体器官的书面意见。

第十九条　从事人体器官移植的医疗机构及其医务人员摘取活体器官前，应当履行下列义务：

（一）向活体器官捐献人说明器官摘取手术的风险、术后注意事项、可能发生的并发症及其预防措施等，并与活体器官捐献人签署知情同意书。

（二）查验活体器官捐献人同意捐献其器官的书面意愿、活体器官捐献人与接受人存在本条例第十条规定关系的证明材料。

（三）确认除摘取器官产生的直接后果外不会损害活体器官捐献人其他正常的生理功能。

从事人体器官移植的医疗机构应当保存活体器官捐献人的医学资料，并进行随访。

第二十条　摘取尸体器官，应当在依法判定尸体器官捐献人死亡后进行。从事人体器官移植的医务人员不得参与捐献人的死亡判定。

从事人体器官移植的医疗机构及其医务人员应当尊重死者的尊严；对摘取器官完毕的尸体，应当进行符合伦理原则的医学处理，除用于移植的器官以外，应当恢复尸体原貌。

第二十一条　从事人体器官移植的医疗机构实施人体器官移植手术，除向接受人收取下列费用外，不得收取或者变相收取所移植人体器官的费用：

（一）摘取和植入人体器官的手术费。

（二）保存和运送人体器官的费用。

（三）摘取、植入人体器官所发生的药费、检验费、医用耗材费。

前款规定费用的收取标准，依照有关法律、行政法规的规定确定并予以公布。

第二十二条　申请人体器官移植手术患者的排序，应当符合医疗需要，遵循公平、公正和公开的原则。具体办法由国务院卫生主管部门制订。

第二十三条　从事人体器官移植的医务人员应当对人体器官捐献人、接受人和申请人体器官移植手术的患者的个人资料保密。

第二十四条　从事人体器官移植的医疗机构应当定期将实施人体器官移植的情况向所在地省、自治区、直辖市人民政府卫生主管部门报告。具体办法由国务院卫生主管部门制订。

第四章　法律责任

第二十五条　违反本条例规定，有下列情形之一，构成犯罪的，依法追究刑事责任：

（一）未经公民本人同意摘取其活体器官的。

（二）公民生前表示不同意捐献其人体器官而摘取其尸体器官的。

（三）摘取未满 18 周岁公民的活体器官的。

第二十六条　违反本条例规定，买卖人体器官或者从事与买卖人体器官有关活动的，由设区的市级以上地方人民政府卫生主管部门依照职责分工没收违法所得，并处交易额 8 倍以上 10 倍以下的罚款；医疗机构参与上述活动的，还应当对负有责任的主管人员和其他直接责任人员依法给予处分，并由原登记部门撤销该医疗机构人体器官移植诊疗科目登记，该医疗机构 3 年内不得再申请人体器官移植诊疗科目登记；医务人员参与上述活动的，由原发证部门吊销其执业证书。

国家工作人员参与买卖人体器官或者从事与买卖人体器官有关活动的，由有关国家机关依据职权依法给予撤职、开除的处分。

第二十七条　医疗机构未办理人体器官移植诊疗科目登记，擅自从事人体器官移植的，依照《医疗机构管理条例》的规定予以处罚。

实施人体器官移植手术的医疗机构及其医务人员违反本条例规定，未对人体器官捐献人进行医学检查或者未采取措施，导致接受人因人体器官移植手术感染疾病的，依照《医疗事故处理条例》的规定予以处罚。

从事人体器官移植的医务人员违反本条例规定，泄露人体器官捐献人、接受人或者申请人体器官移植手术患者个人资料的，依照《执业医师法》或者国家有关护士管理的规定予以处罚。

违反本条例规定，给他人造成损害的，应当依法承担民事责任。

违反本条例第二十一条规定收取费用的，依照价格管理的法律、行政法规的规定予以处罚。

第二十八条　医务人员有下列情形之一的，依法给予处分；情节严重的，由县级以上地方人民政府卫生主管部门依照职责分工暂停其 6 个月以上 1 年以下执业活动；情节特别严重的，由原发证部门吊销其执业证书：

（一）未经人体器官移植技术临床应用与伦理委员会审查同意摘取人体器官的。

（二）摘取活体器官前未依照本条例第十九条的规定履行说明、查验、确认义务的。

（三）对摘取器官完毕的尸体未进行符合伦理原则的医学处理，恢复尸体原貌的。

第二十九条　医疗机构有下列情形之一的，对负有责任的主管人员和其他直接责任人员依法给予处分；情节严重的，由原登记部门撤销该医疗机构人体器官移植诊疗科目登记，该医疗机构 3 年内不得再申请人体器官移植诊疗科目登记：

（一）不再具备本条例第十一条规定条件，仍从事人体器官移植的。

（二）未经人体器官移植技术临床应用与伦理委员会审查同意，做出摘取人体器官的决定，或者胁迫医务人员违反本条例规定摘取人体器官的。

（三）有本条例第二十八条第（二）项、第（三）项列举的情形的。

医疗机构未定期将实施人体器官移植的情况向所在地省、自治区、直辖市人民政府卫生主管部门报告的，由所在地省、自治区、直辖市人民政府卫生主管部门责令限期改正；逾期不改正的，对负有责任的主管人员和其他直接责任人员依法给予处分。

第三十条　从事人体器官移植的医务人员参与尸体器官捐献人的死亡判定的，由县级以上地方人民政府卫生主管部门依照职责分工暂停其 6 个月以上 1 年以下执业活动；情节严重的，由原发证部门吊销其执业证书。

第三十一条　国家机关工作人员在人体器官移植监督管理工作中滥用职权、玩忽职守、徇私舞弊，构成犯罪的，依法追究刑事责任；尚不构成犯罪的，依法给予处分。

第五章　附　则

第三十二条　本条例自 2007 年 5 月 1 日起施行。

涉及人的生物医学研究伦理审查办法（试行）
（中华人民共和国卫生部 卫科教【2007】17号）

第一章 总 则

第一条 为规范涉及人的生物医学研究和相关技术的应用，保护人的生命和健康，维护人的尊严，尊重和保护人类受试者的合法权益，依据《中华人民共和国执业医师法》和《医疗机构管理条例》的有关规定，制定本办法。

第二条 涉及人的生物医学研究伦理审查工作均按照本办法组织进行。

第三条 本办法所称涉及人的生物医学研究和相关技术应用包括以下活动：

（一）采用现代物理学、化学和生物学方法在人体上对人的生理、病理现象以及疾病的诊断、治疗和预防方法进行研究的活动；

（二）通过生物医学研究形成的医疗卫生技术或者产品在人体上进行试验性应用的活动。在本办法施行前已在临床实践中应用超过两年的，或者在本办法施行前已经获得卫生行政部门批准临床应用的技术，不属于本办法规定的审查范围。

第四条 伦理审查应当遵守国家法律、法规和规章的规定以及公认的生命伦理原则，伦理审查过程应当独立、客观、公正和透明。

第二章 伦理委员会

第五条 卫生部设立医学伦理专家委员会。省级卫生行政部门设立本行政区域的伦理审查指导咨询组织。卫生部和省级卫生行政部门设立的委员会是医学伦理专家咨询组织，主要针对重大伦理问题进行研究讨论，提出政策咨询意见，必要时可组织对重大科研项目的伦理审查；对辖区内机构伦理委员会的伦理审查工作进行指导、监督。卫生部和省级卫生行政部门设立的伦理专家委员会《章程》另行制定。

第六条 开展涉及人的生物医学研究和相关技术应用活动的机构，包括医疗卫生机构、科研院所、疾病预防控制和妇幼保健机构等，设立机构伦理委员会。机构伦理委员会主要承担伦理审查任务，对本机构或所属机构涉及人的生物医学研究和相关技术应用项目进行伦理审查和监督；也可根据社会需求，受理委托审查；同时组织开展相关伦理培训。

第七条 机构伦理委员会的委员由设立该伦理委员会的部门或者机构在广泛征求意见的基础上，从生物医学领域和管理学、伦理学、法学、社会学等社会科学领域的专家中推举产生，人数不得少于5人，并且应当有不同性别的委员。少数民族地区应考虑少数民族委员。

第八条 机构伦理委员会委员任期5年，可以连任。伦理委员会设主任委员一人，副主任委员若干人，由伦理委员会委员协商推举产生，可以连任。设立机构伦理委员会的部门或者机构应当根据伦理委员会委员的工作情况给予适当的报酬。

第九条　机构伦理委员会的审查职责是：审查研究方案，维护和保护受试者的尊严和权益；确保研究不会将受试者暴露于不合理的危险之中；同时对已批准的研究进行监督和检查，及时处理受试者的投诉和不良事件。

第十条　机构伦理委员会可以行使下列权限：

（一）要求研究人员提供知情同意书，或者根据研究人员的请求，批准免除知情同意程序。

（二）要求研究人员修改研究方案。

（三）要求研究人员中止或结束研究活动。

（四）对研究方案做出批准、不批准或者修改后再审查的决定。

第十一条　伦理委员会委员应当为接受伦理审查的研究项目保密。

第十二条　伦理委员会按照伦理原则自主做出决定，不受任何干扰；审查结果应当及时传达或者发布。

第十三条　伦理委员会接受本行政区域和国家卫生行政部门的监督和管理。

第三章　审查程序

第十四条　涉及人的生物医学研究伦理审查原则是：

（一）尊重和保障受试者自主决定同意或者不同意受试的权利，严格履行知情同意程序，不得使用欺骗、利诱、胁迫等不正当手段使受试者同意受试，允许受试者在任何阶段退出受试。

（二）对受试者的安全、健康和权益的考虑必须高于对科学和社会利益的考虑，力求使受试者最大程度受益和尽可能避免伤害。

（三）减轻或者免除受试者在受试过程中因受益而承担的经济负担。

（四）尊重和保护受试者的隐私，如实将涉及受试者隐私的资料储存和使用情况及保密措施告知受试者，不得将涉及受试者隐私的资料和情况向无关的第三者或者传播媒体透露。

（五）确保受试者因受试受到损伤时得到及时免费治疗并得到相应的赔偿。

（六）对于丧失或者缺乏能力维护自身权力和利益的受试者（脆弱人群），包括儿童、孕妇、智力低下者、精神病人、囚犯以及经济条件差和文化程度很低者，应当予以特别保护。

第十五条　需要进行伦理审查的研究项目应向伦理委员会提交下列材料：

（一）伦理审查申请表。

（二）研究或者相关技术应用方案。

（三）受试者知情同意书。

第十六条 项目申请人必须事先得到受试者自愿的书面知情同意。无法获得书面知情同意的，应当事先获得口头知情同意，并提交获得口头知情同意的证明材料。对于无行为能力、无法自己做出决定的受试者必须得到其监护人或者代理人的书面知情同意。

第十七条 在获得受试者知情同意时，申请人必须向受试者提供完整易懂的必要信息，知情同意书应当以通俗易懂的文字表达，少数民族地区可以采用当地文字表达，并为受试者所理解，同时给予受试者充分的时间考虑是否同意受试。

第十八条 当项目的实施程序或者条件发生变化时，必须重新获得受试者的知情同意，并重新向伦理委员会提出伦理审查申请。

第十九条 伦理委员会不得受理违反国家法律、法规的科研项目提出的伦理审查申请。伦理委员会委员与申请项目有利益冲突的，应当主动回避。无法回避的，应当向申请人公开这种利益。

第二十条 伦理委员会对申请伦理审查的项目进行下列审查：

（一）研究者的资格、经验是否符合试验要求。

（二）研究方案是否符合科学性和伦理原则的要求。

（三）受试者可能遭受的风险程度与研究预期的受益相比是否合适。

（四）在办理知情同意过程中，向受试者（或其家属、监护人、法定代理人）提供的有关信息资料是否完整易懂，获得知情同意的方法是否适当。

（五）对受试者的资料是否采取了保密措施。

（六）受试者入选和排除的标准是否合适和公平。

（七）是否向受试者明确告知他们应该享有的权益，包括在研究过程中可以随时退出而无须提出理由且不受歧视的权利。

（八）受试者是否因参加研究而获得合理补偿，如因参加研究而受到损害甚至死亡时，给予的治疗以及赔偿措施是否合适。

（九）研究人员中是否有专人负责处理知情同意和受试者安全的问题。

（十）对受试者在研究中可能承受的风险是否采取了保护措施。

（十一）研究人员与受试者之间有无利益冲突。

第二十一条 伦理委员会的审查可以做出批准、不批准或者作必要修改后再审查的决定。伦理委员会做出的决定应当得到伦理委员会 2/3 委员同意。伦理委员会的决定应当说明理由。对于预期损害或不适的发生概率和程度不超过受试者日常生活或者常规治疗可能发生的概率和程度的项目（即小于最低风险的项目），可由伦理委员会主席或者由其指定一个或几个委员进行审查。

第二十二条 申请项目经伦理委员会审查批准后，在实施过程中进行修改的，应当报伦理委员会审查批准。在实施过程中发生严重不良反应或者不良事件的，应当及时向伦理委员会报告。

第二十三条　申请项目未获得伦理委员会审查批准的，不得开展项目研究工作。

第四章　监督管理

第二十四条　监督管理涉及人的生物医学研究伦理审查工作应当纳入各级卫生行政部门科研管理工作范畴。其内容包括：

（一）开展涉及人的生物医学研究的机构是否按要求设立伦理委员会。

（二）机构的伦理委员会是否按照伦理审查原则实施伦理审查。

（三）伦理审查内容和程序是否符合要求。

（四）伦理审查结果执行情况，有无争议。

第二十五条　卫生部对全国的伦理委员会实行宏观管理，建立健全伦理审查规章制度，研究制订有关政策。省级的卫生行政部门对本行政区域内的伦理委员会的伦理审查工作负有监督管理的责任。

第二十六条　境外机构或个人在中国境内进行涉及人的生物医学研究，其研究方案已经经过所在国家或者地区的伦理委员会审查的，还应当向我国依照本办法设立的伦理委员会申请审核。

第二十七条　对涉及人的生物医学研究项目进行结题验收时，应当要求项目负责人出具经过相应的伦理委员会审查的证明。在学术期刊发表涉及人的生物医学研究成果时，研究人员应出具该项目经过伦理委员会审查同意的证明。

第二十八条　任何个人或者单位均有权利和义务举报涉及人的生物医学研究中违规或者不端的行为。

第二十九条　研究人员发生违反伦理原则的行为，研究项目负责人所属单位以及卫生行政部门均有权给予相应处罚，并进行公开批评，取消获得奖励的资格；视情节轻重中止科研项目的实施，触犯国家法律的，移交司法机关处理。

第五章　附　　则

第三十条　本办法自发布之日起施行。

医疗技术临床应用管理办法

（卫医政发【2009】18号，2009年5月1日执行）

第一章 总 则

第一条 为加强医疗技术临床应用管理，建立医疗技术准入和管理制度，促进医学科学发展和医疗技术进步，提高医疗质量，保障医疗安全，根据《执业医师法》、《医疗机构管理条例》、《医疗事故处理条例》等有关法律、法规和规章，制定本办法。

第二条 本办法所称医疗技术，是指医疗机构及其医务人员以诊断和治疗疾病为目的，对疾病作出判断和消除疾病、缓解病情、减轻痛苦、改善功能、延长生命、帮助患者恢复健康而采取的诊断、治疗措施。

第三条 医疗机构开展医疗技术临床应用应当遵守本办法。

第四条 医疗技术临床应用应当遵循科学、安全、规范、有效、经济、符合伦理的原则。

医疗机构开展医疗技术应当与其功能任务相适应，具有符合资质的专业技术人员、相应的设备、设施和质量控制体系，并遵守技术管理规范。

第五条 国家建立医疗技术临床应用准入和管理制度，对医疗技术实行分类、分级管理。

第六条 卫生部负责全国医疗技术临床应用管理工作。

县级以上地方卫生行政部门负责本辖区医疗技术临床应用监督管理工作。

第二章 医疗技术分类分级管理

第七条 医疗技术分为三类：

第一类医疗技术是指安全性、有效性确切，医疗机构通过常规管理在临床应用中能确保其安全性、有效性的技术。

第二类医疗技术是指安全性、有效性确切，涉及一定伦理问题或者风险较高，卫生行政部门应当加以控制管理的医疗技术。

第三类医疗技术是指具有下列情形之一，需要卫生行政部门加以严格控制管理的医疗技术：

（一）涉及重大伦理问题。

（二）高风险。

（三）安全性、有效性尚需经规范的临床试验研究进一步验证。

（四）需要使用稀缺资源。

（五）卫生部规定的其他需要特殊管理的医疗技术。

第八条　卫生部负责第三类医疗技术的临床应用管理工作。

第三类医疗技术目录由卫生部制定公布，并根据临床应用实际情况，予以调整。

第九条　省级卫生行政部门负责第二类医疗技术临床应用管理工作。

第二类医疗技术目录由省级卫生行政部门根据本辖区情况制定并公布，报卫生部备案。

省级卫生行政部门不得将卫生部废除或者禁止使用的医疗技术列入本行政区医疗技术目录。

第十条　第一类医疗技术临床应用由医疗机构根据功能、任务、技术能力实施严格管理。

第十一条　医疗机构应当依法准予医务人员实施与其专业能力相适应的医疗技术。

第十二条　医疗机构开展的临床检验项目必须是卫生部公布的准予开展的临床检验项目。

第十三条　医疗机构不得在临床应用卫生部废除或者禁止使用的医疗技术。

第三章　医疗技术临床应用能力审核

第十四条　属于第三类的医疗技术首次应用于临床前，必须经过卫生部组织的安全性、有效性临床试验研究、论证及伦理审查。

第十五条　第二类医疗技术和第三类医疗技术临床应用前实行第三方技术审核制度。

对医务人员开展第一类医疗技术临床应用的能力技术审核，由医疗机构自行组织实施，也可以由省级卫生行政部门规定。

第十六条　卫生部指定或者组建的机构、组织（以下简称技术审核机构）负责第三类医疗技术临床应用能力技术审核工作。

省级卫生行政部门指定或者组建的技术审核机构负责第二类医疗技术临床应用能力技术审核工作。

卫生部可以委托省级卫生行政部门组织对指定的第三类医疗技术进行临床应用能力技术审核工作。

第十七条　技术审核机构应当符合下列条件：

（一）有健全的组织机构和完善的管理体系。

（二）在医学专业领域具有权威性。

（三）学术作风科学、严谨、规范。

（四）省级以上卫生行政部门规定的其他条件。

第十八条　技术审核机构应当建立审核工作制度，制定并公布医疗技术临床应用能力技术审核程序，并根据工作需要建立专家库。

审核工作制度、程序和专家库名单报送指定其承担技术审核工作的卫生行政部门备案。

第十九条 技术审核机构专家库成员应当由医学、法学、伦理学、管理学等方面的人员组成，并符合下列条件：

（一）熟悉、掌握有关法律、法规和规章。

（二）具有良好的职业品德、专业知识和业务能力。

（三）受聘于医疗卫生机构、高等院校、科研机构或者法律服务机构，并担任相应高级专业技术职务3年以上。

（四）健康状况能够胜任评价工作。

（五）省级以上卫生行政部门规定的其他条件。

技术审核机构聘请上述人员进入专家库可以不受行政区域限制。

第二十条 专家库成员参加技术审核工作实行回避制度和责任追究制度。

第二十一条 医疗机构开展第二类医疗技术或者第三类医疗技术前，应当向相应的技术审核机构申请医疗技术临床应用能力技术审核。符合下列条件的医疗机构可以向技术审核机构提出医疗技术临床应用能力技术审核申请：

（一）该项医疗技术符合相应卫生行政部门的规划。

（二）有卫生行政部门批准的相应诊疗科目。

（三）有在本机构注册的、能够胜任该项医疗技术临床应用的主要专业技术人员。

（四）有与开展该项医疗技术相适应的设备、设施和其他辅助条件。

（五）该项医疗技术通过本机构医学伦理审查。

（六）完成相应的临床试验研究，有安全、有效的结果。

（七）近3年相关业务无不良记录。

（八）有与该项医疗技术相关的管理制度和质量保障措施。

（九）省级以上卫生行政部门规定的其他条件。

第二十二条 医疗机构申请医疗技术临床应用能力技术审核时，应当提交医疗技术临床应用可行性研究报告，内容包括：

（一）医疗机构名称、级别、类别、相应诊疗科目登记情况、相应科室设置情况。

（二）开展该项医疗技术的目的、意义和实施方案。

（三）该项医疗技术的基本概况，包括国内外应用情况、适应证、禁忌证、不良反应、技术路线、质量控制措施、疗效判定标准、评估方法，与其他医疗技术诊疗同种疾病的风险、疗效、费用及疗程比较等。

（四）开展该项医疗技术具备的条件，包括主要技术人员的执业注册情况、资质、相关履历，医疗机构的设备、设施、其他辅助条件、风险评估及应急预案

（五）本机构医学伦理审查报告。

（六）其他需要说明的问题。

第二十三条 有下列情形之一的，医疗机构不得向技术审核机构提出医疗技术临床应

用能力技术审核申请：

（一）申请的医疗技术是卫生部废除或者禁止使用的。

（二）申请的医疗技术未列入相应目录的。

（三）申请的医疗技术距上次同一医疗技术未通过临床应用能力技术审核时间未满 12 个月的。

（四）省级以上卫生行政部门规定的其他情形。

第二十四条　未通过审核的医疗技术，医疗机构不得在 12 个月内向其他技术审核机构申请同一医疗技术临床应用能力再审核。

第二十五条　技术审核机构接到医疗机构医疗技术临床应用能力技术审核申请后，对于符合规定条件的，应当予以受理，并自受理之日起 30 日内，组织相关专业专家按照审核程序和医疗技术管理规范，对医疗机构进行医疗技术临床应用能力技术审核，并出具技术审核报告。

第二十六条　技术审核机构可以根据工作需要，向有关人员了解情况或者到现场核实有关情况。

第二十七条　医疗技术临床应用能力技术审核结论实行合议制。参加医疗技术临床应用能力技术审核的人员数量应当为 3 人以上单数，每位审核人员独立出具书面审核意见并署名。

技术审核机构根据半数以上审核人员的意见形成技术审核结论。技术审核机构对审核过程应当做出完整记录并留存备查，审核人员的审核意见与审核结论不同的应当予以注明。

技术审核机构应当确保技术审核工作的科学、客观、公正，并对审核结论负责。

第二十八条　技术审核机构应当自做出审核结论之日起 10 日内，将审核结论送达申请的医疗机构。

第二十九条　技术审核机构应当将医疗技术临床应用申请材料、审核成员书面审核意见、审核成员信息、审核结论等材料予以永久保存。

第三十条　技术审核机构开展技术审核工作可以按照规定收取相关费用。

第三十一条　技术审核机构应当将审核结果报相应的卫生行政部门。

技术审核机构每年向指定其承担技术审核工作的卫生行政部门报告年度开展技术审核工作情况；未在规定时间报告年度工作情况的，卫生行政部门不再指定其承担技术审核工作。

第四章　医疗技术临床应用管理

第三十二条　省级卫生行政部门负责审定第二类医疗技术的临床应用。

卫生部负责审定第三类医疗技术的临床应用。

第三十三条　医疗机构同时具备下列条件时，省级以上卫生行政部门方可审定其开展通过临床应用能力技术审核的医疗技术：

（一）技术审核机构审核同意意见。

（二）有卫生行政部门核准登记的相应诊疗科目。

（三）该项医疗技术与医疗机构功能、任务相适应。

（四）符合相应卫生行政部门的规划。

（五）省级以上卫生行政部门规定的其他条件。

第三十四条　医疗机构开展通过临床应用能力技术审核的医疗技术，经相应的卫生行政部门审定后 30 日内到核发其《医疗机构执业许可证》的卫生行政部门办理诊疗科目项下的医疗技术登记。经登记后医疗机构方可在临床应用相应的医疗技术。

第三十五条　卫生行政部门应当在医疗机构《医疗机构执业许可证》副本备注栏注明相应专业诊疗科目及其项下准予登记的医疗技术，并及时向社会公告。

第三十六条　医疗机构应当有专门的部门负责医疗技术临床应用管理和第一类医疗技术临床应用能力技术审核工作。

第三十七条　医疗机构应当建立医疗技术分级管理制度和保障医疗技术临床应用质量、安全的规章制度，建立医疗技术档案，对医疗技术定期进行安全性、有效性和合理应用情况的评估。

第三十八条　医疗机构应当建立手术分级管理制度。根据风险性和难易程度不同，手术分为四级：

一级手术是指风险较低、过程简单、技术难度低的普通手术。

二级手术是指有一定风险、过程复杂程度一般、有一定技术难度的手术。

三级手术是指风险较高、过程较复杂、难度较大的手术。

四级手术是指风险高、过程复杂、难度大的重大手术。

第三十九条　医疗机构应当对具有不同专业技术职务任职资格的医师开展不同级别的手术进行限定，并对其专业能力进行审核后授予相应的手术权限。

第四十条　医疗机构应当自准予开展第二类医疗技术和第三类医疗技术之日起 2 年内，每年向批准该项医疗技术临床应用的卫生行政部门报告临床应用情况，包括诊疗病例数、适应证掌握情况、临床应用效果、并发症、合并症、不良反应、随访情况等。

必要时，相应的卫生行政部门可以组织专家进行现场核实。

第四十一条　医疗机构在医疗技术临床应用过程中出现下列情形之一的，应当立即停止该项医疗技术的临床应用，并向核发其《医疗机构执业许可证》的卫生行政部门报告：

（一）该项医疗技术被卫生部废除或者禁止使用。

（二）从事该项医疗技术主要专业技术人员或者关键设备、设施及其他辅助条件发生变化，不能正常临床应用。

（三）发生与该项医疗技术直接相关的严重不良后果。

（四）该项医疗技术存在医疗质量和医疗安全隐患。

（五）该项医疗技术存在伦理缺陷。

（六）该项医疗技术临床应用效果不确切。

（七）省级以上卫生行政部门规定的其他情形。

第四十二条　医疗机构出现第四十一条第（一）、（二）款情形的，负责医疗机构诊疗科目登记的卫生行政部门应当及时注销医疗机构诊疗科目项下的相应医疗技术登记，并向社会公告。

第四十三条　医疗机构出现第四十一条第（三）、（四）、（五）、（六）款情形的，批准该项医疗技术临床应用的卫生行政部门应当立即组织专家对医疗机构医疗技术临床应用情况进行复核。必要时，可以组织对医疗技术安全性、有效性进行论证。根据复核结果和论证结论，批准该项医疗技术临床应用的卫生行政部门及时做出继续或者停止临床应用该项医疗技术的决定，并对相应的医疗技术目录进行调整。

第四十四条　医疗机构出现下列情形之一的，应当报请批准其临床应用该项医疗技术的卫生行政部门决定是否需要重新进行医疗技术临床应用能力技术审核：

（一）与该项医疗技术有关的专业技术人员或者设备、设施、辅助条件发生变化，可能会对医疗技术临床应用带来不确定后果的。

（二）该项医疗技术非关键环节发生改变的。

（三）准予该项医疗技术诊疗科目登记后 1 年内未在临床应用的。

（四）该项医疗技术中止 1 年以上拟重新开展的。

第五章　监督管理

第四十五条　县级以上地方卫生行政部门应当加强对医疗机构医疗技术临床应用情况的监督管理。

第四十六条　县级以上卫生行政部门进行监督检查时，有权采取下列措施：

（一）进入工作现场了解情况，调查取证。

（二）查阅、复制有关资料。

（三）责令医疗机构立即改正违法违规行为。

第四十七条　卫生行政部门应当定期对医疗机构医疗技术临床应用情况进行审核。在定期审核过程中发现本办法第四十一条规定情形的，卫生行政部门要按照本办法第四十二、四十三条规定，做出是否注销医疗机构诊疗科目项下该项医疗技术登记、继续或者停止临床应用该项医疗技术的决定。

第四十八条　医疗机构违反本办法第三十四条规定，未经医疗机构诊疗科目项下医疗技术登记擅自在临床应用医疗技术的，由卫生行政部门按照《医疗机构管理条例》第四十七条的规定给予处罚。

第四十九条　医疗机构出现下列情形之一的，卫生行政部门不予医疗机构诊疗科目项下医疗技术登记；已经准予登记的，应当及时撤销医疗技术登记：

（一）在医疗技术临床应用能力技术审核过程中弄虚作假的。

（二）不符合相应卫生行政部门规划的。

（三）未通过医疗技术临床应用能力技术审核的。

（四）超出登记的诊疗科目范围的。

（五）医疗技术与其功能、任务不相适应的。

（六）虽通过医疗技术临床应用能力技术审核，但不再具备医疗技术临床应用条件的。

（七）省级以上卫生行政部门规定的其他情形。

第五十条　医疗机构出现下列情形之一的，卫生行政部门应当立即责令其改正；造成严重后果的，依法追究医疗机构主要负责人和直接责任人员责任：

（一）临床应用卫生部废除或者禁止使用的医疗技术的。

（二）违反本办法第十四条规定擅自临床应用新的第三类医疗技术的。

（三）临床应用未经医疗技术临床应用能力技术审核的医疗技术的。

（四）未按照本办法第四十条规定向卫生行政部门报告医疗技术临床应用情况的。

（五）未按照本办法第四十一条规定立即停止医疗技术临床应用的。

（六）未按照本办法第四十四条规定重新申请医疗技术临床应用能力技术审核，或者擅自临床应用需要重新进行医疗技术临床应用能力技术审核的医疗技术的。

（七）违反本办法其他规定的。

第五十一条　医疗机构准予医务人员超出其专业能力开展医疗技术给患者造成损害的，医疗机构承担相应的法律和经济赔偿责任；未经医疗机构批准，医务人员擅自临床应用医疗技术的，由医务人员承担相应的法律和经济赔偿责任。

第五十二条　医疗机构和执业医师在医疗技术临床应用过程中有违反《执业医师法》、《医疗机构管理条例》、《医疗事故处理条例》和《人体器官移植条例》等法律、法规行为的，按照有关法律、法规处罚。

第五十三条　省级以上卫生行政部门应当加强对技术审核机构技术审核工作的监督管理。技术审核机构出现下列情形之一的，指定其承担技术审核工作的卫生行政部门应当取消其技术审核机构资格：

（一）通过医疗技术临床应用能力技术审核的医疗机构不具备医疗技术临床应用能力的。

（二）超出技术审核权限或者超出省级以上卫生行政部门公布的医疗技术目录，进行医疗技术临床应用能力技术审核的。

（三）受理卫生部废除或者禁止使用医疗技术临床应用能力技术审核申请的。

（四）严重违反技术审核程序的。

（五）不能按照本办法规定完成技术审核工作的。

（六）省级以上卫生行政部门规定的其他情形。

技术审核机构在第（一）、（二）、（三）、（四）项情形下做出的审核结论，卫生行政部门不作为批准医疗机构医疗技术临床应用和诊疗科目项下医疗技术登记的依据；已经准予登记的，卫生行政部门应当及时予以撤销。

第五十四条　技术审核机构应当对参加技术审核工作的专家库成员进行年度考核，对年度考核不合格或者发现有下列情形之一的，取消其专家库成员资格，5年内不再聘请其承担技术审核工作，并及时通报其所在单位及指定技术审核机构的卫生行政部门：

（一）在技术审核工作中不能科学、客观、公正地提出评价意见的。

（二）严重违反技术审核程序的。

（三）不能按照本办法规定完成技术审核工作的。

（四）在技术审核过程中弄虚作假、收受财物或者牟取其他不正当利益的。

（五）省级以上卫生行政部门规定的其他情形。

第五十五条　技术审核机构工作人员在技术审核过程中滥用职权、弄虚作假或者非法收受财物以及牟取其他不正当利益的，技术审核机构应当禁止其参与技术审核工作，并由其所在单位给予行政处分。技术审核机构5年内不得再聘任其参加技术审核工作。

第五十六条　卫生行政部门及其工作人员违反规定干预技术审核工作的，上级卫生行政部门或者工作人员所在的卫生行政部门应当及时纠正；后果严重的，应当给予有关负责人和直接责任人员行政处分。

第六章　附　则

第五十七条　本办法发布前已经临床应用的第三类医疗技术，医疗机构应当在本办法实施后6个月内按照本办法规定向技术审核机构提出医疗技术临床应用能力技术审核申请。在本办法实施后6个月内没有提出技术审核申请或者卫生行政部门决定不予诊疗科目项下医疗技术登记的，一律停止临床应用第三类医疗技术。

本办法发布前已经临床应用的第一类医疗技术和第二类医疗技术临床应用能力技术审核与诊疗科目项下医疗技术登记由省级卫生行政部门规定。

第五十八条　异种干细胞治疗技术、异种基因治疗技术、人类体细胞克隆技术等医疗技术暂不得应用于临床。

第五十九条　第三类医疗技术临床试验管理办法由卫生部另行制定。

第六十条　法律、法规对医疗技术临床应用有专门规定的，从其规定。

第六十一条　本办法自2009年5月1日起施行。